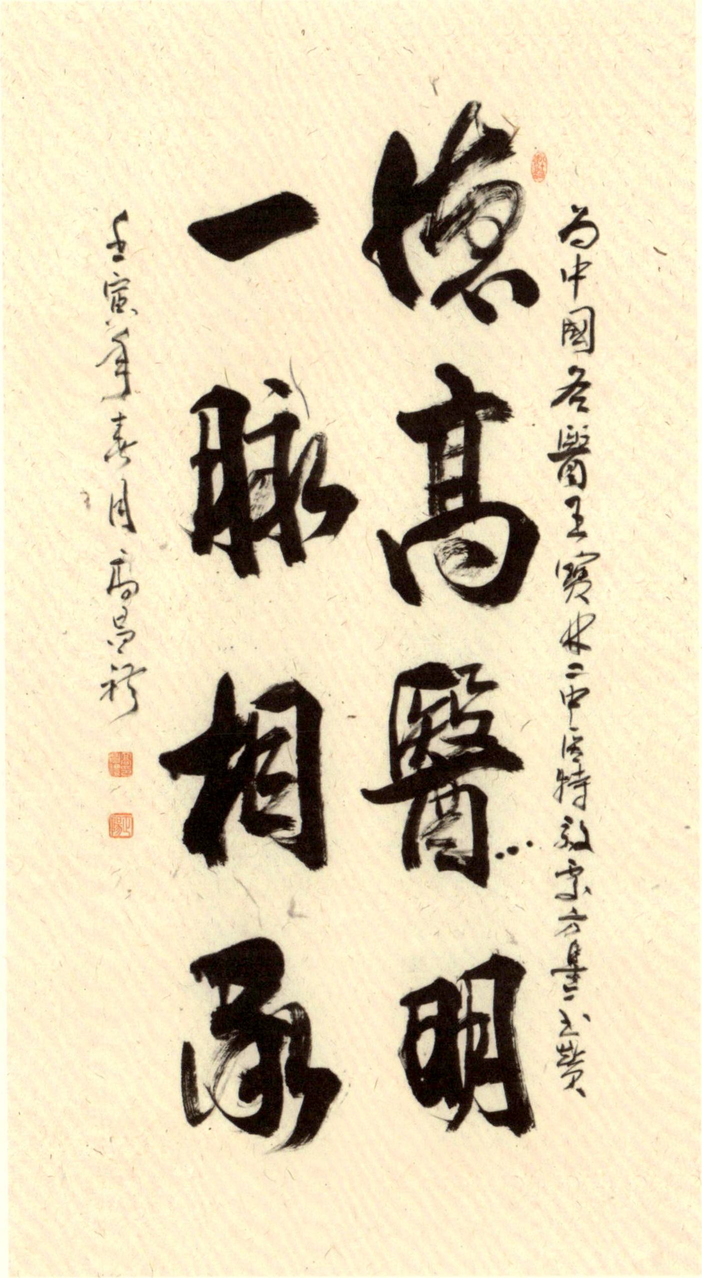

德高医明　一脉相承

——为中国名医王宝林《中医特效处方集》书赞　壬寅年春月

司法部原部长　高昌礼题

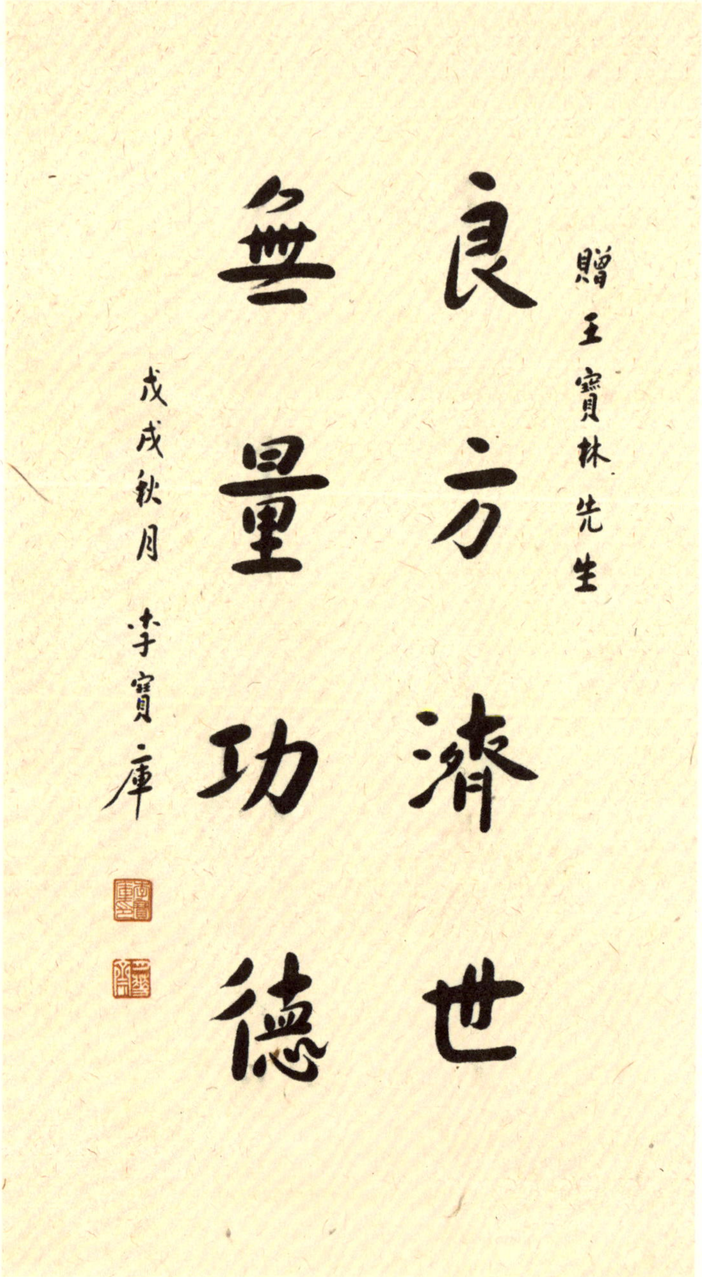

良方济世　无量功德

——赠王宝林先生　戊戌秋月

民政部原副部长　李宝库题

长生颂歌　济世人寿

中医特效处方集②

激发人体自愈功能

师徒两代百年中医治病特效处方公开献于众人

王宝林　编著

中医古籍出版社
Publishing House of Ancient Chinese Medical Books

图书在版编目（CIP）数据

中医特效处方集．2，激发人体自愈功能 / 王宝林编著
-- 北京 ：中医古籍出版社，2019.1（2024.6 重印）
ISBN 978-7-5152-1817-5

Ⅰ．①中… Ⅱ．①王… Ⅲ．①验方一汇编一中国
Ⅳ．① R289.5

中国版本图书馆 CIP 数据核字（2018）第 223727 号

中医特效处方集 2

编　　著　王宝林
责任编辑　赵东升
装帧设计　默慧文化
出版发行　中医古籍出版社
社　　址　北京市东城区东直门内南小街 16 号（100700）
电　　话　010-64089446（总编室）010-64002949（发行部）
网　　址　www.zhongyiguji. com.cn
印　　刷　艺堂印刷（天津）有限公司
开　　本　710mm×1000mm　1/16
印　　张　28
字　　数　280 千字
版　　次　2019 年 1 月第 1 版　2024 年 6 月第 5 次印刷
书　　号　978-7-5152-1817-5
定　　价　108.00 元

目录

第三章 五行六字诀祛病法

第四章 原始点疗法介绍

第五章　肿瘤疾病

第六章 神经系统疾病

第七章　循环系统疾病

第八章　血液系统疾病

第九章 消化系统疾病

第十章 呼吸系统疾病

第十一章 泌尿和生殖系统疾病

第十二章 内科其他疾病

第十三章 外科疾病

第十四章 皮肤科疾病

第十五章 骨伤科疾病

第十六章 五官科疾病

第十七章 妇科疾病

第十八章　儿科疾病

附录：常用中药功效（引自《中药大辞典》）

前言

为什么会写这第二本书?《中医特效处方集》在各方领导和朋友的支持下,得以圆满顺利出版,之后,全国各地的很多患者,纷纷赶来求治,其中亦有一些起死回生的案例。一些患者发现我的治病方法与其他人大不相同,在《中医特效处方集》中也没有介绍过,所以要求我把我的治病方法介绍出来,写成《中医特效处方集》的续集,这就是写第二本书的原由。我答应说:给我一年时间把它写出来,因为每天要持续接待许多患者,还要应邀全国各地讲病和治病,所以能静下来写书的时间确实不多。近来天气已大热,今年大热来得早,我想就到此停笔吧,就等几位中医爱好者奚晓红和小冯以及邹丽丽、郭焕忠他们编辑和校对后,就可以送到北京的出版社了。

但是作为一个中医师,有责任说清、表明中医医生的治病责任。

什么叫“中医”?为什么叫“中医”?“中”则为“心”,中医就是“心医”。心是天心、人心,天地人和合宇宙规律为一心,是对宇宙自然规律的深度、广度的探索、认知,用于医道合一顺应自然规律之法,救命续命,便是中医科学。中医不但治人的“身病”,更要治人的“心病”。因为许多重病,都是“由心而生”。人的生命是由元神意识加肉身的和合，才成为一个活人。没有元神意识，肉身就是死的，所以是元神意识在指挥肉身活动，肉身上的病与元神意识有关系。

元神意识是什么？就是“人心”。人心违反了宇宙规律，必定受到宇宙规律的惩罚，小的惩罚是生病，久治难愈，大的惩罚是失去生命。

什么是宇宙规律？大爱、德性（上天造人时已经给了人大爱和德性），天亮、天黑、风雨、空气、阳光，一年四季，24节气，春种秋收……，都体现着宇宙对人类万物的大爱大德。人若缺德少爱，违背天理，就会受到宇宙自然规律的惩罚，生病死亡，事业不顺，家庭不和谐不幸福。

作为一个中医师，以治身、治心、救命为天职，若光治“身”，不治“心”，就不是一个好中医。

我的治病方法是什么？简单说，就是“病是怎么来的，就让病怎么回去”。首先，启发病人回忆得病的原因。重大的病，99%跟生气怨恨有关，生气会产生毒素，这毒素阻碍人体气血的正常运行，在人体相应部位聚集形成肿瘤或其他疾病。“相应部位”就是：对长辈生气的病毒聚在头部。谁是“长辈”？国家社会及所有领导，包括单位班组长、爷爷、奶奶、父母、岳父母等等。对平辈的病毒在头以下至肚脐，包括子宫、前列腺部位，对丈夫的生气病毒在乳房或子宫部位，对小辈的烦恼、忧伤的病毒在腿脚膝盖部位。

这些毒素是病因，但不会马上病倒，必须因缘聚足，才会病倒。

什么是“缘”？你累了，你身体内的热能下降了，也就是你的身体抵抗力下降了，因缘具足产生果，这个“果”就是“病”成熟了，病倒了。老百姓常说“善有善报，恶有恶报，时机一到，必定受报”，这个“时机”就是指“缘”。

上面所说的都是宇宙的自然规律，谁也不可违背，违背必定受惩罚，什么惩罚？小的生病，大的要命。上天造人，给了我们人许许多多的功能，大爱的功能，贡献的德行功能，笑得开心的功能，思维发明创造功能，双手创造财富的功能，有“心想事成”的功能，有“自愈功能”，所以佛家教育我们要“存好心，说好话，行好事，做好人”。上天唯独没有给我们生气、怨恨的功能。而今天人的“大爱”“笑”的功能淡薄了，生气、怨恨、争斗却天天存在，违背天道缺德行，所以受宇宙自然规律的病毒的惩罚而生病。

让病毒怎么回去？亦就是怎么让病好起来？我们要求病人：相信、听话、照做。

第一，从今天起，不要再生气，就不会再产生新的毒素来伤害身体了。相信自己的病会好的，所以自己可以开开心心过好每一天。笑吧唱歌吧，病就会好起来了。这方法为什么有效？人体每个脏腑器官都是细胞组成的，细胞是有寿命的，新的细胞每天在产生，取代陈旧的细胞，这在医学界叫作新陈代谢。人生气就会产生有毒的新细胞，假如病人相信、听话、照做，他不再生气、烦恼、焦虑，而是开心并且相信自己的病会痊愈；如果再去关心帮助别人，照顾病友，他每天产生的新细胞就是无毒的细胞，以前陈旧的细胞、有毒的细胞也就被代替了，这就是心想事成的结果。

第二，让病好起来，并且不复发，必须要触动患者的心灵，让他忏悔认错，不再生气争斗，方法是要让他默念五句话：对不起、是我错、请原谅我、谢谢你、我爱你。必须是真心诚意地默念，让自己也感动起来，就有大效果，可以把体内的病毒排出去。曾有一个乳腺癌患者说：我没有错，是他的错，我才生气的，为什么要说是我错？我对她说：你病成这个样子，谁最为你担心难过？是你父母、子女，对吗？你对他们说声对不起，都是因为我生气才得病的，我不生气就不会得这个病了，都是我的错。念这五句话是治自己的病，排身上的毒，真心诚意地念，自己会感动得哭，会吐，就是排毒，毒尽病愈。有这样经历的病人，他以后再也不敢生气了，知道生气会得病。

第三，病人的经络绷紧了，气血运行不通畅，所以给他做原始点按推松筋治疗。病人身体热能下降了，劝他像品茶一样饮服姜茶、吃姜粉或姜丸，来补充身体热能；通过适当的运动和适当的休息，恢复患者体力，达到病愈的目的。路远的病人就给他一个中药处方带回家治疗。

以上就是我的治病方法，有不对的地方请各位读者批评指正。

自序
我的出生和我的师父

有人问：王老师和他师父怎么会相会在尼姑庵中的？这要从我的出生说起。我经常听母亲说我出生的故事，听多了，就有些记得。

1935年4月10日，农历三月初八，傍晚戌时，我出生在杭州西子湖畔韶华巷。出生前后数天，杭城天空阳光晴美，温暖宜人，西子湖畔杨柳轻舞、桃花初放，映红湖面，游人嬉笑玩耍，十分喜庆。

王家喜得一子，着实欢喜，亲朋好友上门道贺，热闹非凡。转眼已到孩子满月那天，听到门外有敲打木鱼的声音，母亲叫阿姨到门外看看，若是化缘的，就给点钱。阿姨回来说：是一个和尚，他不要钱，说是来看望小主人的。母亲请和尚进门来，进门便是花园天井，母亲抱来孩子让和尚看，和尚对孩子说了几句母亲听不懂的话，然后对母亲说：我是从普陀山某某寺来的，是奉师父之命特地来看望这孩子的。这孩子太贵重，你们家太小，你们养不了。若要留住这孩子，你们大人至少要走掉一个人，而且还要流落街头讨饭，这孩子也会受到很多苦难磨炼，因为有小人作弄他，但不用怕，有护法神保护他，他总能逢凶化吉，遇难呈祥。不过，你们要想减轻磨难，必须到南海普陀山某某寺做几天佛事。和尚说完，向母亲众人拜别而去。

这天父亲不在家，等父亲回来，得知此事，因普陀山路途遥远，不知如何去，因为那时交通不便，所以没有去普陀山拜佛。后来又有算命的、看相的，对母亲说了一些让母亲又喜又怕的话。有人建议我父母给我破相穿耳朵戴金耳环，可以保平安。父母就抱着我去金店穿了左耳，戴了金耳环。母亲说：自带了金耳环，我身体一直很好，无病无痛的，一家人生活得很开心平安。但是好景不长，日本兵打进杭州，没人造房子了，父亲做建筑的工作就失业了。这些都是母亲给我说的事。后来我有些记忆，记得父亲是个慈祥可亲、忠厚老实、精通建筑业的好人。记得父亲经常把我抱在他穿着长衫的怀里，到巷口一家小酒店喝一杯热的绍兴黄酒，父亲用筷子蘸酒放到我嘴里，看到我咧嘴的样子，父亲开心地笑了。父亲抱着我散步，是他最大的乐趣。有一次父亲抱着我出门不久，就在巷内遇到两个日本兵，他们用长枪逼我和父亲到墙根，摘下我耳朵上的金耳环，才放我父亲离开。我父亲抱着我回到家中，又气又怕又恨。母亲后来说：自那以后，我经常闹病，父亲也病了。由于父亲失业，没钱看病，只能拖着，更没钱再给我买金耳环了。不知什么时候，我跌破了额头，像第三只眼，一个凹坑。大家却说：破相了，好养活了。不久，父亲贫病而死，就埋葬在西湖边的乱坟地，即现在的西湖边的儿童公园内，全家就靠变卖家中物件生活。

一天，我独自到巷口对面的金华庙玩，庙门外有一个小池塘，水面上飘着浮萍，我去玩水，不知怎么就滑到水里去了，像是吃了几口水，又不知怎么地就上岸了，后来我就哭着回家了。

像这种遇险、脱险的事，我一生中有很多次，就不说了。

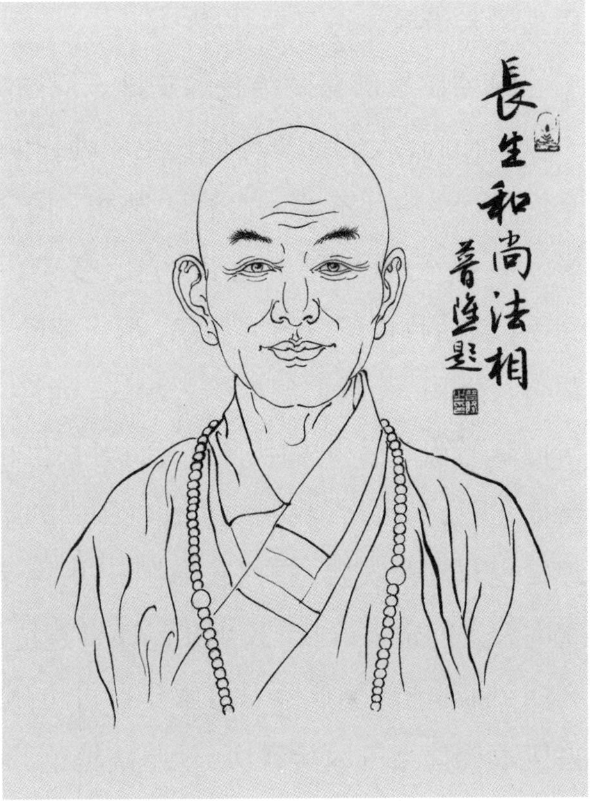

长生和尚法相

不久，家中已无可以变卖的东西，可是我们娘俩儿肚子饿呀！没办法，只好到饭店门口去要客人吃剩的饭食来吃，就这样流落街头要饭。在这过程中遇到好人的故事也很多，不说了。后来外婆知道了，叫舅舅把我们接去了，母亲就帮人做女工、做衣服，维持生活。母亲的妹妹，我的姨妈把我送给四乡农村一户汪姓家收养，其实是去做了小长工。这家女主人太凶了，母亲给我一顶新的毛线帽，她拆了自己织衣服用了；他家在猪桥头开饭店，烧的柴，要我去远处山上砍来烧，为了早点回家，砍刀用力过猛砍碎我右脚踝骨，还得挑柴回家，也不给医治，仍然让我干活，洗菜洗碗，天不亮去田里放田水。从早干到晚，还不让吃饱饭，规定只许吃两小碗的饭，还要打骂，甚至不许吃饭。旁人看不过，都叫我快逃走吧，不然会被他们折磨死的。我终于逃了回来，汪家还来人向我母亲要人，我母亲自然说没有回来。

后来母亲带我住进了尼姑庵中。

这要感恩佛菩萨给我的安排。尼姑庵中不仅有老尼师太，还有一位老和尚，人们都尊称他长生和尚，也有许多人来请他看病，看一个好一个，并且不要一分钱。我想：我父亲要是能遇到他看病，父亲就不会死，我和母亲也不会这么受苦。我一定要把看病的本事学到手，以后我也可以给人看病，帮人解除生病的痛苦。于是，我整天跟着长生和尚，看他怎样给人治病，远路来人请他出诊，我也跟了去，帮他拿药箱。后来庵中的大人们对长生和尚说："长生和尚，你收他当徒儿吧！"从此，我就成了长生和尚的弟子。我跟随师父形影不离，师父也非常喜欢我，总把我带在身边，给我讲解医案故事、治病方法。庵中大人们也告诉我：长生和尚原来是杭州城著名的老中医，不论什么病，他都能药到病除。日本兵打进杭州后，听说他能治病，就要他去日本兵营给日本兵看病，他坚决拒绝，师父说：我只给老百姓看病。日本人就说：你不去日本军营给日本兵看病，那就杀了你。师父只好连夜逃出杭城，东躲西藏，日本人到处找他，师父最后只能隐姓埋名，住进了尼姑庵中，做了和尚。

我知道了师父的遭遇，更加尊敬师父，崇拜师父，感恩佛菩萨让我遇到师父。我下决心一定要把师父的医术学到手，把师父的爱国医德继承过来，我要像师父一样，无私地、全心全意地为老百姓治病服务。

有一次师父带我去玉皇山脚下给农民看病，正遇到雷阵雨，我们俩衣服全湿了，我跟师父说："我们回去吧，等天晴了再去吧。"师父认真地说："不行，病人在等我们，我们不能让病人失望。"这件事情对我的教育很大，以后的岁月里，我多次遇到台风、雷雨，我都坚持出诊，不让病人失望。

我随师父学医6年多，1951年我要离开师父去沈阳参加工作了。临行前，师父说："我年事已高，不知何日再相见，这是我一生行医的特效处方'长生集'手稿，送给你，以后对你会有用处。"我感激地对师父说："师父，你给人看病不收钱，我以后给人看病亦不收钱。"几十年来，我说到做到。

后来我进入广西民族医药研究所培训部，完成三年医生函授学习，毕业后转入北京中医学院完成四年医师函授学习。本来可以申请开业，但是开业就不能做到看病不收钱，所以不能开业，医院请我去，我也不去。特别是《民族医药报》聘请我为特约医生，并在报上报道了我的医生档案后，接待了许多难治病患者，我声明一律免费看病。

常有人问我：医院老是看不好的病，可能有因果原因，你把它看好了，会不会得罪因果关系，来找你麻烦？我回答说：我没有想过这个问题，我心无私，天地宽。凡是来找我看病的都是我的有缘人。佛说，佛度有缘人。佛是"有求必应"，学佛人理当行佛道。人在做，天在看。只要我心正，自然邪不压正。若是我会遭到麻烦，只能说是我没有做好。

禹呈师兄还告诉我一句话：来找你看病，是你欠他的，你把他病看好了，你是还债，理所应当。所以，只管做好自己，不需要想别的。

第一章

意识修炼与呼吸疗病

第一节　意识修炼

看了大德吴守田老师的《养生学》一书后的一点点感悟，记录如下。

人之形体，是父母所生，地气所附，为之阴气，上天寄予意识之神，为之阳气。阴阳和合，形神合一时才为人，所以《黄帝内经》中讲“天为人父，地为人母”。地球虽小，却与整个天体联系着，人虽小，却与地球紧密相连，人总是和天（宇宙）联系在一起。老子的《道德经》说：“天人合一”“一生二、二生三、三生万物”“人法地、地法天，天法道，道法自然”。

“一”从何来？来自零。零是万物之本，一切来自零。零看不见，在混沌的宇宙中，早已蕴育着万物，只要你发现了它，这“零”就成了“一”。老子说：虚无生万有，一切从“零”开始。

意识的修炼：

意识包含思想、魂魄、显意识、潜意识，是上天赋予的，通过后天的修炼得以加强的。

没有意识的人体，便是一个植物人。

没有人体，只有意识，便是个游魂。

所以，养生就是要强调意识的修炼，因为身体是受意识支配的，人的疾病，也是受意识（生气）支配而造成的，所以治病必然要调动意识的配合，才算是根本的治疗。

《黄帝内经》说：天为人父，地为人母。说明人总是和上天（宇宙）联系在一起的，是“天人合一”。《黄帝内经》说：天之在我者，德也。所以修炼的方法即为养生，养生就是“以德养道”，修善修德，才能储备正能量，有了正能量，病邪就能转邪返正，病好治也，因为病、痛、邪、正、阴、阳，对一个修炼人来说，可以随心所用。正如姜子牙在他的《烟波钓叟赋》中所说：“阴阳顺逆妙难穷，二至还乡一九宫。若能了达阴阳理，天地都在一掌中。”阴阳来自宇宙天人合一。

《黄帝内经》说，天地万物由气化生，气是沟通天地万物之中介，人生于地，养于天，生命取决于气。“魂、魄、意、志、思、虚、智”等属于人的意识、精神，《素问》中说：“得神者昌，失神者亡。”《黄帝内经》说，人与宇宙万物都秉承天地之气而生，都是不断气化的过程，就是机体与外界物质交换能量的过程，其主宰就是“神”，就是我们说的意识。

人若没有神（精神），没有思想意识，就是个植物人。

老子的《道德经》说宇宙规律、哲学规律、变化规律，就是“一生二、二生三、三生万物”“人法地，地法天，天法道，道法自然”，就是“天人合一”产生的能量，就是意识能量、正能量。

看光功能的修炼：

直观实物，是人的眼睛功能；天目远望，是神庭天目功能；后脑预测，是意识巡回功能。

修炼方法：

一男一女手拉手，这叫“阴阳和合”。领练人喊：闭眼，往上看；一分钟后，再喊：低头，往下看；一分钟后，再喊：跷起脚尖，脚后跟撑地；一分钟后，再喊：脚跟离地，脚尖撑地；手拉手不变，每个动作坚持一分钟以上。领练人再喊：闭眼，头往后倾，用天目（额头）看天空的光和色。

这是看光功能的训练。有光就有色，也叫“看色测光”，就是预测能量，《养生学》中叫“天网银光锁众生”。

人的额头内、大脑中，有个松果体，小孩子出生后，松果体是开着的，人称第三只眼，随着孩子性慢慢成熟，松果体功能退化。所以训练开发松果体功能，年龄越小越容易成功。

当训练中有感觉了，就可以移看动植物和人类了。

现代物理学家，已测算到光的速度为每秒30万公里，这就是人们说的“光速”。“光年”就是光在宇宙真空中沿直线传播了一年时间的距离。

俄罗斯科学家康斯坦丁·克罗特科夫，他用一部生物电成像照相机，在人死亡的那一刻，拍下照片，可以看到逐渐离开人体的灵魂。

克罗特科夫说：肚脐和头部，是生命（灵魂）最先离开的地方，腹股沟和心脏则是最后停留的地方。遭暴力死亡的，会显示出混乱的状态，死后几天，灵魂会返回到体内，然后再走。死者的光色，是他生前能量的反映。但是，即将死亡者，首先出现的是黑色，黑光出现就不必再救治了。

但是，在实践中，我们可以用手测他的额头（两眉间的上丹田，是否还有温热，这是人阳气汇总之地，另外两个地方是中丹田和下丹田）。若额头有温，可以用浓姜汤灌下去，增加他的体温、内热能，有可能会救回来，我们有这样的案例。

案例：一个女子被汽车压了，医院已开出死亡证明，人已放家中客厅，许多念佛人围坐念佛，一位原始点老师走到死亡者头边，用手一测额头尚温，她去厨房煎生姜3斤3个小时，倒出一小碗姜汤，用牛奶吸管，插入碗中，管子口用拇指按住，管中的姜水被吸住不落下来，之后拨开死者的口，把一碗姜汤灌入死者口内，她又到厨房煎第二煎姜汤，又花3个小时，她把姜汤倒在小碗内。就在这个时候，那些念佛的老人跑出来叫道："死人活了！"原始点老师走到客厅，见死者已经坐起，老师说："你醒了？！感觉怎么样？""死者"说："我口渴。"老师说："好，我给你拿姜茶来喝。"老师到厨房拿姜茶让他喝下。

这就是6小时姜茶救下一条命，此人现在已成为做原始点公益服务的老师。

人体的光色，可分为以下等级：

能量级在1.0~1.5者，其光色为黑色、灰黑色，离死亡不远，非大愿力不能救回；

能量级在1.8~2.0者，其光色黑、白、红；

能量级在2.1~2.8者，其光色黑、白、红、黄、蓝色；

能量级在3.1~3.8者，其光色白、红、黄、蓝、绿；

能量级在4.1~4.5者，其光色为七彩聚全，并有一些紫色光；

能量级在5~7级者，为佛光，紫色为主的七色光，人称“紫气东来”。是观音、佛祖之光。佛光普照，普度众生，有消灾免难之功德。

这种能量级是在修善积德中，传承了宇宙能量而聚足的，是在“天地人合一”中修得的，是缘的聚合。老子说“天道无亲，常与善人”，这是宇宙永恒的规律。生活中，我们常常听到、看到一些人在大灾大难中却能神奇般地幸免遇灾，死里逃生。同样的癌症病人，有的发了愿，做了忏悔，病很快就好了，有的却怎么治也好不了。这多是个人的业力深厚决定的。

中国古代皇帝的故事：

黄帝有三个老师，广成子、涓子、华盖，他们介绍岐伯为黄帝的终生医师。岐伯天师有个养生练功方法：“上配天以养头，下象地以养足，中傍人事以养五脏。”练好这个功，必须意识到位，动作要到位，只要坚持做，所有的慢性病都能够治愈。如“上配天以养头”，治心脑血管病、颈椎病、偏正头痛；“下象地以养足”，治疗风湿、腰椎痛、腿脚痛；“中傍人事以养五脏”，治疗五脏六腑的疾病（*练功方法放在后面细说*）。

黄帝问广成子：你们有那么高的能量，是怎么修炼成的？

广成子回答道：“至道之精，窈窈冥冥；至道之极，昏昏默默。无视无听，抱神以静，形将自正。必清必静，无劳汝形，无摇汝精，无思虑营营，乃可以长生。”又补充道：“目无所见，耳无所闻，心无所知，汝神将守形，形乃长生。”

黄帝理解到：师之道化，“人静而至，天下为公”。

现代人当如何修炼？“顺逆天意，公而为之。”在生活实践中，有人可以看人的气场能量，知道他的健康状况。

前面说岐伯天师有一个养生练功方法，下面就介绍：

第一节：双手通天。

预备姿势（都一样）：身直立，双脚距离与肩同宽。

两臂侧平举，至肩平，形成一线。

翻掌上举，双掌心在头顶（百会穴）合掌。身体直立，手指尖通天，往上伸，用力上举，双脚双腿都不动，脚跟往下踏，似乎踏入地下去。心中加意念：“天地人合一，全身经络畅通。”默念三遍。坚持一两分钟，然后两手缓缓分开，轮流拍打百会穴，加意念：“拍通经络，增强记忆力。”默念三遍。双手臂还原下来。

第二节：双手入地。

两臂侧平举，与肩平，掌心向前，两臂向前，平直，然后缓缓弯腰，两手伸直指地，腿要直，手指尖触地，加意念“病气入地”，默念三遍。缓缓起腰，直立，连做三次。

第三节：180度大转身。

双臂侧平举，与肩平，成一直线，然后上身向左转身90度，再向右转身90度，反复转数次（6或9次）。

上身转，下身不动，双臂保持平直。

做这三节操，一定要慢，用力做，要选空气好的场地做。

第二节　如何以气养生

食四季之气养生：

春季面向东方食东方青气，夏季面向南方食南方赤气，秋季面向西方食西方白气，冬季面向北方食北方黑气，均可延年益寿，治愈百病。

胎息法养生：

鼻吸足气，闭呼数数，乃微吐，勿令耳闻。数的数字越多，越接近胎息成熟，可长寿也。呼吸次数越少，寿命越长。

吸足一口气，默数到100，再吸第二口气，这就成熟了。

我目前在练功中一次呼气可达40秒钟，再吸第二口气，一分钟一次呼吸不成问题。

以气养生之功效：

只要坚持修炼，可以祛病健身，延年益寿，看面似童年，返老还童。

关于老子的故事：

在《云笈七签·混元皇帝圣纪》中，关于老子的出生是这样说的：臣官玄妙玉女（老子的母亲）在河边洗衣服，忽然觉得有一物进入体内，即是怀了老子。玉女周游列国，这天她来到楚苦县（今天的河南省鹿邑县）厉乡曲仁里屯，在树林中生下老子。正是生在一棵李树下，就指树说道：这就是孩子的姓。孩子耳大超人，故起名叫李耳，又叫老子（可能是老来得子吧）。后来老子做了周守藏室之史。这是《混元皇帝圣纪》中的故事。后来在马王堆出土帛书《老子》，又引起人们的重视。

老子影响中国几千年，全国有百多处他的道观和老君像。道教是中国的本土国教，在佛教没有传入中国之前，道教非常盛行，皇帝百姓都十分敬重。

老子说："重积德则无不克""德深则道厚""知足之足，常足矣。"君不知足，易发战争，人不知足生贪心。"自胜者，强也。知足者，富也。"无谓追求，不能养生。享受是祸殃，会变老。物壮则衰，会早逝。尊道贵德，道法自然，专气致柔，正气存内，邪不可干，病安何来？"上善若水"与天道和光同尘，无为而无不为，知足知止，这是真心修道者的意识。

只有同气于天地，则长寿。黄帝曰："苍天之气，清净则志意治，顺之则阳气固，虽有贼邪，弗能害也。故圣人抟精神，服天气，而通神明。"就是说，只要按自然规律，时刻服食天气，净化意志才能健康长寿。

人身以气为本，以息为元，以心为根，以肾为蒂。心肾相隔八寸四分，肾在脐下一寸三分，中有一脉，以通元息之浮沉。一呼百脉皆开，一吸百脉皆阖，天地转换运行，不出呼吸二字。人的呼吸常在心肾之间，那么血气自然顺畅，元气自然固守，七情不炽，百病不治自然好了。

每天在子时（23时至1时，胆气血盛时）、午时（11时至13时，心气血盛时），在静室中，将厚褥铺于床上，盘腿打坐，或散座，瞑目视脐，用棉球塞耳，心静绝念，意随呼吸，一呼一吸，上下于心肾之间，任其自然。

双手可以掐周天诀，拇指掐无名指尖，最好不掐死，留一点空，这中间也会有个气场，这时你手心有麻刺的气能量在动。双手可以放在胸前两侧，手心相对。若累了，双手可放大腿上，手心相对，或上下都可以。

必须舌抵上腭。做逆腹式体呼吸，就是吸气时收小腹，呼气时鼓起小腹，也就是用身体八万四千个毛孔来呼吸。这是练功层次的高级层次呼吸法，一般人做不了，那就自然呼吸也可以。

打坐一炷香后，气息已均匀柔和，再打坐一炷香，口鼻之气似无出入，此时可以收功。练功界有一句话：练功不收功，到老一场空。收功方法最简单的是加个意念，“我要收功了”，两手由体侧上举向天，吸采宇宙能量，双手从身前下来，到小腹处，拇指按压无名指根，握拳，停留片刻。收功完毕，拍打双臂、前胸，双手心按揉双肾，缓缓伸脚，轻拍双腿，除去耳塞，下床走几步，也可以再小睡片刻起来，吃半碗淡粥更好，喝姜茶或白开水也可以，就是不要吃寒凉的东西。

练此功者，不可过劳，不可恼怒，以防损耗静功。若能每天专心依上法修炼，两个月以后，百病自然痊愈。

第二章

手照祛病法

20世纪90年代，我应邀加入浙江省气功科学研究会，有机会参阅各家气功的功理功法。出于对治病的关心，发现中国气功科学研究会特约会员、石家庄市郭志辰大夫所著的《智能医学》，对许多疑难疾病有独到的科学论述和治疗方法。他坚持“为人民，忘自己”的行医实践，创立了以人体细胞开合运动为原理的手照治病方法。我经体验，练功人应用有效，故借此把它介绍给大家，以解众生病痛，弘扬郭老师的高德。

必须指出：生了病，必须配合药物治疗，方可加速病愈，切记。

第一节　自我手照调治法

人体是由细胞组成的，细胞不停地开合运动，体现着生命的活力。细胞运动中辐射出去的能量，是相互影响、促进、调动、结合，进行化合反应的。

人体健康状况的变化，是由气机变化来完成的，人体内气机变化，是由细胞的波浪式运动进行的，这种波浪式压力的动力源有两个：一是呼吸，使细胞加强升降开合运动；二是呼吸中产生的心脏运动，使血液有序循环。当运动发生异常，人体就产生病变。治疗可用外界压力加减手照法，纠正它的“异常”，调整机体正常运行，使失调的气机恢复均衡，进而恢复阴阳平衡。

第二节　手照施治方法

放松身体，以利身体细胞运动。

把好的意念给予病灶部位。人们常说“心想事成”，是有道理的；意念是个力，实例在此不说了。

一手近照病灶处，距离10~20厘米；一手远照别处，或病灶旁，距离30~40厘米。心中默念“3396815”，以调动身体细胞运动。

不须发功发气，所以练功人或不练功的人都可以运用此法，只是练功人效果更明显。

方法简单易行，人人自己能做，也可以帮助别人做。据我体验确有疗效，只要坚持天天做，直到病愈。

第三节　头部疾病的手照治疗

一、微循环障碍（头昏）

头部能量来源于两肾之间，中医说“补肾还脑”，“脑为髓之海”。假如头部微循环不畅通，即会引起头昏头晕，但头不痛。

手照治疗：一手近照头部病灶，一手远照头部另一侧。

功效：两手远近交换着照，可使头部微循环恢复到正常状态，缓解头昏头晕。

二、头痛

头痛是由于头部血管怒张，血液循环不通畅造成的。

手照治疗：近手照头部痛侧，远手照小腹部。每次照3分钟，以头不痛为标准。

功效：此手势治疗高血压、血管性头痛、神经性头痛、头部胀痛等。

注意：远手照小腹时，手指尖不能向下，如手指尖朝下，身体能量外泄，并可产生腹泻。当头部多余能量转到下丹田，头痛就好了。

三、开发智能

要使大脑聪明起来，就须增强大脑血管运动，使血液畅通，脑供血供氧充足。

手照治疗：两手心相对，两手指尖相距30厘米左右，两掌根相距10厘米左右，双手置于胸前，呈倒八字型，有健脑开智之功效。

学生文科学习不好，是百会前囟门内部微循环障碍。

手照治疗：用一只手照囟门处，相距20~30厘米，想着囟门内部循环通畅、清亮。

功效：经常手照，可以增强文科方面的智力。

学生理科成绩不太好，是头部两侧循环不畅。

手照治疗：一手近照太阳穴，另一手远照另一侧太阳穴；两手远近交换照，单手照太阳穴也可以，每次照两三分钟。

功效：这样手照可以提高理科的学习成绩。

四、小儿多动症

小儿多动症是小儿头内部能量辐射于头皮以外，而囟门内发暗。

手照治疗：用手轻轻地向囟门下压，心想能量压进大脑中："进去、进去……聪明、聪明……"

功效：能量入脑，囟门内发亮，多动症就会治愈。

五、小儿烦躁不安

小儿烦躁、打人咬人，是头部脑血管瘀闷。

手照治疗：在小孩睡觉以后，家长用一只手，意想手插入小孩的头脑内（不要接触到小孩的头），把大脑抓住拉出来（手指弯曲做抓住东西状，但绝对不要合拢），送进去（手张开慢慢往里推），再抓出来、送进去……反复做3~5分钟，每天做1~2次。

功效：把脑血管瘀闷打开，气血循环通畅了，小儿烦躁不安症可治愈。

六、精神病

本病是大脑细胞紧缩紊乱，是想得太专一，走不出来，大脑不灵活了，老是想一个问题造成的。

手照治疗：两手照他的头，两手指微曲，做从头顶中部向两侧慢慢拉开的动作（不接触到他的头），反复地做，同时意想他的大脑皱纹拉开，疏散散开。

功效：大脑波形一改变，思维也可以改变，精神就逐渐地好转，但需要时日。

注意：精神病不大好治，所以手照治疗一般不收治。本病的治疗，应当以药物治疗为主。本书第171页“精神分裂症”章节中，有很好的中药处方。

七、癫痫病

本病是脑血管、脑细胞展不开，但比精神病面积小，纹理不太乱。

手照治疗：用一只手照他的头前上部，手距头30多厘米。

功效：照的过程中，脑细胞会发生变动，癫痫复发性会反复增高，以前1个月发1次病，在治疗中，可能1天发2~3次病，达到高峰后，才逐渐地减少，直至治愈，这是治疗癫痫的规律。

八、脑血栓

脑血栓是脑部血流被堵塞了，血管被栓住了。左半脑管人体右半身，右半脑管人体左半身。

手照治疗：左半身不遂，用右手照右半脑；右半身不遂，用左手照左半脑。

功效：用手部细胞辐射的能量，促使脑部细胞进行开合运动，脑部细胞运动恢复正常了，人体的血液循环才能恢复正常。

九、脑血管硬化

手照治疗：一只手近照头部病灶，手要抖动震颤，另一只手远照别处。

功效：近照手的震颤速度越快，内部辐射量越大，冲击力越高，效果越好。

十、脑瘤

手照治疗：近手照头部，中指须弯曲朝向瘤体部位，远手照上腹部。

功效：中指弯曲朝瘤，加大了对脑瘤的压力，远手在腹部，引脑瘤能量下行，达到消瘤功效。

若开始视物有叠影，偶尔有头痛，就要防脑部病变，及早检查，及早治疗。

十一、脑萎缩（包括小孩先天性脑能量不足）

脑萎缩是脑部能量不足，须补充脑部能量，原因是年轻时用脑过度引起本病。

手照治疗：近手照命门，远手照头顶。

功效：让命门部的能量通过脊椎补充大脑。

十二、眉棱骨部痛（阳明头痛）

单纯性眉棱骨部痛，吃止痛药无法解决，病因是胃、任脉不通畅。

手照治疗：近手照印堂，远手照胃部。

功效：头痛很快就止住了，是因为血脉下行了。

注意：近手指尖稍朝下。

十三、两太阳穴痛（少阳头痛）

手照治疗：近手照太阳穴，远手照体侧。

功效：此痛不好治。但是用针灸有特效，只在足外踝骨侧上3寸绝骨穴下针便安。

中药治头痛有好方，都少不了用川牛膝，此药从头走足下行。

十四、头后部两条大筋痛（太阳头痛）

本病会引起背部发沉、发紧，甚至会误认为是颈椎病。

手照治疗：近手照后脑部，手掌稍向下斜，远手照下身体侧。

功效：配合中药治疗，效果更佳。可配简易中药汤：葛根10克，白蒺藜15克，白菊花10克。水煎，当茶饮服。疏通血管，祛头风，止头痛。

十五、低血压

手照治疗：近手照小腹丹田，远手上照印堂。

功效：低血压是因为上部能量不足，所以近手照丹田，把丹田能量调到头部，使血压升至正常。

十六、高血压

手照治疗：近手照印堂，远手照下丹田。

功效：头部过高能量，或冠状动脉周围过高能量疏通后，血压调至正常。

注意：只是低压高（收缩压不高，舒张压高），是冠状动脉周围能量太多，把它疏通了，低压高问题就解决了。手照治疗为：近手照心脏，远手照下丹田，治愈低压高。

第四节 眼睛疾病的手照疗法

空气好，手清洁，睁眼治疗，否则闭目治疗。

一、假性近视

手照治疗：近手照肝脏，远手照印堂。

功效：调肝脏能量补充到眼睛上。

为什么上照印堂，而不直接照双眼呢？直照双眼怕对眼睛有刺激，能量不均匀，对眼睛不利。照印堂，让能量自然运转，调整眼睛能量以治疗近视。

二、青光眼

本病是因眼压过高造成青光眼。

手照治疗：近手照印堂，或直接照眼睛，远手照肝脏，把过高的眼压能量调到肝脏。

功效：眼压下降，就会治疗青光眼。

三、白内障

手照治疗：用手指尖井穴直接照眼睛，相距30厘米左右。意想用手指抠住眼球照，照得眼睛发亮，手指弯曲（不要并拢）。

功效：让瞳孔细胞运动，运动中发生变化以治白内障。白内障初期可治，到后期不好治。

四、眼底萎缩

营养不良、先天不足、脾胃虚弱，可引起眼底周围萎缩。

手照治疗：近手照肾区，远手照印堂，或照眼睛。

功效：补肾还脑，脑部能量充足了，眼睛能量才会充足。

五、赤眼病

手照治疗：近手照眼，远手照腹部，手指稍向下斜。

功效：赤眼是有火，将眼火下泻即愈。

六、泪囊炎

长期流泪，是泪囊有炎症，先天性眼管不通例外。

手照治疗：用双手一近一远交换照双眼。同时练不眨眼，看书看画三五分钟，甚至10~20分钟，这是练眼的基本功。

功效：提高眼功能，消除眼疾。

七、眼前飞黑影（眼能量不足）

手照治疗：近手照肾区，远手照眼睛。

功效：调动肝肾能量补充眼能量。

八、对眼病

小孩看东西，两眼球往一起对。

手照治疗：家长要下狠心进入角色，两手做抓眼球的动作（手与眼的距离大约30厘米左右），意想两手从眼角进去抠住眼球，用力向两边拉，手随意念动作，反复地想，反复地拉。当然不是真的拉眼球，而是意念与气感作用。

功效：经过多次治疗，对眼病可以调整过来。

第五节　鼻子疾病的手照治疗

一、慢性鼻炎和鼻息肉

手照治疗：一个鼻孔不通气，就用食指井穴（商阳穴）照不通气的鼻窦部；两个鼻孔不通气，就用食指和中指的井穴（商阳穴和少商穴），照鼻窦部的两侧。手指尖距鼻部约5厘米左右。

功效：促使鼻细胞均衡运动，气血得以疏通，能量分散，鼻息肉、慢性鼻炎、鼻窦炎都可治疗。

二、急性鼻炎（肺炎引起者）

手照治疗：近手照肺部，远手臂伸向体侧，自然微曲。如身体发热，远手手指伸直，肺火和热疏散就快些。

功效：这手势也治感冒。照三五分钟，身上一出微汗，感冒好了。做完泻肺火手势后，再用手指井穴（少商穴、商阳穴、中冲穴、关冲穴、少冲穴、少泽穴）照鼻窦部，效果更好。

三、鼻渊症（脑漏症）

本病实质是印堂周围能量不足，鼻子老流水。

手照治疗：近手照下丹田，掌心微微向上，远手（手掌要横向回照）照印堂，掌心微微向上。如相反了，非漏不可。

功效：手掌向上开合，能量就向上走。

第六节　口腔疾病的手照治疗

一、口腔溃疡

不论它是否顽性，若溃疡面是塌陷凹状的，大便不干，属胃黏膜细胞炎症引起；另一类是真火引起，溃疡面凸起，大便干燥。

手照治疗：胃黏膜炎症引起（大便不干），近手照口腔，远手照胃部，使能量下行补胃。真火引起（大便干燥），近手照胃，远手照小腹，让火下行，一泻肚就好了。

功效：各得其所，治愈口腔溃疡。

二、风火牙痛，牙龈肿痛

手照治疗：近手照痛肿处，远手照别处。

功效：泻火法治愈牙火肿痛。

三、牙龈萎缩

本病一般是气血不足造成的。

手照治疗：近手照下丹田，远手照牙龈萎缩部位。

功效：把丹田能量调上来就行了。

四、口眼㖞斜（面神经麻痹）

手照治疗：近手照紧的一边，远手照松的一边。手法震颤，效果更好。

功效：紧的泻能量，松的补能量，能量平衡，嘴就正了。

第七节　耳朵疾病的手照治疗

一、耳鸣

耳鸣是耳部周围的神经、血脉、微循环营养、能量不足引起的，是肾虚、督脉能量不足，所以耳鸣难治。

手照治疗：近手照肾，远手照耳。

功效：补肾健脑是治疗耳鸣的关键。

二、耳聋

手照治疗：近手照聋耳，远手照不聋的耳。若两耳都聋，两手远近换着照。

功效：打开耳底暗区面，渐渐恢复听力。

注意：须中指尖弯曲，以场中加场。

三、听不清

病因为耳底细胞展而不合，收缩无力。

手照治疗：两手一远一近照两耳，手指弯曲，似合非合。

功效：手指似合非合，就是把耳底细胞逐渐地拢起来，增加它的弹性，帮它恢复开合功能。

注意：如果手指伸开照，越照越麻烦。

四、药物中毒性耳聋

手照治疗：一手近，一手远，同时照两耳，反复交换着照。

功效:使能量相互交流疏通,把耳部周围的血液循环和神经打开,耳聋才可恢复。故贵在坚持。

五、耳底生疮

手照治疗:近手照病耳,远手照体外侧(随意)。

功效:让炎症能量外泄,疮渐愈。

第八节　咽喉和颈部疾病的手照治疗

一、慢性咽喉炎与嘶哑

手照治疗:一只手照咽喉部,手指做拉开喉部褶皱和细胞的动作,并加意念。

功效:因为咽喉肌肉隆起,有轻微褶皱,拉开、展平就好了。

二、急性咽炎

手照治疗:近手照咽喉部,远手照腹部。

功效:活血化瘀,消红肿。

三、腮腺炎

腮腺炎一般是胃火或肺火引起的。

手照治疗:近手照胃部,远手照肺部,远手手指要伸直,让火快走。

功效:为泻火疗法。

注意：小儿得腮腺炎，不要吃冰糕，否则，病愈后患处会留下硬块。

本病发展快，易化脓，故而应加上药物治疗才好。如生石膏30克，金银花、柴胡各15克；或将仙人掌砸烂外敷患处。

四、甲状腺功能亢进

本病表现为眼睛突出如鱼眼，脖子粗，一动心就慌，身体消瘦，西医诊断为内分泌紊乱。

手照治疗：近手照脖子，远手照心脏。

功效：外压力增高，心脏回流必然增加，每天手照2~3次，每次2~3分钟，使原来右心房回流缓慢的病因得以治疗。

五、甲状腺肌瘤

手照治疗：近手照脖子，中指弯曲，井穴指向瘤体，远手照心脏。

功效：必须坚持手照几个月的时间才见效，贵在坚持。

第九节　肺部疾病的手照治疗

一、气管炎、肺气肿、哮喘等

手照治疗：两手一远一近同时照肺部，两手远近交换着照。

功效：这是治疗整个肺部病的一个手势，让两肺能量相互冲击，增强细胞运动，达到两肺健康。

注意：治疗中痰多，属好现象。

二、肺结核

手照治疗：手势同上。须加强肾区气机，即先照命门，然后照肺部。

功效：加强肾区能量，治肺结核效果最好。

三、肺火太大

手照治疗：用治感冒的手势，近手照肺部，远手照膝部（同时治膝关节病）。

功效：让肺部清热，能量下行膝关节，治疗关节炎。

四、小儿百日咳

若是小儿饭后受风引起的，把胃口一开即好了。

手照治疗：用一只手的手指照他的胃，想着他的胃健康。

药物治疗：炒萝卜子10克，枇杷叶6克。水煎取汤，饮服即愈。

第十节　心脏病的手照治疗

一切心脏病，都是心脏细胞运动失调。

手照治疗：左手近照左心房、左心室，手指尖不能超过乳头，手掌与身体相距10厘米；右手远照右心房、右心室，手掌与身体相距30~40厘米。

功效：这个手势治冠心病、心肌炎、心房纤颤、心肌劳损、肺心病、左心房扩大、心包积液病。

这个手势使左心房、左心室加大压力，排出血增加；右心房、右心室减轻了压力，回流血就增加。排出血和回流血都增加，心脏机能就健康。

这个手势，每天可多照几次，每次照4~5分钟，不超过5分钟。

第十一节 脾胃疾病的手照治疗

一、萎缩性胃炎（中医称肝胃不和）

手照治疗：左手近照胃部，右手远照肝区，每天照2~3次，每次照3~4分钟，不超过5分钟。

功效：微循环恢复正常，治疗萎缩性胃炎。

二、萎缩性胃炎引起的肝区憋闷

手照治疗：先治萎缩性胃炎，左手近照胃部，右手远照肝区，把胃部的能量调到肝部，容易引起肝区憋闷；再治肝区憋闷，右手近照肝区，左手远照胸部，把肝区能量调出去。

功效：手照2分钟就可以了，肝区就不憋闷了，又给中丹田增加了能量。

三、浅表性胃炎、胃窦炎、胃底有气、十二指肠溃疡

手照治疗：近手照胃底部，远手照小腹部。如果大便干燥，远手

指尖稍朝下可泻肚；如果腿发冷，远手照腿部，腿会发热；这个泻胃气手势，照3分钟就可以了。如果时间长了，会使胃下垂。

功效：左手近照胃底，右手远照小腹，是治疗胃部病的手法。

注意：胃气下行得肾气者，治下肢病变，如下肢静脉炎、脉管炎。胃气和肺气结合，治上肢的病变，所以《内经》说“脾胃主四肢”。

四、胃下垂

手照治疗：近手照胃的下部，掌心稍向上托，远手照上腹部的上部。

功效：下部压力加大，上部压力减少，能量就向上走，把胃托起来，治愈胃下垂。

五、脾肿大

本病是血液回流的问题，手照治疗要分三步走。

手照治疗：

第一步：左手近照脾胃部，右手远照肝区，让脾胃的血液回流到肝脏，但肝会憋闷，所以要做第二步治疗。

第二步：右手近照肝区，左手远照胸部，照的时间不可长，最多2~3分钟。如果下腔静脉曲张，时间长了，容易引起内出血。

第三步：照心脏。左手近照左心房、左心室，手指尖不能超过乳头外侧，掌距身体15~20厘米；右手远照右心房、右心室，掌距身体30~40厘米。

功效：增加回流血，使下腔静脉血尽快打出去，就调整了血液循环，血达四肢，脾肿大可治愈。

注意：第三步的治疗时间可以长一点，每次照3~5分钟。

六、糖尿病

糖尿病是胰腺部能量高了，喝多少水也不够能量团消耗。

手照治疗：两手一远一近照上腹部，以调动它的能量团。

糖尿病人体质虚弱，夜间尿频，是因为膀胱肌肉无力，有了尿托不住。

手照治疗：近手照上腹左部，远手照小腹下部，手心向上托。

功效：既治疗糖尿病，又治夜间小便多。

如果膝关节痛，还可以将上腹能量调到膝关节去，即远手照膝关节。

第十二节　肝胆部疾病的手照治疗

一、肝火过大

由肺部引起肝火，要清肺舒肝。因为肺金能克肝木，所以急性感冒发高烧，容易引起黄疸性肝炎。这是肺火太大，引起肝瘀滞、憋胀和疼痛。

手照治疗：近手照肺部，远手照小腹部，此时可见小便发黄。

功效：清肺舒肝，使肝水下移，加中药治疗功效更好。

二、单纯性黄疸性肝炎

手照治疗：近手照肝部，远手照膀胱部，远手手指要朝下。

功效：把肝火泻到膀胱，从小便排出去。

三、肝硬化及腹水

肝硬化，是肝细胞活动量小了，能量不足了，必须从别处调来能量补充肝脏，特别是肝硬化腹水，不可利水为主。调治程序是：先把丹田能量调到肝脏，再提到心脏，通过左心房、左心室促进肾脏机能健康，才能够利尿。如果让腹水直接下去，容易引起心衰。

手照治疗：

第一步：近手照下丹田，远手照肝区，调丹田能量到肝脏，使肝脏柔和。

第二步：近手照左心房、左心室（手指不超过乳头），右手远照右心房、右心室。

注意：肝硬化的人往往心脏不太好，自己治疗能量不够，治疗功效欠佳。若能由心脏功能好的人帮他治疗，效果会更好。

手照方法：医者左手近照自己心脏，右手指尖直接照患者的肝脏，照的时间不要太长，3~5分钟即可。

照后，医者自己要做自我回照照心脏。这是万不得已救人才用。

四、肝血管瘤

处方：柴胡6克，白芍9克，珍珠母12克，夜交藤20克，苏梗9克，生麦芽12克。

用法：水煎2次，分2次服，每日1剂。

功效：治疗本病，要以收敛药为主，增加回流，使肝脏血管运动，下腔静脉、门静脉血管运动，心脏部血管运动，才能解决肝血管瘤问题。

上方机理：柴胡和白芍，能使肝细胞和肝血管收缩；珍珠母、夜交藤，能增加右心房、右心室收缩，加上肝细胞的收缩，就增加了静脉回流压力；苏梗解决肺部细胞的开合，生麦芽解决中焦脾胃细胞开合。使心脏和肝脏的压力增高，血流量回收就快，就可以治肝血管瘤了。

五、胆囊炎和胆结石、胆道息肉

手照治疗：右手近照胆区，手指尖回照胆，加强对胆囊细胞运动的刺激；远照的左手再远一点，对胆囊压力就更大。

功效：这个手照方法亦治疗胆壁增厚。

注意：排结石时会痛得很厉害，为加快排石须借能量。

手照治疗：左手近照下丹田，右手远照胆区。

注意：如果痛得太厉害了，左手不照丹田，改为近照心脏，借左心房、左心室的能量，排石效果更快。但是做了这个手势后，必须要做强心的手势。一般不要去调心脏能量，不要刺激心脏。

胆息肉复发率很高，尽量不用手术开刀，用气功、药物治疗好。

六、澳抗阳性

手照治疗：右手近照肝区，左手远照别处。右手近照时，手要震颤,使细胞运动幅度增大。

功效:让肝细胞在运动中得到康复。

第十三节 肾与膀胱疾病的手照治疗

一、急慢性肾炎、肾萎缩、肾衰竭、肾结石

手照治疗:两手一远一近同时照肾,近手手指要颤动,以增强冲击力。

功效:以上几种病一个手势,就是增强肾脏细胞运动。

二、尿毒症

本病是膀胱没尿了,自己无力解决,须7~8个人同时帮他照。

手照治疗:照的人要距患者不等,都用一只手,有的照膀胱、有的照肾、有的照腰、有的照小腹,或照尿道,都给予冲击,以激活它的细胞。

功效:肾脏、尿道、膀胱的细胞都运动起来了,就治尿毒症了。

注意:尿毒症患者的能量太大,使细胞不能运动了,帮照的人只是疏散他的能量,使其细胞恢复运动,故不会伤害帮照的人。

三、膀胱炎和尿道炎

手照治疗:若是急性炎症,近手、远手都照小腹,远手指尖向下。慢性炎症,是气血不通,近手照上腹部,远手照小腹部,过两天,改为

近手照小腹部，远手照上腹部，交换照。

功效：让能量冲击膀胱，加上意想，效果会更好。

四、膀胱息肉

手照治疗：近手、远手都照小腹，近手中指指尖指向膀胱，意想冲击息肉。

功效：气血一疏通，膀胱息肉和肿物就消失。

五、前列腺炎及其肥大

手照治疗：两手平行照小腹，右手远，左手近。注意两手指尖要平，不能朝下。每次照3~5分钟。

功效：让细胞在运动中取得平衡。

第十四节　少腹部疾病的手照治疗

一、肚脐周围痛

肚子痛是有炎症、受凉了，具体什么病呢？长时间的肚脐周围痛，医院又查不出病，往往是升结肠、横结肠和降结肠外侧的肠系膜炎症。患者不让按腹部，越按越痛。还有肚疼引起腰背痛，医院检查没病，往往是结肠后侧有炎症。左下腹部痛，是乙肠炎。

手照治疗：不论何种肚痛，就一个手势治疗。近手照痛处，远手亦照少腹部。痛处不清楚的，应去医院检查治疗。

二、腹泻

手照治疗：腹泻次数少（1天2~3次），近手照少腹部，远手照上腹部。腹泻次数多，近手照上腹部，远手照少腹部，让炎症泻去。再改为近手照少腹部，远手照胃部，以止腹泻。

若是小儿水泻，消炎止泻药物效果不好者，可用一味中药：云苓6克。水煎后饮服一口就可止泻。

3个月至6周岁的都适用，小便一通，大便水分即减少了。

三、大便太干

手照治疗：近手照胃部，远手照少腹部。

功效：少腹水分增多，大便就不干了。

第十五节　妇科病的手照治疗

一、子宫病变

经血不调与肝经瘀滞有关。

第一种：子宫肌瘤。

手照治疗：两手一远一近照少腹部，近手中指弯曲，意想指尖点按肌瘤。

功效：照得子宫出血块，一旦血块没有了，就要改用止血手势。

第二种：子宫出血或崩漏。

手照治疗：两手同时照腹部，远手在上腹，近手照少腹下，掌心向上托住。

功效：止血、止漏。

第三种：子宫后位、宫冷不育、宫壁厚。

手照治疗：两手在少腹部两侧，手指微曲，同时做向里推和向外拉的动作，意想两手指伸向子宫后壁，把子宫拉到前面来。

功效：须反复地推拉，虽有疗效，但不是很好治。不育症，往往是子宫寒冷或者有炎症。所以治疗子宫病，应配合中药治疗。

处方：肉桂15克，紫石英15克，川芎6克，泽兰叶30克，萹蓄10克，瞿麦10克，川朴6克。

用法：水煎2次，分2次服，每日1剂。

功效：此方为智能医学处方，治子宫病效果很好。

二、乳腺增生

手照治疗：近手照增生部位，手指须震颤，远手照无增生的乳部。如两乳都有增生，两手一远一近，交换着照两乳部。

处方：橘叶12克，苏梗6克，六通9克，甲珠5克，花粉12克，板蓝根30克。

用法：水煎2次，分2次服，每日1剂。

功效：此为智能医学方，以橘叶为主药，功在理气，散郁结，主治胸胁疼痛，乳痈肿痛。可以缺少别的药，绝不可缺少橘叶一味。

第十六节　血管病的手照治疗

一、脑血栓（半身不遂）

人的左脑管右侧身体，右脑管左侧身体，所以手照远近须如下调治。

手照治疗：左半身不遂，右手近照右上侧头部，不遂的左手只要离开身体就行；右半身不遂，左手近照左上侧头部，不遂的右手只要离开身体就行。

功效：近手一照，压力增大，脑血管细胞一运动，血栓就化开了，不遂的半身就逐渐恢复健康。

二、半身冷半身热

手照治疗：近手照热的半身的胸外侧，远手照冷的半身的胸外侧。

功效：把能量向冷的一边补充，把冷的一边冲开，能量一平衡就好了。

三、大动脉炎

手照治疗：右手近照胸部，左手远照下丹田，指尖向下。

说明：大动脉炎往往没有脉搏，胸前区血浓度增高，所以用上面手势向下疏散。

处方：金银花300~500克。

用法：水煎2次，分3次服，每日1剂。

功效：大动脉炎容易发高烧，有的人会高烧到41℃，而且不容易退烧，用消炎药也解决不了，只有用凉开药大剂量才可以解决。它甘寒，清热解毒，主治温病发热，咽喉肿痛，疮痈肿毒。手照加中药可以见效。

四、脉管炎

手照治疗：右手近照心脏，左手远照腿部。

功效：增加左心房的能量。

五、静脉炎及走路后腿发沉

手照治疗：右手近照腿部，左手远照心脏。

功效：照3分钟就可以，腿部血液回流增加，右心房能量增加。

第十七节　感冒的手照治疗

一、肺热感冒

手照治疗：近手照胸前，远手照胸外侧。

功效：使肺温均衡，体温正常。

二、重感冒发高烧

手照治疗：近手照胸部，手要震颤，远手照体侧，手伸直向外，热能发散就加快。

功效：照3~5分钟就有效，身上微微出汗，气机一疏达就好了。

可以借感冒的热能治疗其他的病，比如膝关节病，远手就照膝关节。人体能量是个宝，不应废去，要充分利用。

三、失血后引起感冒

如产后感冒、月经过多引起感冒、外伤失血引起感冒等，这些感冒是身体太虚。失血后的感冒是肺部能量太低。

手照治疗：近手照下丹田，远手照胸前。

功效：肺部能量充实了，既治又防失血后的感冒。

第十八节 骨质病和关节病的手照治疗

一、项背疼痛（脖子受风引起）

手照治疗：近手照颈部，远手照丹田。

功效：使颈椎周围气血循环正常。

二、颈椎增生及颈椎神经痛

手照治疗：近手照颈部，中指弯曲指向颈椎部，远手照腰部。

功效：把能量调到腰部，又治腰痛。

三、肩周炎、肩胛缝受风

手照治疗：用不痛的手去照，近手照疼痛的肩胛，远手照丹田。

功效：激活肩胛部细胞活力。

四、肩周肌肉粘连

手照治疗：近手照粘连的肩部，并加震颤，远手照丹田；再近手照丹田，远手照肩部，并加手震颤。

功效：此病不好治，时间要长，远近辨证，加大刺激，最好做拉开粘连手法治疗。

五、腰椎增生

手照治疗：近手照腰椎，中指弯曲，指尖指向腰椎，远手照丹田。再近手照丹田，远手照腰椎。

功效：相互冲击，次数越多，治疗效果越好。与内脏治疗不同。

六、腰椎间盘突出

本病是由肾虚引起，平时多照命门补肾，须调丹田能量补肾。

手照治疗：近手照小腹部，远手照腰部，手指要横照腰部，手指绝不要朝下！否则会使能量跑掉。并应结合中药补肾壮骨，化瘀散湿。

七、坐骨神经痛

手照治疗：近手照痛处，远手照丹田。再近手照丹田，远手照腰疼痛点。

功效：用能量冲击痛处。

八、膝关节增生

手照治疗：要坐好，放松两膝。近手照增生的膝关节，远手照健康的膝关节。两膝关节都增生，就近手远手变换着照，近手的中指要弯曲照痛点。每次照4~5分钟再变换照，形成波浪式冲击，让关窍灵活。

注意：治内脏病，要心情愉悦效果才会好；治骨质关节硬病，一般能量打不进去，要用愤怒尖利的冲击力，如一边照，一边发出愤怒的“哼！哼哼”声音冲击，功效才更好。

九、骨质疏松及无菌性股骨坏死

手照治疗：近手照丹田，远手照患处。也可调肾区能量，即近手照命门，远手照患处。

功效：病因是气血能量不足，手照是借调能量。

十、足踝骨痛

手照治疗：近手照丹田，远手照足踝骨部，手远一些。

功效：此病往往是肝肾虚损引起，手照是调丹田能量补充患处能量不足。

十一、骨髓炎

骨髓炎不好治，会化脓流脓，伤口不容易愈合。

手照治疗：近手照炎症部，手指弯曲，远手照下部，使能量从下部排出去。这病特殊，不能按炎症治。

处方：柴胡9克，黄柏10克，苍术10克，革薢12克，升麻6克，白术9克，双花12克，白芍10克，甘草6克。

用法：水煎2次，分2次服。每日1剂。

功效：此为智能医学方，可把人体深层热量提上来，治骨髓炎效果很好。

十二、骨髓空洞症

手照治疗：近手照丹田，远手照空洞部位。

功效：调丹田能量补充患处能量不足。

十三、腰肌劳损

手照治疗：两手一远一近照腰部，再近手照丹田，远手照腰部。

功效：先增强腰部细胞运动，再调丹田能量补充腰部。先补充腰部能量，再增强腰部细胞运动也可以。

第十九节 皮肤病的手照治疗

一、烧伤

手照治疗：新烧伤近手照烧伤处，远手照需要能量的部位，把热能调出去，如膝关节病，远手照膝关节。旧烧伤近手照丹田，远手照烧伤部位。

功效：新烧伤须赶快让热痛能量消散，旧烧伤，调丹田能量来帮它消炎止痛，以使其尽快恢复。

二、皮肤病

手照治疗：例如治牛皮癣，一手照牛皮癣部位，用能量刺激它。更重要的是意想用刮刀把它刮掉，切断它与淋巴细胞的联系。

功效：意念加手照能量去消除病变。

三、脚气病

手照治疗：用手照脚气部位就行。

三、面部有病

手照治疗：两手照面部，一远一近交换着照。

第二十节　帮人治病和相互协调

一、帮人治病

医者用一只手，抬手臂和手，伸直放松，指尖指向对方的病变部位。比如对方肝区痛，手指井穴就照他的肝区。在照的时候，要默念33/96/81/5，增加井穴冲击力。

功效：医者的能量波，通过手指井穴射向对方病灶，激发病变细胞运动，促其恢复健康。

二、病人单手照健康人（互调）

咽喉痛的病人去照咽喉健康人的咽喉，健康咽喉细胞的能量波反射回来刺激有病咽喉细胞加大运动，促使病变部位恢复健康，被照的健康咽喉在运动中更健康了。癌症是高能量的储存物，谁也不传染。所以癌症病人照谁，谁的病就好得快，谁去照癌症病人，谁的病也好得快。

注意：一定要用单手照，放松，不能有发功发气的念头。这样双方的能量才会相互辐射，起到互调功效。两手同时照对方，功效就不大。

第二十一节　井穴互照查病

多人围在一起，其中有一人伸大拇指，其他人随意伸出手指。在互照中，不要想治病，其实有什么病就治什么病，还能相互查病。例如，照的时候，感到心跳，就是心脏不大好，肝跳，是肝脏气机不通。

照的时间10~20分钟，效果最好。全家人坐在一起看电视时就可以照，手指之间要有点距离，少者1厘米，人多就离远一点，有人很敏感，照得全身发热，那就离远点。

第二十二节　静功修炼与手指诀

人体静脉的循环程序是：肺经—大肠经—胃经—脾经—心经—

小肠经—膀胱经—肾经—心包经—三焦经—胆经—肝经—肺经……循环不息。

智能医学认为，每个手指头都是全息的，都是自然相连接的，所以认为可以把拇指（肺经）归接脾胃，食指（大肠经）归接肝胆，中指（心包经）归接心与小肠，无名指（三焦经）归接肺与大肠，小指（心经、小肠经）归接肾与膀胱来治病和练功，更为方便。

人体经与络的走向：智能医学认为，上下垂直环绕身体运行的是经位场，左右水平环绕身体运行的是络位场。

静功修炼之手诀：

一、身上发冷，要让体内气机运动加速

手诀：两手半握拳状，两拇指相对，中间相对距离1~2厘米（手指挨着，场性就没有活动余地了）。另一个手诀：一手抓住另一手拇指，一个紧一个松，造成体内气机变化。

功效：坐一会儿，身上会发热出汗。

二、关节炎用开通人体经络手诀

手诀：拇指放在食指第一节旁边，中间留有空隙。

功效：人体十二正经和奇经八脉增强运动，身上有蚁爬感，对关节有治疗作用。

三、健腰筑基手诀

手诀：拇指放在食指、中指中间，三指头相对，双手心相对照。

功效：命门处会跳动，背部发热，腰部获得健康。

注意：拇指放食指、中指之间，两手放双膝上，手心相对，全身放松练静功。若手心向上，坐5分钟，能量向上走，你的头会胀得难受。人需要下实上虚，手心朝向决定气机走向。练功双目微闭，放松静坐。

四、冲天诀（潜意识出窍）

手诀：拇指放在中指的指端，不要放在指甲上。

功效：细胞产生的能量、内力，会从百会穴辐射出去，功力高的光束可以辐射到无限高、远。可以让潜意识远游新疆、美国。出门在外莫练此诀。

五、开天目手诀

手诀：拇指与中指的顶端似对非对，静坐放松，双手掐诀，放于膝上，抱于身前。

功效：天目穴会发生跳动。

注意：此诀必须在筑基功的基础上，身体有了能量才行，否则，打开天目也是空洞，精华不足什么也看不见。

六、细胞运动诀

手诀：用一只手的拇指、食指，用力握住另一只手的拇指。

功效：全身细胞就会增强运动，感到身上有劲了，出汗发热了，寒冷被赶走了。

七、开发智能诀

手诀：两手在胸前相对，呈倒八字，托下颏状。身体放松，站、坐都可以。

功效：两手辐射的能量直接刺激大脑和面部，使大脑细胞有胀力和活动的感觉，这就在开发智能。小孩很适用，儿童每次做2~3分钟，最多5分钟，时间长容易头胀。能头胀头痛、头颅骨响、振动，可能开天门。不要追求，不适就减少修炼时间。能坚持住当然好，真坚持不住，甚至想让头部能量（胀痛）下去，也很容易，做能量下调的手诀就行了：一手近照头顶，另一手远照身体其他部位，能量就下去了，头就不胀痛了。

注意：高血压患者不能练此诀。

八、筑基诀

手诀：与开发智能诀相反，便是筑基诀，双手呈正八字状。

肾部筑基：双手往下。

脾胃筑基：双手在脾胃部。

心肺筑基：双手再往上，置于胸前。

功效：这个筑基诀，使能量聚集在下部，使五脏六腑的细胞运动，使身体健康，形成上虚下实（上身轻松，下身有力）。用这个诀给自己治病，效果好，效果快。有人脸红肿，鼻不透气，胸胁胀痛，做心肺筑基诀三分钟就全好了，关键看你手在哪个部位。手在咽喉部位，咽喉肿痛就好了。

注意：小指不要外展，否则容易能量丢失。小指要微微内扣，使能量回到体内。

禁忌：低血压和脏腑下垂的患者不能做此诀。

九、周天诀

普通练功通周天，须百日筑基。动意功练周天功，强调人体的经络必须处处皆通。打通周天经络，手诀就可以打通，无须百日筑基。

手诀：

小周天功：两手拇指与食指顶端相对，中间略留有一缝，手心向前，放在耳朵以下的肩前，高不超过耳垂，叫正转小周天。不用意念，用意念也行。手心向后，就是反转周天。正转是身上气机由前面任脉下行，到后面督脉上行为正转一个小周天；反转是身上气机由督脉下行，到任脉上来，为反转一个小周天。学功人说：正者为人，逆者为仙。吾道顺其自然为好。

大周天：手诀同上。手心向前，高度超过耳朵，气机由任脉下行走两脚前，从脚后上来，经督脉走两手、头顶，再下到任脉为一个正转大周天。手心向后，就是反转大周天。

功效：祛病强身长功。

十、定位诀

手诀：一手中指点百会穴，另一手中指点神阙穴（脐中）。

功效：让身体能量往回走。

有人很敏感，他接近病人，病人的痛楚在他身上会有反应（叫体感)；还有人老觉得身上能量外漏，有人老会传染上感冒。若能多练定位诀，把能量聚集在自己腹腔内，外面不好的东西辐射不进来，可以预防传染病，自己能量也不会外漏。

十一、脏腑诀

手诀：用一只手，四指并拢（拇指在掌内），手指尖照另一只手的一个手指部位。

脾胃有病：四指尖照另一只手的拇指。

肝胆有病：四指尖照另一只手的食指。

心和小肠有病：四指尖照另一只手的中指。

肺和大肠有病：四指尖照另一只手的无名指。

肾和膀胱有病：四指尖照另一只手的小指。

每次照3~5分钟，每天照2~3次。

别人或家里孩子或爱人帮你照，效果更好，对双方都有调节作用。

十二、调治脊椎诀

手诀：一只手抬起，松松握拳，另一只手的手指照握拳手的第三掌骨背面（即中指高骨到手腕这一段），它代表人体颈椎、胸椎、腰椎和尾椎。哪有病就用一个指头照哪段，腰椎间盘突出症，就照中指高骨腰椎段，也治腰痛和腰肌劳损。

功效：有病治病，没有病，可用四个指头并拢同时照整段指骨，对腰、督脉、脊柱都有调节作用。

十三、调治膀胱经手诀

第三掌骨手腕这一段的两侧，是足太阳膀胱经，即是脊椎两侧的肌肉，能反映出人体整个背部的病变。

手诀：假如背部左半边冷，可用另一只手的四指照它的左半边，右半边病变照右半边。也可以在这段手指处自己作按摩，治疗背部的病。如背部肌肉萎缩，随时按摩就有效。

怎样分手指的左右？用左手心对自己举至面前，无名指一侧为右，食指一侧为左。

功效：若右背肌不舒服，就用手心搓右边，手心搓面积大一些。一搓背部经络就疏通了，有热感。

第二十三节　关于“周天功”的故事

由于前面说到“周天功”，朋友们要求把“周天”的来历介绍给大家。下面说一说何谓“周天”？

周天功法，是气功界都关注重视的重要功法。让气血循任督二脉运行为小周天。不练功的人，虽不能说它不通，通则也是细微。只有通过艰苦修炼，才能逐渐气血贯通，也是由细微贯通至宽厚畅通，这时老师会说“大河有水小河满”。任督二脉与督脉两边的膀胱经关联人体五脏六腑、十二正经及奇经八脉、全身阴阳，所以周天功是健康长寿的功法。气血循任脉下去，走双足前后，上督脉到大椎，走两手臂前后到玉枕、百会入任脉，这一全身循环为大周天。全身气血都贯通，充足了，在循环运行中带走病气病毒，让气血的营养物质补充到全身各个关节、脏腑、穴位、每个细胞中，人就不只是健康了，而且会显示出精气十足，红光满面，越来越显年轻了。

古人研究天体认为，天体是圆环形的，圆环中间有个带子，称为黄道带，沿黄道带，把天空分为365分，许多星宿排列在黄道带上，28星宿也在其中。北斗星的斗把沿圆环转一圈，为一周天。所谓“斗柄东指皆天下春，斗柄南指皆天下夏，斗柄西指皆天下秋，斗柄北指皆天下冬”。天有天罡星，斗柄有定盘星，人有天罡穴。一年365天，万物同在天地气场、磁场中生存。斗柄旋上、旋下对天地人的气场、能量、磁场、经脉、脏器、窍穴、筋骨等会有一定的影响，所以养生学家说：春三月早睡早起，宜动少静；夏三月晚睡早起，少动多静；秋三月早睡早起，多静少动；冬三月早睡晚起，多动少静，宜收不宜出。若能循上规律，可促进人体阴阳平衡。

古代养生学家对人体研究发现，人体有365个穴位，分布全身，与天体365度相吻合，所以认为人体也是一个周天。真气沿全身十二正经、奇经八脉、365个穴位转一周，就是一个大周天。

周天功又称“内丹术”，是汉武帝时，为求长生不死，方士用朱砂、硫黄等炼长生不老“金丹”，又称“外丹”，结果服后中毒死人而败落，转为练周天功，希望在人体丹田结成气“丹”，以求长生不老，故称“内丹术”。内丹术兴起在北宋，北宋张伯端号“紫阳”，是大小周天“内丹术”的奠基人，是道教在南宋的五祖之首。内丹术在北宋兴起盛行不衰，是古代帝王秘不外传的养生大法。它通过气功锻炼，不要服药，就能达到祛病强身，延年益寿。久练周天功，在丹田穴位结成能量气团，聚之有形，散则无形，气团虽小，能量极大，故称“结丹”。是聚天地之精华，融合人体精气神血，可聚可散之能量团。具有此能量团的人，面红有光，头、身外有光环，光的高度和色彩，可表明他修炼到什么层次。紫气、五色气云是最高层次，属老子、观世音、释迦牟尼类型。其实，人和动植物都有光，只是深浅不同。原苏联科学家吉里耶夫发现人体细胞能发射电磁波，基里安把人体辐射光用特殊胶片摄了下来，他们叫它“后光”或“生物场”，我们称“气云”或“人体场”。

周天功分三种：

一、意念周天

用意念引气沿任督二脉运行。主要穴位是：

上丹田：两眉之间，印堂穴区域，真气下行至中丹田。

中丹田：两乳头连线的中部区域，真气下行至下丹田。

下丹田：脐下四寸至肚脐的区域，真气下行至会阴。

会阴：前后两阴之间区域，真气下行至尾闾。

尾闾：尾椎根部，督脉起点，真气上行至命门。

命门：脊柱与肚脐相平对的区域，即第十四椎下，真气上行至大椎。

大椎：颈椎与胸椎连接处，真气上行至玉枕穴。

玉枕：后脑中部区域，真气上行至百会。

百会：头顶、两耳尖连线中点区域，真气直冲上丹田、中丹田、下丹田……运行不息。

身前任脉，为阴脉之海，统管六条阴脉。

身后督脉，为阳脉之海，统管六条阳脉。

任督二脉通运，上半身的病痛得到调治，包括心脏病、神经衰弱、肾脏病。

六字诀功法，亦属意念功法。

二、经络周天

不用意念引气，以静功为主，人入静功态，完全放松后，元气自调，百病自理，天地人合一，气血循经络自转。

前面讲的指诀周天功法，就是经络周天。

三、丹道周天

从脊髓里走气。练此功法，必须要有老师专人护功，因为它有小死大活七天昏迷。所以丹道周天功法不易普及修炼，这里就不说了。

第三章

五行六字诀祛病法

第一节　五行学说简介

世间一切事物都是由木、火、土、金、水五种物质运动与变化所构成。“五”是指木、火、土、金、水，这五种生活中不可缺少的物质；“行”是指运动变化，它们具有相互滋生、制约的关系。人们把这五种物质的属性加以推演，用来说明这物质世界的相互关系，在现实中具有指导意义。

一、事物属性的五行分类与六字诀

自然界						五行	六字诀	人体				
五味	五色	五化	五气	五方	五季			五脏	六腑	五官	五形	情态
酸	青	生	风	东	春	木	嘘	肝	胆	目	筋	怒
苦	赤	长	暑	南	夏	火	呵	心	小肠	舌	脉	喜
甘	黄	化	湿	中	长夏	土	呼	脾	胃	口	肉	思
辛	白	收	燥	西	秋	金	嘶	肺	大肠	鼻	皮毛	悲
咸	黑	藏	寒	北	冬	水	吹	肾	膀胱	耳	骨	恐
						（火）	嘻	心包	三焦	咽喉	躯体	气化

以上用“五行”归纳出不同事物的属性，以及“六字诀”所对应的人体关系：“嘘”对应肝木，“呵”对应心火，“呼”对应脾土，“嘶”对应肺金，“吹”对应肾水，“嘻”对应心包经，和六腑之一三焦经。“三焦”为上焦、中焦、下焦的合称，是六腑之一，并非是一个独立内脏，是躯体脏腑和某些功能的概括。上焦即指横膈膜以上部位（胸部），包括心、肺等内脏；中焦是指横膈膜以下至脐以上部位，包括脾胃；下焦指脐以下的腹部，包括肝、肾、膀胱、大肠、小肠、女子胞（子宫）。肝的部位虽高，但生理和病理与肾密切，故同属下焦。人体脏腑唯三焦最大，故又称“孤腑”。三焦功能主诸气，司人体气化活动，是元气和水谷运行的通道。元气源于肾，必须借三焦通道才能敷布周身，推动脏腑活动。故而才有针对三焦的六字诀之“嘻”诀。

二、五行相生、相克、相乘、相侮

六字诀呵、呼、嘶、吹、嘘、嘻，唯有嘻字不在五脏，属六腑之三焦经。

相生、相克、相乘、相侮关系见下图：

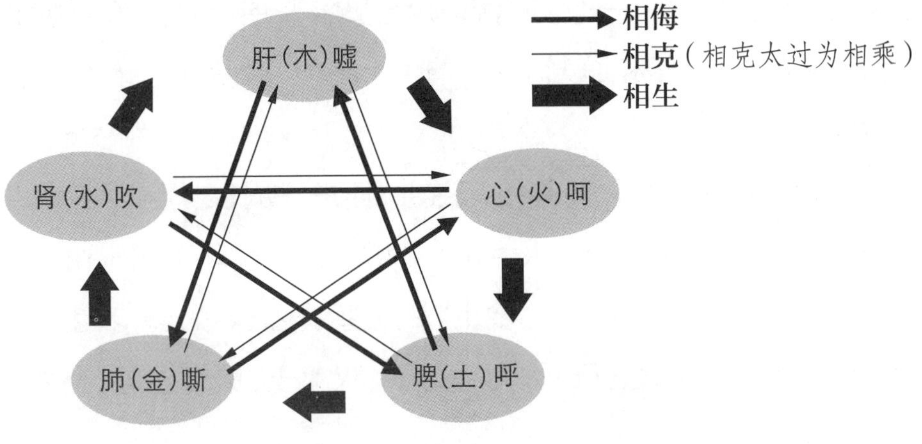

补母泻子治疗表

虚症补母	患病脏腑	实证泻子
补肾：（“吹”）	肝病：（“嘘”）	泻心火：（“呵”）
补肝：（“嘘”）	心病：（“呵”）	泻脾：（“呼”）
补心：（“呵”）	脾病：（“呼”）	泻肺：（“嘶”）
补脾：（“呼”）	肺病：（“嘶”）	泻肾：（“吹”）
补肺：（“嘶”）	肾病：（“吹”）	泻肝：（“嘘”）

相生相侮（或相克）治疗表

患病脏腑	治本病	相生（补母）	相侮（反克）
肺（大肠）	念（嘶）	念（呼）	念（嘘）
肾（膀胱）	念（吹）	念（嘶）	念（呵）
肝（胆）	念（嘘）	念（吹）	念（呼）
心（小肠）	念（呵）	念（嘘）	念（嘶）
脾（胃）	念（呼）	念（呵）	念（吹）

清代《周景斋全书》说：水能生木，可是大海里没有树，原因是没有土，只要有土克水，就能生木。只有相克，才能促进相生。这就是相生相克的对立统一。如肾虚，用金肺补肾还不够，可调心火能量克金（或者说反侮肾水），以提高金肺生水功能，激发肾水潜在功能，达到更佳疗效。

相生：是指五行之间有相互滋生、促进、助长之规律。即木生火、火生土、土生金、金生水、水生木。顺次助生，循环不已。由此可见任何一行都具有“生我”和“我生”的关系，生我者为母，我生者为子。例如木生火，木为火之母，火为木之子；火生土，火为土母，土为火之子。所以五行相生关系是“母子”关系。

相克：是指五行之间有相互制约、抑制、克服之作用，事物有相互拮抗的一面，并有规律：木克土、土克水、水克火、火克金、金克木。五行相生相克循环不息。任何一行都具有“我克”“克我”的关系。我克者为我所胜，克我者为我所不胜，所以相克关系又称“所胜”与“所不胜”的关系。例如木克土，木为“所胜”方，土为“所不胜”方；土克水，土为“所胜”方，水为“所不胜”方。

五行的相生相克不可分割，没有生，就没有事物的运动和变化，没有克，就不能维持事物正常协调下的变化发展。因此，事物间生中有克，克中有生，运行不息。古人说：造化之机，不可无生，亦不可无制。无生则发育无由，无制则亢而为害。

五行生克关系发生异常改变时，便会引起“相乘”和“相侮”两种异常生克表现。

相乘：是乘虚侵袭之意，即相克太过。例如木气偏亢，金又无力对木制约（土无力生金，金无力克木），亢盛的木便去“相乘”土，使土更虚。

相侮：是恃强凌弱之意，相克的反向，称为“反克”“反侮”，即被克方强于克方，反过来去抑制克方。例如，正常金克木，若金气不足，木气偏亢，木就会反过来侮金。

气功、六字诀，在修炼和治病时往往会运用五行相生、相克、相乘、相侮的方法，所以才有人把六字诀称为“五行六字诀”。

第二节　五行六字诀祛病简介

五行六字诀就是运用相生、相克的五行规律，加六字诀的祛病方法。

六字诀自古有之，是佛道医儒武各家功派都推崇的一套祛病功法。六字诀最早出现在战国庄周《庄子·刻意篇》中，后在南北朝陶弘景《养性延命录》、唐代《孙思邈千金方》中都有叙述，祛病延年六字诀法说："凡行气，以鼻纳气以口吐，微而行之，名曰长息。纳气有一，吐气有六。纳气一者为吸之，吐气六者为吹、呼、嘻、呵、嘘、嘶，皆为长息吐气法。时寒可吹，时温可呼。委曲治病，吹以去风，呼以去热，嘻以去烦，呵以下气，嘘以散滞，嘶以解积。"又如唐代名医孙思邈写的《卫生歌》"六字诀"，宋代邹朴庵写的《太上至轴六字诀》，明代太医龚廷贤在他写的《寿世保元》中说，这是太上老君玉轴上的六字气诀，载于道藏《玉轴经》。其方法是：用"呼"来泻除脏腑中的毒气，用"吸"来采纳天地的清气以补益。天天练此诀，一年之后，百病不生，延年益寿，真是卫防健康的宝诀。除了医家，历代高僧、气功名家，对六字诀都有论述和应用。

第三节　五行六字诀须知

六字诀直指五脏六腑，对冠心病、高低血压病、肝病、肠胃病、气管炎、糖尿病、神经衰弱、眼病、骨质增生以及肿瘤癌症，多有可喜疗效。

老人行功应先饮一杯温开水。衣带宽松，站、坐均可，舌抵上腭，鼻吸气后，口默念字音呼出病气，为1次呼吸，一个字连呼数次，再换成另一个字，六字呼完，对有病脏腑的字，重点呼念数次以治病。

五行六字诀应按“相生”顺序进行练功：呵（心火生土），呼（脾土生金），嘶（肺金生水），吹（肾水生木），嘘（肝木生火），嘻字泻六腑胆毒，补胆元，调三焦气机。所以练功可从调心开始，念呵、呼、嘶、吹、嘘、嘻，相序进行。亦可调肝（嘘）开始：嘘、呵、呼、嘶、吹、嘻。

闭口鼻吸，开口念字吐气，耳不闻声；出声气粗有伤脏气。久练就习惯了。

练功时两手掌心向上，拇指轻放于食指、中指间横纹上（前后横纹均可），手心会有气感。

最好用逆腹式体呼吸法练功：扬头吸气收小腹，微微屈身低头呼气念字放松小腹。呼吸动力在小腹，促使全身八万四千个毛细孔开合呼吸。开头不习惯，久练必成。

河北省马礼堂养生气功学校几年来统计表明：接受六字诀治疗，有98%以上的满意疗效。

但是他们要求咬字准确，还要“口型”吐字准确：

1. 嘘字口型：轻合嘴唇，嘴角向两边撇，有横绷之力，两颊出现“酒窝”。

2. 呵字口型：口半张，能容一拇指。

3. 呼字口型：撮口，唇圆如管状，并向前伸，舌在上下腭间。

4. 嘶字口型：开口张腭。嘶字不能张腭，他们为了更好排除肺中病气，将“嘶”念成“夏”字，便可张口吐肺中病气了。

5. 吹字口型：撮口，下唇内收，上唇下伸，如吹笛子状。

6. 嘻字口型：口读嘻字音即可。

第四节　六字诀养生祛病延年

一、行功方法

老年人练功前饮温开水一杯，站、坐、盘均可。双手拇指放于中指、食指间，舌抵上腭，闭口、扬头、吸气，开口默念“呵”，微曲上身，呼尽气后（为1次），再扬头、闭口、吸气，开口默念“呵”字……至九次（手指可数次数）；换念“呼”字、“嘶”字、“吹”字、“嘘”字、“嘻”字各9次，为六字诀一遍。然后针对自身需要，重点继续念练。肝炎者，再念“嘘”字9次治肝病；虚者补其母（水生木），再念“吹”9次；肝若有火，泻其子（木生火，心为肝子），可以念“呵”字9次泻肝火。无病养生，可选健胃、补肾、强心：可念“呼”字9次，“吹”字9次，“呵”字9次后收功。每天练1~2次，早、晚空腹修炼。

二、收功

双手体侧起势上举，掌心向天，采宇宙之真气，掌心向头，从身前下，以理顺全身气机，连做三次。深吸一口气，气沉下丹田，拇指压无名指根，握拳（封存气机）收功。先辈们说：练功不收功，到老一场空。可见收功之重要。

第五节 六字诀辨证治病

方法基本同上，即六字统念6~9次后，再对病痛脏腑辨证治疗，本文从“呵”字开始，亦可以从“嘘”字开始调。详见如下（亦可从“嘘”字开始调。这次从“呵”字开始）：

一、呵字诀及心病治疗

（一）呵字决

“呵”字音能调动心脏气机，降心气使之下行。

古有：呵以下气，呵去烦满，去心家劳热，一切烦闷。心神烦躁急需呵，此法通灵更莫过，喉病口疮并热痛，行之渐觉体安合。心中痰火，呵音可泻除。

说明：“呵”音助降，不善宣通，对心胸憋闷，爆发疼痛，时发昏扑者，“呵”音不能速除，若用“哈”字音，即可宣通治疗。心气宣通，诸邪无处藏也。故有哈字去寒气、热患之说。后人对六字诀加了一个“哈”字音，强化“呵”字之力。

“呵”与“哈”都在心，“呵”音部位稍下，力浅，“哈”音部位稍上，力深。练功中“呵”“哈”同用，可互补不足而获全效。

（二）心病治疗

1.心中有火：内扰神明，夜寐不安，心中烦热，口舌生疮，疮肿疼痛。

治疗：统念六字后，重念“呵”“哈”泻心火，严重者泻其子，加念“呼”字。

2.心脏气血亏虚：心悸多悲、善忘、心腹引痛、纳差畏寒。

治疗：长吸短呼，统念六字后，重点念“呵”和“嘘”字音，调肝补心（木生火）。早、晚各练1次。

3.心律不齐：一位久治不愈的患者，用“嘿、哈、哼——好了——”，大声吼叫，长音出气，念42次，全身发热，微微出汗，浑身舒畅。其早晨在山间行功，在家练六字诀，重点念“哈”“嘘”，三个月时间治愈了心律不齐症。

二、呼字诀及脾病治疗

（一）呼字决

“呼”字音能调动脾脏气机，通畅去滞，微有升意，助脾化食。

古有：四季常“呼”去冷，壮热，对霍乱、麻痹、腹内结块都可去之。

吸气时发“呼”音治疗寒病，呼气时发“呼”音治疗热病。脾气通畅，寒热、痰湿自能除去。

注意：“吸”过多时，易耗伤脾阴，易生发口角糜烂；“呼”过多时，易损伤脾阳，易生发腹胀、食不化，所以要注意“呼、吸”平衡，按病轻重、长短调治。

（二）脾病治疗

1.脾虚寒：表现腹胀、食不化。

治疗：长吸阳刚之气，轻“呼”除之。加念“呵”诀，调心火补脾（虚症补母）祛虚寒。

2.脾热症：表现口角糜烂，口鼻气臭，腹痛拒按，大便干燥难下。

治疗：轻吸，长“呼”除之。加念“嘶”诀泻热（实症泻其子）更有效。

3.脾虚症：表现精神不振，四肢无力，食后困倦，身体消瘦，或面白无华，饮食不化，纳差。

治疗：宜补元气。多“吸”，轻“呼”。加念“呵”诀，调心补脾（脾虚补其母）。

三、嘶字诀及肺病治疗

（一）嘶字诀

“嘶”字音能调动肺脏气机，降肺气，令肺气走散四肢，以解劳乏。

古有：“嘶”以解极，“嘶”去劳乏，祛疾急行嘶字诀，上焦火降肺安然。“嘶”去肺脏劳热，对气壅、咳嗽、皮肤燥痒、疥癣、恶疮、四肢劳烦、鼻塞、胸背疼痛都可去之。

注意：“嘶”音重，过量易伤肺气。肺若虚时，则五脏失养也。

“嘶”诀善调肺气，但对肺脏“血液”作用力微，须加“哈”字（“呵”字的变强音诀），和“夏”字（“嘶”的变强音决）调治。

（二）肺病治疗

1.肺热症：表现口渴、喘咳、痛引胸中、声高气粗。

治疗：吸短呼长，呼“嘶”除之。加“吹”字诀，调肾水泻肺热。或用“夏”字音除热。

2.肺气郁：表现胸背胀闷，呼吸不舒，或咳喘。

治疗：长吸长呼，念“嘶”和“嘻”字，通调解郁。

3.肺中寒邪：表现鼻塞、咳喘、遇冷加重。

治疗：长吸阳刚之气，长念“嘶”音除之。加念“呼”字，调脾气补肺，加念“呵”字，调心火，克肺中寒邪（为五行相克之法）。

4.肺气虚弱：表现为自汗，畏风，易患感冒，语言声微，或喘咳无力，气短少，动则更甚。

治疗：长吸轻呼，呼“嘶”除之，气沉下丹田。加念“呼”字，调脾气补肺。

四、吹字诀及肾病治疗

（一）吹字诀

“吹”字音：能调动肾脏气机，令肾气上行，肾中元气上充，腹中寒邪自散，寒结自去。古有“吹以去寒，吹之精气返昆仑”之说。

注意：

1.吹以去寒，若寒邪已深，必须六字统念后，长吸短呼，重念“吹”字诀，方能“精气返昆仑”“消寒结”。

2.肾为先天之本，中藏元阴、元阳，宜封藏，宜盛足，一般不可长“吹”升太过，元气浮越于上，下元必虚。原本虚亏的老年人，更要慎重勿过。

3.肾气虽善升，也能通于足，所以古有“肾气沉滞宜重吹”的治疗方法。

（二）肾病治疗

1.肾虚：表现腿脚软弱无力，腰部酸痛，尿频或尿失禁，命门火衰，脾胃完谷不化或食欲欠佳。

治疗：宜长吸重呼重念“吹”9次，又念“磋”字9次以补益肾精，加念“嘶”字，调肺金补肾水。每日早、晚各练1次（磋为吹的变音，加强）。

2.肾热：表现颧红、咽干、小便黄、大便干燥、阳强易举、足心热或腿足热。

治疗：宜长“吹”短吸治之，加念“嘘”字，调肝降肾热（实证泻其子）。

3.肾寒：表现腰背冷痛，遇冷加重，或肩背颈项引痛、骨痛、两足常冷。

治疗：长吸阳刚之气，短呼重“吹”，加念“磋”“嘶”，祛寒补肾。

4.肾气沉滞：表现腿脚麻木，行走乏力，或腿脚畏风。

治疗：偏寒者，长吸短呼重“吹”，偏热者，轻吸长呼重“吹”。

5.伤寒：

治疗：在《逍遥子导引诀》中有“兜体去伤寒”说：“端坐盘足，以两手紧兜外肾，闭口缄息，存想真气自尾闾升，过夹脊透泥丸，逐其邪气，低头屈仰如礼拜状，以汗出为度，其疾即愈。”

上法之气机与“吹”字功效相似。

伤寒病，寒邪在肺居多，脾胃也有明显症状。六字诀古有“吹以去寒”，指的可能是“去伤寒”。治疗可以长吸短呼重“吹”去寒，加念“磋”“嘶”以补肾气。

若病在肺、脾，当用“呼”“嘶”治之。

五、嘘字诀及肝病治疗

（一）嘘字诀

“嘘”字音能调动肝脏气机，散肝中气滞、血瘀，助肝疏泄。

古有“嘘以散滞、嘘去痰积，春嘘明目兼扶肝”之说。其性疏散通行，气血流通则诸邪自退。有“嘘去肝脏之热，兼去四肢壮热”之说，对眼昏、胬肉、赤红、风痒等症都可去之。

注意：“嘘”诀升而疏散，不宜太过；“嘘”功祛邪力强，过则耗伤真气。

（二）肝病治疗

1. 肝气虚：表现头昏目眩，精神短少。

治疗：长吸短呼，念“嘘”字诀，加念“吹”字，调肾水补肝（水生木）。每天早、晚各练1次。

2. 肝热：表现目赤、胁肋灼痛、昏沉好睡、噩梦多。

治疗：用吸短呼长，念“嘘”字散热，严重者，加念“呵”字泻心火。

3. 肝气郁：表现胸闷、胁肋胀或小腹胀痛、胸腹串痛。

治疗：吸长呼长，念“嘘”字，加念“嘻”字通三焦。日练1~2次。

4. 肝寒：表现小腹牵引睾丸坠胀疼痛或头顶冷痛，疝气中的“寒疝”。

治疗：长吸阳刚之气，长呼“嘘”字诀，加念“吹”字散去肝寒。

六、嘻字诀及三焦病治疗

（一）嘻字诀

“嘻”字音：能调动三焦气机。三焦为元气和水液运行之通路，它上连心肺，中连脾胃，下连肝肾，总领营卫气化，升降敷布周身。

“嘻”字力在三焦，气机重点在心口部位。三焦不属于五脏，为六腑之一，为五行相火，但是其功能与五脏关系密切，功能一致。

注意：

1.治疗时，须与五诀相配合，帮助五脏、液精通运，念“嘻”字功效显著。

2.“嘻”诀过量，太用力，有损三焦元气，使五脏拘紧不舒，脉气沉涩。

3.五诀加“嘻”诀，不仅能调五脏真气，亦能调丹田之气，全凭心意，意到气到；但不可过量，否则上下失衡，有损内气。

4.六字诀，力在气分，对于瘀血、肿瘤力度不够，必须配合药物治疗。

（二）三焦病治疗

三焦不通引烦热：治宜疏通，通则烦热消。古有“三焦嘻却除烦热”“嘻属三焦有疾起，三焦所有不和气，不和之气损三焦，但使嘻嘻而自理”之说。人身若能气血通畅，则百病不生也。

治疗：六字统念9次，再重念“嘻”诀9次。日练2次必获良效。

第六节　六字诀治病实例介绍

医案一：

余某，男。患心脏早搏和慢性气管炎多年，久治不愈。故用六字诀试治。

患者每天清晨到针叶树林深处，全身放松入静，体会“天地人合一”，深吸气3次。

1. 默念六字诀9次为1遍，然后重新念“呵、哈”字诀9次，“嘶”字诀9次。双手叠放于下丹田，休息3分钟。

2. 双手由体侧起势，搂宇宙真气入胸腹，鼻吸口呼默念“嘘”字5次，“呵”字9次，“呼”字5次，“嘶”字9次，“吹”字4次，“嘻”字4次。

3. 配合一个良好意念：“呼出病气，吸入真气，祛病，健身。”

4. 功效：练功9天见效。1个月后，症状全消。

医案二：

倪某，男，患者脸部和四肢浮肿。服药消肿，停药又肿，久治不愈，故用六字诀试治。

治疗：患者按《四时调摄笺》中“用大吹三十遍，细吹十遍，数数吹去，相继勿绝，疾愈则止，过多则损”之法，照法练治，坐卧都练。2个小时后，小便次数开始增多，尿量也增多（原浮肿时尿量极少）。

功效：练功到第二天，浮肿全部消失。为防止过多有损，就停止再练。时间已过去一年多，没有再出现浮肿。

此为肾气充盛了，水液代谢有度而病必愈也。

医案三：

小李，女，16岁，医院拍片确诊双肺患浸润型肺结核病，医院配抗结核西药一个月药量，之后回家。其父按《四时调摄笺》中“六气治肺法”给小李治疗。“吐纳用嘶，以鼻长引气，以口嘶之，勿使耳闻。皆先须调气令和，然后嘶之，肺病甚，大嘶三十遍……，病去则止，过度则损。嘶时用双手擎天为之，以导肺经。”

先六字统念，每字6次，共36念为1遍，然后单念“嘶”字30次。每天早、晚各练1次，有时中午又练1次。2个月不到的时间，去医院拍片复查：结核已无，但脸色苍白。回家停练“嘶”字诀，改练“呵”“呼”“吹”，调心、调脾、调肾，以使气机平衡。

具体练法：每天早晨醒来，大“呵”9次，再起床，然后统念六字诀一遍，加练“呼”字30念，“吹”字30念。

功效：练功半个月，女孩面色红润，饭量增加，病象全消。

以上引自相关报道。

第七节　六字诀治病原理

1. 人体十二正经、奇经八脉的许多经脉循环于口唇和咽喉，六字诀的音震影响着相应经脉、脏腑的新陈代谢，促使通络祛病。

2. 祖国医学认为人体五脏六腑对应五行（木、火、土、金、水、相火)、五音(嘘、呵、呼、嘶、吹、嘻)、五气、五色、五味、五方(东南中西北),具有相互影响、调治病变的功效,所以六字诀能治病。

3. 六字诀的深吸长呼,可排出病气,补充清新真气,使血液提高含氧量,随着血液循环,为全身补充营养,提高了病灶康复能力。

4. 按阴阳互根原理说:病是由"病气阳"与"病灶阴"构建成病,无阴不生,无阳不长。六字诀长呼字诀,直指病灶,深长呼排病气。多次呼排,破坏了病气场,病灶亦必将消亡。

5. 六字诀呼吸,要求吸气收小腹,呼气放松小腹,上身委曲如礼拜。这样加大了肺活量,并促使肝脾藏血回流心脏,达到强肺补血作用。

6. 六字诀要求身体放松入静,舌抵上腭。这样促使口液和内脏营养液的分泌,必然提高免疫力,改善体质,大病化小,小病化了。

7. 人体长呼,会产生一系列生理效应:

(1)松弛骨骼肌。松则通,通则不痛;

(2)扩张血管,降低血压,提高心肌耐缺氧、缺血的能力;

(3)使呼吸、心律减慢,延缓能量消耗,延长人体寿命;

(4)瞳孔缩小;

(5)机体代谢率降低,长呼时促进胰岛素分泌,抑制肾上腺分泌,对治疗糖尿病、高血压有直接疗效。

第八节　患者须知

手心向上为采宇宙能量，亦使体内血液循环平稳。舌抵上腭使唾液增生（详见《中医特效处方集》第45页“唾液与长寿”一文），为长寿秘诀。但对于严重心脏病或严重高血压患者，练功时必须手心向下，舌抵下颚，其功效：稳心、降压。

对心力衰极，或低血压病人，练功时须手心向上，舌抵上腭，其功效：强心、稳压、升压。

注意：各种功法均可强身延年，对疾病，必须配合药物治疗，才可取得事半功倍的功效。

第四章

原始点疗法介绍

第一节　原始点疗法是怎么研发出来的？

张钊汉医师的夫人，突然得了乳腺癌，夫妻俩决定请有名的西医治疗。西医的办法就是开刀切除。结果复发转移。中西药均无功效。全身疼痛难耐，张医师只能用按推来减轻他夫人的疼痛，终于找到了可以消除他夫人疼痛的原始点。不但疼痛减轻和消失，也延长了他夫人的生命。最后是气力不支，平静地离开了人世。张医师用这研发出来的原始点疗法在他自己开的诊所里给其他的病人按推，都有疗效。所以他决定关掉自己的诊所，在台湾地区建立了“张钊汉原始点医疗基金会”，决心在台湾地区和中国大陆及全世界推广原始点疗法，他的目标是：解决当代人所有的病苦，为后人留下一条活路。只要人类的病苦一天未能消除，我们的努力就一天不会停歇！

我认为张钊汉医师研发的原始点疗法，是他的夫人用生命为张医师提供了实验的温床，是他的夫人通过身体的体验告知张医师哪个位置是有效的，哪个位置是没有效的，是他的夫人为张医师确定了原始点的位置，是他们夫妇共同为人类的健康、长寿和生存贡献了一套完整的、新型的原始点医疗方法。张钊汉医师决心把这一套治疗方法推向全人类，减轻人类的病痛，减轻各国重大的医疗费负担，张医师爱国爱民的大爱之举，可以告慰其夫人了。

我作为原始点受益人群，感恩张医师，感恩张医师夫人，并决心把他们的原始点疗法发扬光大，为人类健康努力运用好原始点疗法，为大众公益服务。

第二节　什么是原始点的一条脊椎?

在人身体的背部中间有一条脊椎骨，骨头的两边有粗细不等的筋脉，可以分为：

1. 颈椎原始点：中间的颈椎骨头是不能按推的，只可以按推颈椎骨头旁边的粗筋。按推经络疏通了，就是治疗颈椎病了，包括颈部痛、喉咙痛、肩膀痛、锁骨痛。

2. 上背部原始点：治疗上躯干及小腿肚病痛及抽筋、上背痛、胸闷痛、肩后痛，包括气喘、咳嗽、心肌梗死、心痛、心悸、乳癌、肺癌、胃痛、胃癌……

3. 下背部原始点：治疗下躯干至荐椎原始点最高点、胁肋痛、下背痛、腰痛、上臀部痛。

4. 荐椎部原始点：治疗下臀部及小腹部病痛和耻骨痛。

第三节　七处原始点

1. 头部原始点：治疗头部全部病痛，如头痛、偏头痛、头晕；眼皮跳、眼睛痛、眼睛凸、眼睛酸涩、口眼㖞斜、口齿不清、牙齿咬合疼痛、舌头麻痛及灼热感；三叉神经痛、面神经麻痹；耳聋、耳鸣；四肢抽搐、麻、无力；脑中风、脑震荡、癫痫、忧郁、感冒、发烧、失眠、痴呆、鼻子过敏、青春痘、脑癌、口腔癌、鼻咽癌、舌癌……

2. 肩部原始点：治疗肩峰、肩前、腋下、侧胸及上臂至肘骨上沿痛、肩痛、腋下痛、侧胸痛、上臂痛。

3. 手肘部原始点：治疗手肘骨至手背及掌根之病痛，如手肘痛、下臂痛、手腕痛、手背痛。

4. 手背部原始点：治疗手掌心至手指痛、拇指痛、掌心痛、手指麻、手背湿疹、手汗、手癣、类风湿性关节炎。

5. 臀部原始点：治疗从臀横纹及腹股沟以下至脚踝关节下沿，如腹股沟痛、腿部痛，含大腿痛、膝痛、膝后痛、膝不能弯曲、小腿前面内外侧痛、足跟腱痛、足踝关节痛。

6. 脚踝部原始点：治疗足底中后段及足背部痛，如足跟痛、足底中段痛。

7. 足背部原始点：治疗相对应的足底前段至足趾的疼痛，如湿疹、足汗、足裂、足癣、痛风。

第四节　人为什么会生病？病是怎么形成的？

张钊汉医师发现，人生病的原因，主要是身体的热能不足，造成体寒，出现体伤，这是成病的一个内因，若没有外缘的结合，尚不至于病倒。

外缘是什么？是劳累了、生气了、受寒了……。因和缘一结合，病就形成了。

必须明白：光有外缘，没有内因，也不会形成病，只有内因外缘结合了才会成病。

病又要分两类，一种叫病，出现“症”（不适感）和“状”（人体组织受损），就是热能不足，身体组织损伤了。另一种不叫病，叫异常，是形态衰老，指数升高，是老化现象，如头发变白了，脸长皱纹了能叫病吗？

热能不足造成体伤，体伤又分两类：一种叫“他处体伤”，占绝大多数，属于原始点容易治疗之病；另一种叫“本处体伤”，占少数，属于难治病。

第五节　什么叫“他处体伤”“本处体伤”、24小时疼痛病？

原始点的按推规律，叫前病后治（按推），旁边的病中间（脊椎旁）治，下面的病上面治（按推）。例如心脏有病，就在心脏对过去的后背脊椎旁边的筋脉上按推，心脏有病，这里的筋脉会绷紧，气血不畅通。按推时，患者会感觉到疼痛，经过几次的按推，筋脉畅通，疼痛也没有了，心脏的病治好了，这叫“通则不痛，痛则不通”。在后面按推治疗，功效快，见效明显，说明他的病属于“他处体伤”，容易治疗。再举一个例子：腰椎间盘突出症，按推在腰上一掌的部位，可以找到痛点，痛点按推消失了，腰痛的病亦好了。这就叫“下病上治”。小腿肚抽筋，按推治疗在上背部，跟心脏有关系。也是“下病上治”。都属于“他处体伤”。

在原始点部位按推无效，说明病在病的本处，不在他处，本处是不能按推的，治疗应以温敷为主，饮姜茶吃姜粉，谈心，启发人的忏悔心，心态转变了，病亦会好。

若是病痛重叠在原始点上，能按推吗？先按他处，再按重叠处。若原始点上有伤肿，就不要按推伤肿处，只可温敷。

另有一种病，虽然是“他处体伤”，但是患者说是24小时疼痛的，也是属于难治之症。这些必须跟患者讲清楚。只要坚持治疗，都是可以修复治愈的，只是治疗时间要长一些。

原始点不叫治愈疾病，叫修复，疾病修复的时间：①一般病痛：1~7天修复；②烫伤、化学毒液灼伤：约10~30天修复；③肌肉肿胀、撕裂、骨折、器官受损：约1~3个月修复；④病严重者：约3~6个月修复。若经半年治疗仍未改善，属难治之症。

治病的重要目的是保命，其次才是解除症状。我们要重视观察患者体力改善情况，可以反映患者体内热能、身体免疫力、自愈力、生命力是否已经改善或恢复的程度。

所以，我们要求患者适当地锻炼身体，适当地休息恢复体力。还要求患者少吃、不吃寒凉的食物，减缓体内热能的消耗，多吃温热的食物如生姜，补充体内热能，但也不可过量，要让胃适应和接受为好，从少量开始，逐渐加量饮服，亦不可超过限量。

姜的用量表（供使用者参考）

病情	鲜姜片（克）		干姜片或姜粉（克）	
	常规用量	上限量	常规用量	上限量
轻症患者	50	100	5	10
重症或体力虚弱	100 ~ 150	500	10 ~ 15	50
重病患者	500 ~ 750	1500	50 ~ 75	150

第六节　病怎么治疗？

从因着手去解症，就是先解决他的体寒，补充热能，给患者饮温热的生姜茶，温敷红豆袋，按摩床在冷天必须有电热毯。按推完了，在患处要温敷干姜粉或暖贴，告诉患者不吃寒凉食物，注意保温。

修复体伤，用原始点按推，由轻至重，每一个点三秒钟，来回三次按推即可息手，手法轻重必须问患者，要有点痛感，患者能承受为准，不可太重，也不可按的时间过长，特别是第一次按推，必须以病为师，以患者为师，不可任性按推。要和病人谈心，让病人发大愿，断诸恶，启动善缘，因变，病亦转，病不难治也。

有一个画家，患了帕金森病，到处医治无效，经人介绍前来求治。

经按推，患者感觉有效，但要求配合中药治疗，希望好得快些，经一个月治疗，患者生活可以自理了。患者十分开心，我问患者，你是否希望病好得再快些？患者惊喜，问我还有什么方法。我说：病怎么来的，让病怎么回去！患者惊喜地问：病怎么来的？我说：这要问你啊!你周围的人没有得这个病，就你得这个病了。想一想是什么原因？患者说：不知道。我说：那我告诉你，帕金森是头上神经系统的病，一定跟你生了长辈的怨恨之气有关系。患者说没有。我问：没有对你父母、爷爷奶奶、岳父母生过气？他说：没有。他夫人也证明没有。我再问：你对你单位的领导，包括班组长，有没有生过怨恨之气？他爱人乐了，说：那矛盾很大，当然生气了。可是患者却说：那是两年前的事，那时候我没有病，现在才病的。对的，你生气产生的病毒，已经储存在你的脑部，那时你身体内的热能尚充足，有足够的抵抗力，才让你不会病倒。今天你体内热能下降了，抵抗力下降了，内因外缘一结合，你就病倒了。患者问：那该怎么办？我说：得病原因找到了，治病就容易了，病是怎么来的，让病怎么回去就是了。患者问：怎么让病回去？我说：你只要忏悔认错，生气的病毒就排出去了。患者说：他不在杭州呀！我说：没有叫你找他去忏悔，再说你也不甘心忏悔，认为是他错，为什么要你忏悔啊?！我对他说：忏悔只是排出你的病气毒素的方法，也可以帮助你受压抑的心灵变得轻松快乐起来。患者问：怎么忏悔？我告诉他：你心里默念五句话：对不起，是我错，请原谅我，谢谢你，我爱你。早晨醒来就默念，白天一有空就念，必须要真心诚意地念，让听的人受到感动，你自己也受感动，甚至会哭、会吐，那都是排毒。只要你真心诚意地念，你的病很快就可以康复。又过了一个月，前后两个多月，他的病好了，又可以重新画山水画了，可以开汽车了。

嘱咐病人适当锻炼身体来恢复体力，也要适当休息。

不杀生，不吃不应吃的东西，如寒凉食物、野生动物，让身体和心灵保持干净，人才可以少生病、不生病。

第七节　一个义工必须要明白的事

患者来找我们调理身体，是他和我们有缘分，亦可以说：我们曾经欠他的，我们为他服务，是向他还我们欠的债，所以我们必须全心全意地为他公益服务。

患者的病好了，不是我们的功劳，我们只是激发了患者的自愈功能，是患者自己的自愈功能起作用，患者的病才好的，这是上天造人就给人的功能。上天给人许许多多的功能，唯独没有给人可以生气的功能，而现在的人都在争斗、生气，缺乏大爱，违犯了天道，生病是受惩罚。两千多年前的《黄帝内经》中说："正气存内，邪不可干。""邪之所凑，其气必虚。"现代人的邪气重了，所以气虚了，体寒了，病多了。我们要宣讲天道，激发人之初心，就是大爱之心，让每一个人心身健康、国泰民安，这是我们的责任。

义工按推的工具，是自己的手肘、手腕、拳、食指、拇指、掌根、掌侧。

义工最好每天要练功，让自己的手下去按推带有能量，功效才会很好。用自己的手给患者按推可以增加与患者的情感，所以我不主张用工具给患者按推。

按推要对不同患者用不同方法，不是用一个方法按推所有患者。下面说三个只能轻柔不能按推的故事。

一、治疗脾脏肿大案例

一个四岁男孩患脾脏肿大症，由他爷爷带到我这里，进来就是哭，他肚子鼓得很大、很硬，不让碰。他爷爷说已找过许多大城市的大名医看过了，浙江省儿保专家也看了多次，最后医生告诉家长说：你们放弃吧，不要治了，这孩子就要走了。最后找到我们，要求救救这孩子。我写了一张纸的短信，叫老爷子把信交给他父母。我在信中告诉他们，这孩子本身没有病，他是替父母在生病。只要父母忏悔认错，态度软下来，孩子的脾脏就会软下来，就会病好。隔天老爷子又带孩子来了。我问信交给他父母了？老爷子说：给他们了。我问：他们怎么说？老爷子说：他们什么也没说。我告诉老爷子，下次叫他们带孩子来，你不要来。老爷子要求我给孩子开药方。我说：你到后面山上取杉树枝，回家煎汤给孩子当茶饮，就可以消脾脏肿大。每次我只给孩子背部轻揉，不按推。

又隔了一天，孩子父母带孩子来了。我耐心地劝导叫他们对公公婆婆要说话，要认错，态度要软下来，孩子的病才会好。本来也没有什么大矛盾，就是在找对象时，父母说了一句这女孩太不好，换一个吧，儿子把这话告诉了女的，女的就记恨至今，不理公婆。孩子就得了脾脏肿大的病，久治无效。孩子父母开始还是不相信我说的话，我叫他们到省防疫站做一次血吸虫病检查，结果说没有虫，证实了孩子没有实质病。

过了几天老爷子打电话来说孩子脾脏小下来了，我问是不是他父母态度好转了，跟你们说话了？老爷子说：是的。又过了几天老爷子又带孩子来，说孩子感冒了，当地卫生院说还得了肝炎。我说开两剂药吃了就能好。过了几天，老爷子又带孩子来说：全好了。这次我拿了你的处方到省儿保找那位专家转方，那专家奇怪地问：这孩子还在呀？是什么专家给他治好的？我得去拜访他……我告诉老爷子说：千万不要宣传我，不是我治好了孩子的病，是你们自己治好的。他父母的态度不转变，谁也治不好这孩子的病。后来孩子的爷爷打电话来说：孩子已经上幼儿园了，可调皮了。“调皮”应该就是活泼可爱的意思吧。

二、治疗乳腺癌的案例

再说一个治疗不成功的例子：一个女子经人介绍来找我，说她妹妹在美国得了乳腺癌，已开刀，又复发了，问我可以治疗吗？我说：不开刀，有治愈希望，已开刀又复发，可以治，只能减轻痛苦，延长生命，但会有后遗症，因为身体已被破坏而不完整了。被破坏的身体自然会留下后遗症。我教她按推、温敷、饮姜茶、吃姜粉的方法，给他一套张钊汉医师原始点疗法的书和碟片，叫她带到美国去看，给她妹妹做按推温敷治疗。过了数天，打电话来说：她母亲、姐姐、妹妹、妹夫都已决定来杭州找王老师您给妹妹治疗乳腺癌，问我可以吗？我说：可以。她还告诉我：她妹妹病了以后，她和母亲、姐姐三人轮换着从杭州去美国照看生病中的妹妹。这次回杭州决心要把病治好，所以已经在您家附近租下房子，每天好让您给他按推治疗。我说：这样治愈的希望很大，我每天早晚两次过去给她按推和温敷。

又过了两天，说她妹妹和妹夫已经到杭州，已住进某某宾馆，马上开车来接我到宾馆去。我到宾馆，见房间很大，很多人，说都是亲戚。当场在宾馆床上，我给她妹妹做了很轻的按推（加了意念和咒语），做完以后，患者说效果非常好。之后说好明天早上开车来接我，还是到宾馆。我临走时，她送我一个大红包，很厚。我说我是公益服务的，你们知道我是不收钱的。你们硬要给，明天我不来了。她才收回去红包。他们开汽车把我送回家中，说好明天一早来接我。开车的说：他们也是亲戚，这位患乳腺癌小妹的丈夫是韩国人，在美国某城市开赌馆的，很有钱的，这次回杭州来，飞机上是躺着来的，每次回杭州，也都是住大宾馆的。

第二天上午，我在家等汽车来接我，可是一直没有车来，我打电话问，她姐在电话里说：我要气死了！我们都不要管她了，她不着急治病了，她要卖房子了，她叫她的同学到我这里把房卡拿去要卖房子了。你也不要管她了。说完把电话放下了。这以后就一直没有给我打电话了。过了一个月，我在楼下见到开汽车来接送我的那位驾驶员，她先叫我，我问她怎么在这里？她说她就住在旁边的一幢楼里，她们租的就是我家的房子。我问病人现在怎么样？她说死了！我惊问：怎么会呢？她说，那天你帮她做完，她自觉病已全好了，所以她要把她留在杭州的房子卖掉，叫她同学连夜到姐姐家要房卡。那房子出租的租金是给她姐和她母亲作为她们的生活补助的，她要卖房子，姐姐和母亲自然就不高兴了，所以不让我来接你再给她治病。可是这房子是她和她前夫的共同财产，要卖，必须有前夫签字同意才行。她前夫是开珠宝行的，杭州是分部，香港是总部，她又乘飞机到香港叫前夫签字同意。之后她又飞回杭州，就卖掉了房子。然后她觉得身体又不舒服了，又没有你王老师的电话，只好回到美国住进医院，挂点滴治疗，没几天就死了。

我问：她为什么跟前夫离婚？她说：她对她丈夫说，要去日本学习经济管理，丈夫同意。她学完回来，要把丈夫整个企业的经济由她来管理，她丈夫不同意，她就提出离婚，她丈夫同意离婚，于是她分到一笔财产，去美国发展，就和现在的丈夫结婚了。不久生了乳腺癌，在美国开刀，又复发，久治无效，她姐姐打听到你，就请你治疗，谁知效果那么好，她以为病好了，急于想卖房子，谁知累着了，人感到不舒服了，她姐又不管她了，生她的气了，又没有你的电话，所以她丈夫说回美国吧。谁知道回美国人就死了。

本来可以不死的人死了，谁之过？自己作的，命该如此，谁也救不了。

到了美国挂点滴几天就死了，为什么？因为劳累，身体热能下降严重。本该补充热能，按推疏通经络，热能恢复，体力恢复，完全可以不死。

为什么她会得乳腺癌？从她和前夫关系，以及和母亲还有姐姐的关系大家可以思考一下。

三、治疗胸腺癌的案例

再举一个癌症例子：小马从杭州第一人民医院打来电话，说她母亲住院在某病房，医院说已无法治疗，问我能去看一看吗？我到医院病房，见小马母亲靠着被子，眼闭着，小马说：不说话、不吃饭、不睡觉，就这么靠着，睡不下去，胸鼓、腹水，身边挂了个塑料袋接胸腹水，每天两袋多水。医院整天就是挂盐水。主任医生说没有新的治疗方法。他们医院的内科主任也是患同样的胸腺癌，用了最好的药，进口的药，最后还是痛死的，这个病就是非常痛。小马问：到底有没有治疗办法？主任说：除非你请到气功师，他们可能有办法，我们没有新的办法。小马说，所以给您打电话，您看有没有办法救她？我在她母亲身上可以按揉到的地方都做了轻轻按揉（她母亲坐着的）。临走，我告诉小马，让她母亲默念五句话：对不起，是我错，请原谅我，谢谢你，我爱你，不停地念。小马抢着说：她不肯念的，她是个教育家，她不相信迷信的。我说：那就叫她念一句"对不起"，可以止痛，她一定肯念。小马送我出来时问我：我妈这一关能躲过吗？我说：她的腹水能消去，这一关就能过。我到医院去过后，大家都说很新奇：她母亲已经能吃能睡，有精神了。我去医院三次。我对小马说：挂盐水，只会加速消耗你母亲身体的热能，热能耗尽，人就走了，人是靠热能维持生命的，盐水是寒凉的，是要用你母亲身体的热能才能将寒凉的盐水变热，再说盐水在你母亲身上已经不能吸收，只能成为腹水而排到体外的塑料袋里。问医院可有好办法治疗，若是没有办法治疗，就赶紧出院，还会有生的希望。

过了几天，我打电话问有没有出院？小马说：已经出院了。我说：腹水还有吗？小马说：出院时，接水的塑料袋拿掉了，腹水没有了。现在能吃能睡能活动，一切都很好。我说：祝贺你，你母亲这一关已经过去了。小马说：我妈说，要您到我们富阳的临江的风景非常好的别墅去住几天。我说：谢谢！我没有时间去住，谢谢你母亲。

过了两三个月，有人告诉我说：小马的妈妈死在医院里了。我问怎么又去医院了？那人说是小马的舅舅说不能接回来，如果死在家中，谁都会说你不孝，这样的病人必须住在医院里。小马没有办法，只好又送妈妈住进医院。医院的病床是要消费的，要用药的，所以继续挂盐水，没有多久，身体热能耗尽，全身冰凉，走了！

这是人的观念，送走了本不该这么早走的人！

以上三个实际案例，都不是正规的按推温敷治疗，但都有疗效，凭的就是一颗全心全意为对方服务的心和意念治疗。

我们义工按推，一定要做到按推位置精准，才会有好效果，患者才会减少不必有的疼痛。怎样达到精准呢？义工站立的位置一定对准患者被按推的身体，所以一定要细致看碟片最后老师教的手法部分，一定不要自以为自己已经可以了，不虚心学，一不小心，你走样了，自己还不知道。站姿对，下手准，看的人就知道你是内行。

不要自作聪明，加进一些别的手法，受伤害的是患者，坏名气的是你自己。更对不起张钊汉老师和他夫人的研发。

按推的时间一定要按张钊汉老师规定的时间来做，每一个点按三秒钟，来回推三遍就可以了。病很重，很虚弱的人，来回两遍就可以息手，怕他热能不足，受不了。按完一定要看是否需要补充热能，饮姜茶和温敷，千万不可大意。现在有的义工老师按推时间很长，患者痛得大叫，他还说越痛越有效。出了事情你敢负责吗？这样的老师一定要劝阻，要他去看张钊汉医生的碟片。

对于特别严重的病人，自己已知没有把握治疗的，不要接收治疗，劝他们去医院治疗。我们公益服务是服务，绝对不可以出事故的。要为自己的名声和张钊汉老师的名声负责。

吃姜粉、饮姜茶，都要对患者说清楚：从少量开始吃，逐渐加量，让胃适应服用。虽然姜是暖胃的，治胃病的，也要有个适应的过程。饮姜茶一要温服，二要每次饮两小口，过十几分钟再饮两小口，这样少量多次地温饮才能安全舒服补充热能。

讲一个小故事。那年我在南山讲寺做原始点公益服务，上午走来一位老人，推着老人车进来的，找到我说：王老师救救我，我要死了！痛死了！我忙问：老菩萨怎么了？她说：胃痛死了！我问：你吃什么了？她说：喝了一碗生姜茶后，就开始痛。我问：是空肚喝的？是很浓的姜茶？是一口气喝下一碗？她说：是的。

我安慰她说：不要怕，很快会好的。不过以后一口气不能喝那么多，特别是空肚子不能喝那么多的浓姜茶，你的胃会受不了的。以后一次只能喝两小口。特别是空腹的时候不要喝，容易伤着胃，特别是浓姜茶，空腹喝更容易伤胃。

现在我帮你治疗。有人问：给她怎么治？我先在她后背轻轻按揉，然后叫人取姜粉加点热水拌糊，敷在她的胃、肚脐和命门，外敷保鲜膜保护。叫她到明天早晨再洗掉，中午再敷姜粉，连敷3天可以痊愈。暂停内服姜茶。

老菩萨对我说：敷上姜粉后，我胃就不痛了。连敷3天，不但胃好了，精神也好了。

有人不解地问我：她姜茶吃坏了，你怎么还用姜粉治疗？

我解释说：她胃受伤了，身体更寒凉了，所以需要补充热能恢复体力。现在吃姜茶粉是不行了，外敷是可以的。热能补充了，加上我已揉松了她绷紧了的经脉，外部温敷的能量就可以修复她受伤的脾胃，1~3天温敷修复她的体伤是完全有把握的。医院治这个病的方法跟我们完全不一样吧？我们治病方法简单、有效，这是要感恩张钊汉医师告诉我们得病的原因是身体热能下降，治病方法就是要补充热能，疏通经络，就能好。当然还要配合锻炼身体（活动），恢复体力，适当休息，不再作恶，作恶会有恶果，我劝大家众善奉行。

第八节　原始点医学之定位

张钊汉医师在他的书中写道：2400多年前的西方医学之父，古希腊的医圣希波克拉底的经典名言：①我们体内的自然力量是真正的治疗者；②我们每个人体内的自然疗愈力是获得康复的最大力量；③知道什么样的人得病比知道一个人得的是什么病更为重要。因此他的医学思想核心也是基于人体自然疗愈力，强调采取有助于人体自然愈合的措施，是“治人”重于“治病”。我们原始点疗法，是“以人为本”，补充热能，按推修复体伤，激发人体自愈力，这与西方智慧一脉相通。原始点疗法在中医“一针二灸三用药”的基础上，全面简化改良，形成疗效卓著的非药物的、无侵入性的原始点疗法，可提升正气，激发患者自愈力，使身体快速恢复健康。原始点医学是中西医医学发展中新的智慧体现。原始点医学相信人体具足自我修复的潜力，所以崇尚自然，敬畏生命，顺应自然，守护生命，是原始点的医学宗旨。打破门户的藩篱，融汇所有医学的宝贵遗产，并在实践中创新、探索具有普遍意义的健康之道，解决人类的所有病苦，使人人都能掌握健康的自主权，是原始点医学的使命。

原始点医学信奉人体具有免疫力、自愈力，任何医疗，只能是个助缘，以激发、提升免疫力、自愈力，使身体恢复正常运作，重获健康。所以身体才是健康的主人，不可轻易自伤身体。

原始点医疗手段不侵入、不重药物，而以生活化方式改善体质，调因修复，非常安全，却能达到防治疾病的效果。具备了医疗与保健的实质，还可以用于对心脑疾病之急救，称其为医学当之无愧。

一、癌症的治疗

张钊汉医师在他的碟片里有个骨癌病人的故事：患者在医院治疗，已是奄奄一息的时候，儿女们把病人送到骨科专家赵医师诊所来治疗。赵医师虽然是西医，但他相信原始点疗法，就用原始点疗法给患者按推，温敷治疗。儿女们见母亲身体日渐康复，决定到原来的医院作一次检查，看癌指数是否恢复正常，检查的结果，癌指数不但没有下降，反而升高许多，回来对赵医师说，赵医师也不理解，只问：人感觉怎样？回答说：感觉人比过去好。赵医师说：那就可以继续治疗。又过一段时间，他们又去医院复查，结果癌指数更高了，上万了。

虽然人觉得非常好，指数却高得吓人。家人决定不在赵医师那里治疗，换一个中医治疗，不是原始点，治了一段时间，病人不行了，没精神，不能在这里治疗了，怎么办？还是回到原来的医院去治疗，挂盐水打点滴，没有几天，病人身上热能耗尽，身凉了，人走了。

其中有一个孩子，他认识到还是赵医师的原始点疗法好，虽然母亲癌指数高，人却是有精神，越来越好，能吃能动，眼看可以恢复健康，他们却换医院治疗，结果越治越坏，最后送走了老母亲，这是教训！他买了礼物来感谢赵医师。

张钊汉医师说：癌症不是病，它不会死人，它只是癌细胞的异常变态反应。人身上到处都有癌细胞，是我们身体的一个组成部分，我们要善待癌瘤，而不是要对它动刀，杀尽灭绝，那是不可能的，在你放化疗中，杀死癌细胞的同时，好细胞也被杀死了。所以全身的癌细胞因为生气怨恨又重新聚集（转移）生成新的癌瘤。只有善待它，感化它，心平气和了，体温能量恢复上升，经络气血通畅了，癌瘤自然化散，病气病毒在通畅的气血运行中得以转化为正能量，病怎么来的，让病（癌瘤）怎么回去。所以，我相信一句话：没有治不好的病，只有不肯改过的人。

二、脑中风、癫痫及心脏病之急救

（一）脑中风

当发现一个人倒下，如果是口眼㖞斜，偏瘫无力，这是脑中风的表现。

急救方法：用原始点手法，在他两耳后原始点按揉，再在头盖骨下沿按推，约2~3分钟，患者醒来，他会来推开你按推的手，因为他经脉绷紧，按下去会很痛，所以他来推开你的手，亦说明他已醒来了。你可以拿开手，去按推他的心脏原始点部位，由于心脑相通，心脏原始点部位也痛，他又会来推你揉心脏部位的手，你可以再去按他的头部原始点，他又会推开你的手，来回三次按揉，此时他已经完全恢复，只要给他饮姜茶、含姜片，补充热能即可。

（二）癫痫病

当一个人倒下去，见他咬牙切齿抽搐有力，可以确诊他是癫痫病。

急救方法：同中风一样的方法救治，时间也是2~3分钟，可以让他清醒。然后补充热能即可。

（三）心脏病

当一个人倒地，面无表情，甚至心跳呼吸骤停（用手探测鼻孔气息，及颈、手腕动脉的脉搏），可确诊为心脏病。

急救方法：按推上背部原始点，先按左侧，后按右侧，共按推1~2分钟，患者会醒来，再去按推头部原始点，再按上背部心脏原始点，来回三次患者完全清醒，只需上背部温敷，或饮姜茶补充热能就可以了。

注意：我们急救是为了保命，其次是解症。我们按推一定要温和适度，不可用力太重，如果按推时间太长，那只会耗损患者更多热能而危及生命。所以，只要症状减轻，即可停止按推，并要立即温敷，补充热能。因此，要注意周围环境不可太冷或太热，否则会耗伤患者热能，危及生命。

患者没有在第一时间得到抢救，时间已久，一时救不过来，说明热能即将耗尽，我们要立即温敷，扶起患者头，用吸管喂浓姜汤100毫升，观察他8小时，若仍无反应，才可停止急救。

三、重病的处理

重病者，必定体力虚弱。应以热源为先，按推为后，以改善热能不足为主，解除体伤为辅。

外热源：红豆袋、姜粉糊、电热毯、暖贴、姜膏等用于无创伤口的部位；干姜粉可拔毒收口，用于创伤口，治疗腐烂流脓。温敷时间12~24小时。依患者舒服为度。

内热源：姜汤、姜粉及温热饮食。

要注意的是：从少量开始逐渐加量，以胃舒服为度。详见第85页“姜的用量表”。

重症病人的饮食：少油、少盐、少糖、少加工食品，姜为温热性调味料，如姜、辣椒、胡椒、花椒等，必须煮熟，煮烂，趁热服用；细嚼慢咽，不宜太饱，宜多吃面食、坚果。

适量运动：就是量力而为，缓慢增加运动量，如拉筋、柔软操、太极拳、瑜伽、拜佛、爬山、爬楼、伏地挺身（俯卧撑）等，不宜剧烈运动。

要注意：室外运动避免太冷或太热。可在颈部及身体前后塞毛巾，既保暖又吸汗。放松身体，缓缓调息，随时运动，不累为度。但不宜久躺久坐。许多慢性病都能改善。

良好心态：重症病人容易有恐惧、压力，急想病好。心情紧张，消耗热能加快，身体更容易恶化，这个道理要让病人明白。要想病好，就要彻底放下有病的念头，坚信从因下手，病是怎么来的，让病怎么回去，反省自己的过错，用自己大爱的心，去感恩一切，与人为善，乐于助人，开阔心胸，常怀喜悦，有包容心，感恩父母，感恩妻儿，感恩所有关心爱护我们的人！感恩一切！把自己提升到一个高度，笑对人生，你的病太渺小了，还要去管它吗？不想病，病就走了。

不要想病，老想病，病被你留住了。

我们人具有自愈功能，怎么启动自愈功能，就是心想事成：病呀！都是我的错，累着你了，请你回去吧，我要去为大众服务，需要一个好身体，请你回去吧！

适当休息：宜早睡，睡到自然醒，不要赖床，杜绝房事。

重病康复后，要防止复发，仍需加强运动，放松心情，增强体质，才可以逐渐摆脱对浓姜汤的依赖。浓姜茶吃得太久，亦会眼睛发暗，停吃一段时间，可恢复。

四、重症肌无力治疗（含中医危象急救方）

现在讲一个用原始点治好“重症肌无力”的实际案例：

重症肌无力病，在现在的医院无法治愈，本病治疗极为困难，若治疗不得力，可在数日、数月或数年后丧生。特别是延髓肌型、爆发型或急性进展型极易出现肌无力危象，即出现虚脱、大汗、面色青紫危象，此时必须由西医紧急抢救。

中医的危象急救，可用下面的处方。

处方：红参（或移山参）60克，山萸肉60克，龙骨、牡蛎各30克（先煎），制附片15克（先煎），炙甘草15克。

用法：浓煎鼻饲或口服。

必要时可配服马钱子丸，每粒含马钱子0.2克，每日服2次，饭后服，每隔2~4日增服1粒，加至每日5粒为止，连服3个月为限。

平时对重症肌无力患者的治疗，应补脾气，益肾精，兼治湿治瘀为大法。处方可用“补气益精汤”治疗（详见《中医特效处方集》第183页处方二）。

但是，张钊汉医师创建的原始点问世以后，我们可以不用中药治疗，直接用原始点按推加内外热源治疗、修复重症肌无力病。

这个年轻人在他16岁时得了重症肌无力眼肌型病。他的父母为他到处求医治疗，吃了多年的中西药，病情毫无好转，直到大约三年前（现在他已三十一二岁了），他听说杭州南山讲寺有原始点公益服务，可以调理各种疾病，就找来了。我们问清他的病情后告诉他：①可以住在庙里，坚持长期按推，疏通经络，刺激神经系统；②温敷红豆袋，吃姜茶恢复身体热能；③在庙里吃素食，不存在杀生，但可以参加庙里的放生活动；④坚持每天适当运动，恢复体力，可以爬山锻炼，但不可太累；⑤适当休息。早睡早起，不可懒床；⑥要存好心、说好话、行好事、做好人。忏悔过去的错，多做今日的善。相信只要坚持做原始点调理，病一定会好，这就是“心想事成”的功能会发挥作用，启动你的“自愈功能”，一定会病好。

他坚持原始点调理一年多，有许多老师帮他调理，带他爬山，基本恢复健康，后来他回农村老家了。过了半年多，南山讲寺的原始点公益服务点不存在了。他打电话给我，说身体感到有点不适，我叫他过来。我在半山麓云苑小区租下一套一百二十平方米的房子，建立原始点公益（免费）服务基地。他吃住在基地，由老师们帮他调理身体，他也学会了帮助别的患者按推调理，我规定他一天给别人按推不可超过三个人，以不累为度。他的按推手法已经很精准了，我也愿意叫他帮我按推。

后来他对我说：他母亲心脏不好，想过来叫我们调理。早有老师对我说：重症肌无力病不能接收，他母亲是心脏常会停跳，这种病也不能接收的。我却对他说：把你母亲接来吧，有你照顾，你母亲的病会好的。

过了一两个月，上海来了一位严重肺阻塞性肺气肿患者，只有1/3的肺在工作。严重哮喘、肺心病、老慢支、糖尿病于一身的重症病人来到基地。基地已住满人，没有地方住，这位上海病人要靠吸氧气，不能走动。这时候，重症肌无力患者主动提出说：王老师，我和我母亲的病已经好了，我们可以回去了，把房间让给上海客人住吧。

我问：你回去有什么打算？他说：在家建立一个农家乐，我用原始点按推，给客人调理身体，也希望你能过来帮我。

他的农家乐开得很好，客人很多。我没有时间去看他，他倒常有电话来问好。

上海来的重病人家属介绍说：他病了三十来年了，上海所有大医院都住过，很多专家医生都帮他治疗过。这次刚从上海医院抢救出院，就来你这里了。是顾家丽介绍说你什么病都能治，所以就来了……他一直靠吸氧气吃药维持着……我对他和陪他来的家人说：你要在我这里治疗，我有三个条件：①相信我；②听我的话；③照我说的做；这三条，有一条做不到，我不能治你的病，你们赶快回去。患者和家人都说：相信你才从上海赶来的，我们一定听你的话，照你说的去做。我说：你们能做到相信、听话、照做，那你的病，一到三个月可以治好。

别的家属回上海，留下他妹妹照顾，他妹妹是信佛的，照顾得非常好，确实能配合治疗，患者只能坐着，俯卧不下来。我在他上背部下背部轻轻按推，然后温敷姜粉，叫他饮姜茶，吃姜粉，再配上温热的中药调理，适当锻炼（活动），坚持治疗调理整整两个月，他的病已痊愈，不喘不咳，能吃能活动，他妹妹也学会了按推和温敷，我也正好要到上海去开会，所以叫他们一起回上海。我说你的病好了，可以回上海了。患者说：你说三个月治好我的病，现在才两个月，我不想回去，你这里空气好。我说：你病好了，把房间让出来给别的患者住。这次我们同去上海，你有什么事，打电话给我，我去看你。

现在我还常接待他们带到杭州来的新病友，让我为他们公益服务。河南电视台国学频道2017年7月份来杭州采访录像，他们特地从上海赶来接受采访。

我祝愿患者健康、快乐、长寿！

五、致病的"缘"是什么？

致病之因是身体热能不足，单一的因尚不能致病，必须有缘的结合才能致病。那缘是什么？

（一）伤身致病之缘

包括错误观念，缺乏运动、压力、生气、熬夜、劳累、外感风寒、中暑、药食过量、过冷、不洁变质食物、手术不当、外伤、烫伤、环境污染、化学毒液、毒气（如废气、煤气、沼气、天然气等），毒物（如毒蛇、毒蜘蛛、虎头蜂、蜈蚣、毒蝎、毒蚊等以及有毒植物)，各类细菌、病毒等，都是致病缘，或直接造成体伤，产生症状。

以上造成的伤害，处理方法都一样，按推、温敷、补充热能。都应适度，不可太过，太过易危及生命。

（二）保健治病之缘

包括正确的观念、原始点按推、善用热源、适量运动、良好心态、规律作息、适当休息……落实在生活中，才能达到修复体伤、健康长寿。

（三）注意事项

1. 洗漱避免用冷水，可用姜粉刷牙漱口。

2. 手伤痛者不要握拳，腿伤痛不要久坐，腰背伤痛应避免弯腰、持重，关节伤痛要避免转向痛的一侧。

3. 保护好我们的环境，使我们吃的食物、喝的水、呼吸的空气不遭受污染，一切回归自然，为子孙后代留下一片净土。

六、什么叫原始点、原始痛点?

1. 原始点，是疾病症状的起源处，它位于身体的固定部位，却作用于全身。

2. 在原始点部位找到较痛的点，叫原始痛点。

3. 按推原始痛点，加热源吸收，能快速修复体伤者，称为他处体伤，容易治疗。

4. 若经按推和温敷，不能快速见效者，属于本处体伤，须要多次按推和温敷才可以修复。

5. 经按推没有症状，就可以作为养生保健、防病的一种疗法。所以原始点按推，是诊断、治疗、保健合一疗法。

6. 人体是由各种组织器官和神经系统聚合而成，缘由空气、食物、水等供养，在热能的、神经的传导中维持整体运作。所以原始点的按推，可以激发人体内热能与神经系统，进而推动各组织器官运作，激发人体自愈力，修复体伤，解除症状。

原始点大多在骨旁处，有利神经传导，可以直指病灶处，有利解症。

原始点按推，如同石投于水，水的波浪必往外面扩散，因此不需要寻经取穴，它是阿是穴的延伸发展，是突破了经络学说的一种创新和发展，易学有效，对人类健康有巨大的贡献。

人体力的维持，是人体的恒温环境与组织器官、新陈代谢、免疫力、自愈力、活动力等各种生命功能有效发挥的总称。热能是主要能量，人体运作都需要消耗热能，人才需要吃进去食物，经组织吸收转化补充热能，但总是不够。身体运作、生病，都在消耗更多热能，所以人体趋向更寒，热能不足，这是普遍现象，所以不存在热性体质，那些怕热、口破烂、喜冷饮的人，不是热，而是体寒，虚火上炎的病，表热里寒。只要给他内外热源，体伤改善，即可化解。

西医对口烂、虚火上炎病人用凉药，也能治好病，那是治标不治本，表面火压下去了，像是病好了，但是身体更寒了，体质更下降了。我们让他们用姜粉刷牙，或外敷姜粉，第二天病就好了。效果很快，治标又治本。姜粉刷牙，牙不痛了，体寒改善了，牙痛也治好了。

生老病死是自然法则，是生命必经过程，在这个老化败坏的过程中，人体内的热能随着年岁的增长，体力的衰减，而越来越虚弱和不足，为了人之长寿和健康，人应当避免寒凉对自己身体的侵害，同时要适当补充热能，适当运动，适当休息，放松心情，快乐地过好每一天。

第九节　我学习原始点疗法的一点体会

这里只能说体会，我在运用原始点调理病痛中的体会。要学习，必须阅读张钊汉老师的原著，和他的碟片，必须看10遍以上甚至20遍以上，否则不能掌握它的深意。

我从2011年开始学习张钊汉医师的原始点，并在实践中运用，后又到绍兴原始点基地和仙居原始点基地听课学习。曾经有一次可以直接听张钊汉医师讲课的机会，我让给年轻的义工老师了，培养青年义工意义更大。

原始点疗法，可以不吃药，不动手术，用义工老师的一双手，在病人后背上按推；加红豆袋温敷，饮服姜茶或吃姜粉或姜丸，来补充身体热能；劝说患者适当运动来恢复体力；并要适当休息；更主要的是让患者回忆得病原因，让病怎么来的，就让病怎么回去。这就要患者放弃争斗，不要计较是非长短；不再生怨恨之气，生气会产生毒素，是百病之源；并要患者升起敬老爱幼的孝敬心、忏悔心、宽容心，把自己提升上来，做一个像弥勒佛一样宽宏大度的人，像观音菩萨一样大慈大悲帮助众生（普度众生）的人，还会去计较别人，生别人的气吗?! 你就是一个快乐、幸福、充满阳光的人,你还会生病吗? 病在你身上已无法生存了,病是阴气毒素,已被你的阳光之气冲走了! 加上原始点爱心十足的义工帮你按推,疏通已被绷紧的筋脉,让不畅通的气血,得以畅通,在畅通的气血运行中带走了病气病毒,冲散了结聚的肿瘤癌瘤,让身体很快恢复健康。

以上就是我学用原始点疗法的一点体会。义工老师都可以在实践中运用,义工老师要有一颗大爱之心对待患者,启发患者,提升患者,让患者存好心,说好话,行好事,做好人,一个孝敬长辈,敬爱领导(包括国家、单位、班组长的所有领导都是我们的长辈),相夫教子,顶天立地有担当的好人,就是一个充满阳气、阳光的人。加上义工老师的按推温敷、饮姜茶补充热能,没有治不好的病。赵宗瑞老师说:没有治不好的病,只怕不肯改过的人。

第五章

肿瘤疾病

第一节　食道癌

徐某，女，65岁，外地来的农民工。因吞咽困难，去医院检查，被确诊为食道癌，医院叫她住院开刀治疗，患者怕开刀，到处找名医治疗，现在钱财已花尽，病仍无好转，已不知如何是好。经好心人介绍，特地来求治。

见患者形瘦、嗳气、呃逆、胸骨后疼痛，口干苦，大便结燥，舌暗红，苔黄、白、腻，脉弦细。为痰瘀内结，治宜开郁行气、化瘀散结。本可用中药处方治疗，因患者已钱财花空，不能开药方花钱治疗。

只能用如下治疗方法：

一、安慰和开导

1. 告诉患者：不用怕，不用开刀，这个病不是不可治愈的病，只要不开刀，完全可以治愈，所以你决定不开刀，是完全正确的。

2. 告诉患者：我们是公益服务基地，看病、吃饭不要钱，你尽可以放心。

3. 为了早日治好你的病，最好叫一个身边的亲人来陪你，让他看我们怎么帮你治疗，让他也学会，帮助你按推治疗。我们教你们，你们学会，明白治疗原理和治疗方法，不但你的病好了，以后你也可以帮助别人治病了。

4. 要想病好得快，首先自己要了解自己为什么会得这个病？我们帮你回忆：你曾经生过很大的怨恨之气，或者是经常好生气，对吗？患者说她确实爱生气，我告诉患者，生气会产生毒素，这个毒素就聚结在你身体的病灶部位，当你身体热能（抵抗力）下降时，这埋藏在体内的病灶就发病了，一到医院检查，就是癌症。要病好起来，让病原路而来，原路而返，把生气的毒素排出去，病就能好起来了。

怎么让病的毒素排出去呢？做到不再生气，首先要明白人与人的关系（特别是家庭关系）不外四种：①报恩来的关系；②抱怨来的关系；③还债来的关系；④讨债来的关系。这四种关系的人与你相聚，都是你自己前世今生的因造就的。世上没有无缘无故的爱，也没有无缘无故的恨，都是有因果关系的。所以明白这个道理，该还的债还掉，你就轻松了。可是有人就是不想还债，还对着干，生气、吵架，旧债不还，又添新债，争斗没完没了。生气、生病、折寿，死了还不明白自己怎么会这样痛苦地死去。人们都明白：退让一步，海阔天空，吃亏就是占便宜。什么是占便宜？不生气，不生病，不折寿，能轻松快乐地多活几年，不是占便宜吗？

患者问：怎样把体内毒素排出去呢？

我告诉患者：第一，看破世事，放下争斗，不再生气就不增加新的毒素；第二，开心快乐地生活每一天，多笑笑，唱唱歌，唱唱戏，提升体内的免疫功能。激发体内的“自愈功能”，常对自己说：我病好了，癌已化散了，没了，好了，就能心想事成。第三，从内心默念五句话：对不起，是我错，请原谅我，谢谢你，我爱你。从早晨醒来，就在心里默念，要真心诚意地念，念得自己也会受感动，会哭，会吐，这是排毒，毒尽，病愈。把所有的恶缘转换成善缘，病就没有了。

二、治疗

给患者做原始点背部按推，加红豆袋温敷，饮服生姜茶。叫陪来的人，照法学习，给他们张钊汉原始点的书和碟片，叫他们回家连看照学。经过一个半月的按推，病好了。各项不适全无。

患者决定回老家去休养。为了防止复发，给她开一个中药处方。为了省钱，投民方治疗。

处方

组成：苹果、土豆各等量（共250克左右）。

用法：去皮捣烂，拌匀，生吃，频服。250克为1天的服用量。

功效：徐某回家吃苹果土豆泥两个多月后，来电话说她病已痊愈。

另一位60多岁食道癌患者蒋某，也不宜开刀治疗，也让她吃苹果、土豆，去皮打烂生吃，她连吃10天，呕吐减少，能进食，又连吃一个月后，患者每餐吃一碗稀饭，每日吃4餐，身体大大复原。又吃三个月苹果土豆泥，癌消失，病治愈。

又另有一位刘某，女，56岁，工人。吞咽困难，医院检查确诊为食道鳞状上皮癌。投小陷胸汤加味治愈。

处方：小陷胸汤加味

组成：半夏12克，瓜蒌30克，黄连6克，浙贝18克，郁金15克，南沙参18克，黄芪30克，三七粉9克（分次吞服），威灵仙30克，白花蛇舌草40克，半枝莲30克，荷叶蒂15克，山豆根15克，甘草6克。

用法：水煎服，每日1剂。

功效：服药35剂，吞咽均恢复正常。追访2年均未复发。

第二节 胃癌、十二指肠球部恶性肿瘤

蔡某，男，70岁，腹部饱胀不舒，嗳气恶心，食后隐痛，全身乏力，医院检查诊断为胃癌，转移十二指肠球部恶性瘤，已不能手术，医生告诉他只有3至6个月寿命。希望我能给予帮助。经我手感检查，患者肝胃不舒。

我对患者说：你要相信自己的力量。每一个人都有自愈功能，是上天造人时就给了我们的，好多人没有激发这个“自愈功能”来工作。“人有免疫功能”就是“抵抗力”，只要有抵抗力，人就不会生病。因为各种原因，造成我们抵抗力下降，人才会生病。把身体的“自愈功能”调动起来，就可以让生病的身体恢复健康。

如何调动起自愈功能呢？

反过来问一下：我的抵抗力为什么会下降呢？我的自愈功能为什么没有发挥作用，让我病成这个样子？

可从以下几方面回答这个问题：

1. 工作太累，耗损过多，造成抵抗力下降。

2. 吃了不应该吃的东西（这个内容很多），可以造成身体的伤害，（体寒筋伤）亦可造成心灵的能量伤害，特别是吃了不应该吃的野生动物，或者是杀生太重造成抵抗力和自愈功能双双下降。

3.生怨恨之气产生的毒素，造成自身抵抗力和自愈功能下降；生气的毒素造成气血运行阻塞瘀滞，形成恶性肿瘤。这是病的来路，要想病好起来，就要让病原路回去，怎么回去呢？自己想想吧。

第一，要让自己的身体和心灵安静下来，从纷争中走出来。把一切纷争都看破、放下。退一步海阔天空，一切都是身外之物，都是假象，只有自己的生命才是真的，让自己的生命轻松、快乐，多活几年才是真的。生气争斗只会要了自己的命，犯不着！

怎么消除生气产生的毒素呢？请真心诚意地默念五句话：对不起，是我错，请原谅，谢谢你，我爱你。每天早晨醒来就默念，有空就念，不念出声，念给自己的心来听，念给自己的身体来听，真心诚意地念，自己也会受感动，会哭，会吐，就是排毒，毒尽病愈。

第二，人入静，忏悔默念五句话，不只排出了体内毒素，也接通了宇宙的能量场，宇宙的能量就会来帮助你修复体伤，恢复你的抵抗力，恢复你的自愈功能，让你如梦初醒般地恢复健康。

第三，放下一切压力负担，轻松快乐地笑对每一天，只要一天能大笑七次，三个月，什么病都可以痊愈；加上适当地运动（活动），适当地休息，恢复体力，病的康复就快了。

第四，身体所以会病，是身体热能下降造成体伤体寒，所以要想身体快速好起来，就要给身体补充热能，吃温热的东西，如生姜、干姜、红参补充体内热量，外表穿暖一点，癌症病人要温敷红豆袋，床上要铺电热毯保温；不可再吃寒凉食物，例如：水果、水产品，真想吃可以加辣椒、生姜、姜粉，煮熟了吃。

第五，因为寒凉体伤，身体筋脉绷紧，气血运行不通畅，所以要运用张钊汉医师创立的原始点按推疏松经络，通过上下背部按推，排出病气，活血化瘀，使身体恢复健康，中医说：通则不痛也。癌症病人要一天做两次适度按推，温敷、饮姜茶，1~3个月会见大效。

第六，除了帮你按推、温敷、饮姜茶治疗之外，把治疗方法教你们，你们回去照法按推治疗，另外，再给你们开个最简单的药方，可以治愈胃癌。

处方

组成：向日葵梗芯（去外皮）干品10克（鲜品18克）。

用法：水煎2次服，每日1剂。

功效：曾治愈一位胃癌患者和一位十二指肠球部恶性肿瘤患者，一位百日治愈，另一位服药一年治愈。没有复发。

患者家属问：要是买不到向日葵梗芯怎么办？我说：再另外开一个药方。

处方

组成：半枝莲50克，白花蛇舌草100克。

用法：水煎分2次服，每日1剂。

功效：此方适用于男女老少，坚持服药3~4个月，均有治愈功效。

注意：服药后，大小便有脓血，为正常排毒，毒尽病愈。必须坚持服药，可治愈，可防止复发转移。中断服药，会导致治疗失败。

为了证明晚期胃癌并不可怕，我向他们介绍了一位晚期胃癌病人，叫魏金花，医院已不能治了。一位老中医告诉她一个偏方，她照吃数次，治愈了，为防复发，她每年春季、秋季各吃1次，17年来没有复发。

方法：大癞蛤蟆1只（小的2只），必须是头上眉间包大的（就是蟾酥满的）。锅中放豆油，加火烧沸，下癞蛤蟆炸酥透（一碰就碎），捞出扔掉（魏金花是切下头来炸，身子不要），然后下两个鸡蛋（去壳）炸熟炸透，取出鸡蛋一次吃掉。1天吃1次。若舌头感到麻，就停1~2天后再吃，连吃数次，感觉胃舒服了，可去医院复查，直至痊愈。

过了一年，接到一个电话，说："我姓蔡，是找你看胃癌的，现在我病好了，谢谢你。"这倒是个有心人，还来个电话告诉我他病好了。我听了也高兴。

第三节 肺 癌

斯某，男，60岁，从宁波来。家属说：一年前患肺结核，可能没有彻底治好，总是有咳嗽，今年医院检查诊断为肺癌。他不愿意动手术，我们也不希望他动手术，所以找了好多名医治疗，半年多治疗，全没有好转，他自己心里着急，我们也为他着急。昨日有朋友介绍说杭州王老师能治各种难治的病，所以我们就赶来了，请王医师看看他有希望治好吗？

我手感测查，检查了他的身体后说：对癌症不用怕，它称不上是什么病，只是身体细胞败坏后的反应。说它是癌，只是肿块，是你自己找来的，既然你可以把它找来，你也可以让它回去，原路而来，原路而回。癌症就化散了，没有了。西医治它是开刀，拿掉它，癌转移、复发，西医再开刀，再拿掉。个别癌症患者病好了，也不是医生治好的，是患者自身体力恢复了，自愈功能提升，自愈功能治好了自己的病。医生只是个助缘，要病好，完全要靠患者自己，听话、配合、照做，激发了自身的自愈功能，病才会好。

曾有一个病人，医院告诉她只有三个月寿命，来找我，我就问："你想不想活？"她说："我才40岁，孩子还小，我当然想活。"我说："只要你想活，你的病就会好，你要知道心想事成是有道理的，只要你照我说的做，你就能活。"三年过去了，她一直很好地活着，无病无痛。

你们到我这里来，我把治疗方法告诉你，由你自己把自己的病治好，我的治疗手法也教你们，你们回去照做就行。

首先问你：你为什么会得肺癌？你会说可能是去年肺结核没有彻底治好发展而来的。我会问你为什么你会得肺结核病？

你说你不知道，只好我帮你回忆：

1. 工作太忙，熬夜、辛苦付出太多了，造成抵抗力下降，才得病，对吧？

2. 海吃海喝，环境污染，损伤了身体，对吧？

3. 以上两条，不是主要的病因。为什么不是主要原因，告诉你：人们常有一句话："男女搭配，干活不累"，这句话都会说，什么意思？就是说，人只要精神愉悦、高兴，干活是不会觉得累的，这是其一，其二，人干工作辛苦，累了，只要适当休息，晚上睡一觉，第二天又精神饱满，干劲充满，绝不会成病（过劳、受伤例外），至少不会成癌（污染、受伤例外）。

4. 吃野生动物造成身体和心灵污染病变，甚至神识错乱的大有人在。有人还宣扬自己今天买到、吃到野生的某某了（动物），等到他病倒了，还不知道是什么原因造成的。野生动物的灵性往往比较强，你吃了它，你的身体、你的心灵会受到污染、干扰、搅乱，形成病变，医院无法治疗。因为野生动物的生命密码和我们人的生命密码很接近，人身体虚弱时它会扰乱人的生命密码，让人生病。

5. 人争强好胜，不愿落后于他人，为名利去争，去斗，去生气，去怨恨，甚至……。人在想、说、做的时候，都有能量发射出去，然后又反弹回到自己的身体内，就像天上下来的雨水，全是地上海上的水蒸气上去后又返回下来，是一个道理。佛、菩萨要我们"存好心、说好话、行好事、做好人"，反弹回我们身上的能量，全是好的能量信息，可以帮我们身心愉悦，精神饱满，身体健康，有能力去帮助别人，这样的人，生活多幸福啊！

若是想的、说的、做的多是跟人争、斗、生气、发脾气、怨恨、不满……，发散出去的能量是灰黑色的毒素，反弹回到自己身体内，日子一久，就会阻塞身体气血通路，聚结成瘤、癌，或其他的难治之症，这样的痛苦生活还有幸福可言吗？

中国书法研究会，中国东方书法家协会理事，北京热土文化社顾问、甲骨文专家陶青芳老师写了一块匾额送我："福随德至"，就是说只要你有德性，你想要的自然会有，无须去争，不是你的，你争、你气都没有用，只会让自己受伤害。点破你一句话，你肺部的病，是你跟平辈人生气得来的。

患者激动地说：老师，你神了。我是生气，是兄弟和我争房产生的气。我劝导说：何必争，人死了，什么也带不走。命中有时终会有，命中无时莫强求，强行争来，也会丢，受报应，后悔迟。吃亏是福，退让一步，海阔天空，为了一点小利（房产）去争，去生气，送掉自己的命，值得吗？要明白：人在做，天在看，明里去，暗中来，老天会给人平衡的。

好了，你生病的原因已经说透了，接下来是怎么治你的病。

第一，不可以再生气，而要开心地笑。你整天对自己说："我的病好了！"心想事成，要相信自己的力量。

第二，对自己的心、身体默念五句话：对不起，是我错，请原谅我，谢谢你，我爱你。有空就念，不必出声。因为你生气，造成重病，对不起自己的心和身体，对不起生你养你的父母，对不起关心你的亲人们，对他们说这五句话不应该吗？要真心诚意地念这五句话，可以改恶缘为善缘，可以接通宇宙能量场，修复你的身体，激发身体的自愈功能和免疫功能。

第三，自己要适当锻炼身体，适当休息，来恢复体力，身体会很快恢复健康。

第四，因为你得病的原因是身体热能（抵抗力）下降，要恢复你的身体热能（抵抗力），就要补充热能，就需要每天服食姜茶，以一两开始，渐渐加到一天一斤，小生姜煎汤，煮浓姜茶饮服，床上要有电热毯，必要时可服红参汤，把你的体寒筋伤修复好。

第五，你身体寒凉造成筋伤，绷紧变硬的筋脉，通过张钊汉医师创立的原始点按推，通则不痛，病就好了。

第六，我把按推和治病方法都教给你们，你们回去照做就好。再给你开个中药处方，就万无一失治好病了。

处方：肺癌克星汤

组成：南、北沙参各12克，天冬、麦冬各10克，百部12克，八月札12克，半枝莲30克，守宫10克（约3条），干蟾皮10克，白花蛇舌草30克，鱼腥草30克，七叶一枝花15克，生牡蛎30克，橘核、橘红各10克，白毛藤30克，海藻30克，鳖甲15克，望江南30克，山海螺30克，白茅根30克，阿胶30克（烊化冲服），冬虫夏草3克（研粉末吞服），铁树叶30克。

用法：水煎2次，分早晚2次服，每日1剂。每次服药后，卧床休息1小时。

功效：未转移扩散，1~2个月治愈。此方曾治5例肺癌患者，2个月内全部治愈。

有几个肺癌患者，都来自于农村，而且看病花完了所有的积蓄，但是病还没痊愈。我发现他们有很强烈的求生愿望，我和他们说用很便宜的药也能治好病。

第一，要相信自己的病会好，这就是心想事成，激发出自身的“自愈功能”，就是“境随心转”，身体会自动修复。

第二，我告诉患者，肺癌不算病，只是癌细胞败坏的表现，他不会死人的,“死人”都是被吓死的,癌细胞每个人身上都有,是人身体组成部分,我们要善待癌细胞,要善待癌肿瘤。癌细胞每个人身上都有,只是数量不同。它受人的情绪影响,所以它的好坏取决于人的情绪。心存善念,常保快乐,就会生成健康的细胞,进而取代病变的细胞,从而病就好了。

要治好肺癌,要反思你生谁的气了,首先从平辈上找,兄弟姐妹、同事朋友,然后再从父母、长辈、领导上找。找到了生谁的气所产生的毒素,阻碍了肺部的功能,聚集成癌,这是癌变之因,当你累了抵抗力下降,你就病倒了。怎么治疗呢?忏悔、认错、改过,不再生气,就不会产生新的毒素加重病情。有人对我说,是他错我才生气的,怎么叫我认错呢?我对他说:这是给你治病排出毒素的方法,再说别人犯错有上天管他,轮不到你管他,你生气你吵架就是你的错,你就要受到宇宙规律的惩罚,让你生病,再不改过就要你的命,想活命就要真心忏悔认错,当初不该生气,让自己得了癌症。

道理明白了,病就好了,忏悔的方法是真心诚意默念五句话:对不起,是我错,请原谅,谢谢你,我爱你。把所有的恶缘转换成善缘,你的病就好了,也可以少量吃一点药作为心里的安慰。

处方

组成:仙鹤草120克。

用法:水煎1个半小时,取药汤加点白糖调味,分多次当茶饮服。

功效:连服15~30天肺癌治愈。它是平民的良药。

第四节　甲状腺瘤（亦可治颈淋巴结炎、乳腺增生）

黄某，女，29岁，在颈部生一肿物，去医院检查为甲状腺肿瘤，医院治疗月余总不见好转，头、颈都极难受。经人介绍，故来电话问：我这个病能治好吗？我说：可以治疗。

黄某找到公益服务基地，请求治疗。见她一脸痛苦的样子，便安慰她说：不用怕，不超过两个星期，就可以好转，放心吧。

我们给她在头部耳后，头盖骨下沿按推，上背部按推，温敷红豆袋。叫她每天来按推一次，患者说她家住很远，不能常来按推，又不能叫人来学按推手法帮她治疗，要求给她开个中药处方治疗，故投下方。

处方：消腺瘤汤

组成：土茯苓30克，苦参10克，天花粉10克，皂荚刺10克，制半夏10克，陈皮6克，桔梗10克，夏枯草10克，郁金10克，柴胡10克，甘草6克。若痰多加白芥子10克。

用法：水煎2次，分2次服。每日1剂。

功效：服上方6剂后，医院检查已痊愈。

按语：上方曾治疗多例甲状腺瘤、颈淋巴结炎和乳腺增生，都服6~30剂后痊愈。

第五节　甲状腺肿瘤

本病由气滞痰凝所致。治宜理气化痰，活血散瘀。

处方：消瘤汤

组成：元参15克，生牡蛎30克（先煎），浙贝母10克，夏枯草15克，海浮石12克，制香附12克，青皮10克，当归18克，海藻24克，昆布24克，柴胡9克，红花12克，制半夏12克。

用法：水煎2次，分2次服。每日1剂。

功效：连服35剂，肿瘤消失，症状消失获愈。

第六节　舌　癌

本病系痰郁气滞结于舌，形成痰核恶变成舌癌，也有烟酒熏灼，毒热瘀结形成舌癌。治宜搜风祛痰，行气软坚开结。

处方：祛痰开结汤

组成：清半夏15克，茯苓12克，陈皮10克，制川乌6克，制草乌6克，浙贝母12克，玄参15克，生牡蛎30克，半枝莲30克，白花蛇舌草30克。

用法：水煎2次，分2次饭后服。每日1剂。

另加：头部原始点按推治疗，通畅经络气血，治愈会更快。

按推部位和方法：

患者卧于按推床上，医者站于患者床边左侧，身体与患者头部保持平行，双腿靠床边，左手掌护头部，拇指拨开患者耳朵，右手食指尖在耳背部找到坑，再用食指弯曲，按揉20~40下，然后用中指按住，轻轻舒缓按揉几下；两个耳朵按完后，再按头盖骨下沿骨旁之筋，每点3秒钟，来回3次即可收手，中间的颈椎骨和耳后骨都不可以按，只能按骨旁的筋。

可以加按颈椎骨旁的左右各一条筋，亦是每点3秒钟，来回3次即可。这是治疗颈椎病的方法。

按推前后都要给予温敷，饮服生姜茶，平时每天服干姜粉，每次2小汤匙，每日3次，温水送下。最好饭后服。姜是暖胃的，治胃病的，但是一开始要少量饮服，让胃适应吃姜茶、姜粉，慢慢加量。

以上就是原始点治疗舌癌的方法。治好舌癌的关键，是患者的心，心灵平静下来，放下争斗心，忏悔自己。它的外缘是烟酒、痰核，内因是怨恨之气的毒素，加上体内热能下降，舌癌就生成了。所以要治好舌癌，自己的心情要平静下来，不再生气，可以念五句话清理体内毒素，止痛消肿，达到病愈。这五句话就是：对不起，是我错，请原谅我，谢谢你，我爱你。可以心内默念，但要真心诚意地念，才有功效，才可止痛消肿。

要知道原始点原理，请看介绍原始点的章节，这里不细说了。

2017年5月11日，接到四川成都胡蓉的电话，她父亲51岁，医院确诊舌癌，要求给予治疗帮助，故5月13日将上述处方和治疗方法发给胡蓉。此方曾治疗两例，服药35剂和45剂治愈。此病分有痛、无痛两类，均为痰火风邪结成，本处方搜风祛痰，故收良效。

第七节　颅内左侧脑室恶性肿瘤

斯某，男，56岁，来自江西。头痛一年多，呈昏蒙状，胸闷，恶呕，右肢无力，麻木，痰多，难以咳出……。西医检查为左侧脑室恶性肿瘤。患者不敢手术，但是中西医久治无效。患者说：在亲仁书屋买到《中医特效处方集》，看后增强了治好脑瘤的希望，故特地赶来找您，请您帮助我治疗脑瘤。

我告诉患者：你的病，是你自己找来的，要治好病，亦要靠你自己治疗，别人只是个缘，善缘，教你方法，治疗靠自己。所以就要你明白三个条件：1.相信吗？ 2.听话吗？ 3.能照做吗？不能相信、听话、照做，病治不了，应当赶快回去，不要在此浪费时间。患者坚定地说：我一定相信您，听您的话，照您说的去做！我说：这样治疗就容易多了。

第一，找你得病的原因：从医学上说，是你肝肾双虚，造成痰凝脑窍，上实为瘤，治宜补肾清火，化痰、通瘀、解毒治疗。为什么久治不愈呢？必然另有病因没有解决，所以病不能治愈。是什么病因呢？一是你身体的热能下降，就是老百姓说的抵抗力下降。热能下降，造成体寒、筋伤，生成疾病。所以治病要改善热能，修复体伤，二是病的另一个缘因，是生怨恨之气，甚至道德败坏，造成体内生成气毒，久治不能治愈。生气或道德败坏，不忏悔认错，病魔不断滋生，最后夺去生命。从表面看，就是钱花完了，病没有好，人走了，人财两空。这种现象天天在发生，人就是不知道觉悟。

上天造人，给了人许许多多的功能，例如“心想事成”的功能，人体本身具有“自愈功能”，人有“笑的功能”……有老师告诉我：不管什么重病，癌症，只要一天大笑七次，三个月的时间，病都能痊愈。可是没有一个人会这样做，多在求医问药，就是不肯笑。

许多人明白：宇宙天地的特性，是爱，是大爱，他所创造的天地万物、人类，也是具有爱的特性，所以才有生生不息的传承和发展；唯独没有给人可以生怨恨之气的、伤天害理的、道德败坏的功能。可是现在的人，天天在生气、在争斗，甚至行道德败坏的事，这就违背了天道，违背天道者，必将受到宇宙规律的惩罚，让人生病，久治不愈。

大慈大悲的佛菩萨告诉我们：要存好心、说好话、行好事、做好人。把心平静下来，检查自己得病的原因，病毒怎么来的，就让病毒怎么回去，原路而来，原路而回。用什么方法可以让病毒原路回去呢？就是真心诚意地认错、忏悔，让对方感动，也让自己感动。可以哭，可以吐，这是排毒，毒尽病愈。方法就是默念五句话：对不起，是我错，请原谅，谢谢你，我爱你。

曾经有一个乳癌患者说：是他错，我才生气的，你叫我认错，我想不通。我对她说：认错是让自己病好起来，让自己能活下来，难道你不想活吗？你要明白，你病成这个样子谁最为你伤心、担忧。首先是你的父母，还有你周围所有关心你的人，你对他们说一声“对不起”，不应该吗？你的心，你的身体，本该快乐地生活，就因为你生气，毒害了身体，生成癌瘤，生活在痛苦中，对你的心、你的身体说声“对不起”，不应该吗？

怎么忏悔？就是默念五句话：对不起，是我错，请原谅我，谢谢你，我爱你。从早到晚，一有空，就真心诚意地默念这五句话，就可以排毒止痛，消癌瘤。

我问患者，我这样说，对你有启发吗？你的病在头上，你对哪位长辈生怨恨之气吗？患者连声说：“有、有、有。”我说：“不问你的隐私，你自己念五句话忏悔吧，只要真心诚意地念，就有效。”

第二，用我的双手为患者做原始点头部按推，由于头部的病影响到全身的不适，所以对全身原始点，从头到足部都给按推和温敷红豆袋。家属在旁观看学习按推。

第三，按推前后给患者饮温热的生姜茶，按推床上有电热毯，就是给患者补充热能。为什么按推后也要喝姜茶，因为按推的时候，病灶处有痛感，按推中患者也会消耗热能，所以按推后要喝姜茶补充热能。每天早、中、晚都要吃姜丸或姜粉补充热能。

第四，要患者适当地锻炼身体，恢复体力。注意“适当”二字，不可强求，又不可以不锻炼不活动。目的是让患者恢复体力，有抗病的本能。

第五，适当休息。就是要让自己的心平静下来，远离争斗。把一切世俗恩怨看破看淡，不再追求、牵挂。对过去的种种恩怨气恼，都作自我忏悔，平心静气地默念五句话，以消自己身上的生气之毒，可让自己回到健康快乐的过去。

经过一个月的按推和温补治疗，患者精力气血大有改善，又给开了中药抗脑瘤汤结合治疗一个月，患者各种不适症状全消除，故建议患者带药方回家，由家人每天按推，服生姜丸结合治疗，自可痊愈。

处方：抗脑瘤汤

组成：川芎18克，赤芍15克，桃仁12克，蔓荆子18克，天麻10克，半夏12克，麝香0.5克（吞服），黄连8克，全蝎8克，蜈蚣1条，地龙20克，露蜂房20克，天葵子15克，白花蛇舌草40克，半枝莲20克，甘草6克。

加减：头痛加五灵脂10克；寒邪加细辛3克，桂枝6克；血虚加当归10克，熟地15克；气虚加党参15克，黄芪15克；热重加黄芩30克；胸闷呕恶加厚朴12克，竹茹12克。

用法：水煎3次，分3次服。每日1剂。

功效：解毒散结，通脑消瘤。多人用此方治疗，1个月见效，3个月至1年痊愈。

又过去1个月，患者来电话说，已完全恢复健康。我们告诉患者，治疗不要间断，巩固1个月治疗吧。这样治疗3个月痊愈，叫他巩固治疗1个月，前后4个月治愈脑癌。这是患者听话、照做，治好了自己的病，我们是治不了的，只有患者自己才能救自己，旁人救不了，医生亦救不了，全靠患者自己明理照做才能治愈病痛。

第八节　子宫肌瘤

陈女士，40岁，因阴道出血，淋漓不止，少腹坠痛。经医院检查诊断为“子宫肌瘤”，其子宫大如两个月妊娠。来求治时投桂枝桃仁丸治疗。

处方：桂枝桃仁丸

组成：桂枝12克，桃仁12克，赤芍12克，海藻12克，牡蛎12克，鳖甲12克，茯苓18克，丹皮18克，当归尾18克，红花75克，乳香60克，没药60克，三棱60克，莪术60克。

用法：上药共研细末，用蜂蜜制作为丸，每丸9克，每日服2~3次，每次服1~2丸。亦可服散剂，每次服药粉15克，加蜂蜜调糊状来服，每日服3次。

功效：连服1年，月经恢复正常，子宫肿瘤消失。

第九节　子宫癌

随着社会上患癌瘤的人越来越多，我一直希望有一种方法可以治愈所有的癌症。我常说癌瘤是可以控制预防的病，许多患者是被吓死的，不是因为癌症本身的原因。所以我对患者说：癌症不是病，它只是人体细胞的败坏现象，是可以治愈的，不会死人的。不开刀手术，你把它当作身体一部分，好言相劝，它会回去的，如果你做了错事或生气，产生的毒素刺伤了癌细胞，阻塞了气血运畅，生成癌瘤，到时靠吃药、挂点滴、开刀、放化疗都没有用。只能靠自己，癌是自己找来的，必须自己忏悔，认错改过，发愿改邪归正，癌就原谅你了。“天道无亲，常与善人”，总是会帮助好心人的。所以癌来容易，让它回去也容易。我老是说：没有治不好的病，只有不肯改过的人。不肯改过，病就难好了，因为病毒消不了。

我在第一本书《中医特效处方集》中已经在52页和53页中说了防癌及治疗癌瘤的方法，这里再说一点新的治疗癌症方法。

美国生物学家罗兹博士研究50年发现成功治疗各种癌症和毒瘤的药品，是芦笋（新鲜的和罐头装的效果相同）。芦笋含有丰富的组织蛋白，可以有效控制癌细胞的正常生长；芦笋含有丰富的叶酸和核酸，使人体细胞生长正常化，没有变异和败坏细胞，正常的、健康的细胞取代病变细胞，即新陈代谢，使癌瘤变小，直至消失，病获痊愈。

用法：将芦笋煮熟，用果汁机绞成泥汁，冷藏冰箱中。早晚各吃四至三匙，加温后吃，不间断地吃。

功效：必须每日连吃，不可中断，直至医院复查癌瘤消失。中药方、芦笋糊、糖醋汁治疗，连吃一个月见效，连吃三个月痊愈。

善后：预防复发可继续服用，断除病根，无毒副作用。病愈后，也要严禁生气怨恨，必须要宽容大度，快乐生活；严禁吃霉变食物。生气和霉变食物是致癌的元凶。

举两个案例：

案例一：

一个是有钱人家得了子宫癌，儿子是大医院行政干部，相信进口贵重药物和挂盐水。我们叫她吃芦笋，吃了几天，儿子还是叫她吃进口药，芦笋就不吃了。结果身体热能耗尽，人走了。

案例二：

另一个是普通人家，也是子宫癌，为了治病，钱花完了。来要求我们治疗，我们用原始点按推，加温敷和服用姜粉来补充她的身体热能，为了让她好得快，必须要解决她的思想问题。我问她是怎么得子宫癌的，她说不知道，我告诉她：是你生老公的气，恨的。生气的毒素集聚在你子宫部位，就是你跟老公关系最密切的部位。她说：是的，我是生他的气，恨他，没想到会得这个病。我告诉她：老公是天，妻子是地，老公是要爱的，生气会产生毒素生病。老公不好由老天爷管，他父母管，你管不了，不如不管，管好自己，尽自己做妻子的本分，现在生病就是给你一个教训，让你明白这个道理，把身体内毒素排出去病就好了。她问怎么排呢？我说念五句话就可以：对不起，是我错，请原谅我，谢谢你，我爱你。真心诚意地念，可以默念。

她问：要吃药吗？我叫她吃芦笋，把前面吃芦笋的方法告诉了她。

她很听话，她念五句话，又吃芦笋，又来做原始点温敷按推。经过一个多月的治疗，去医院复查，癌已经消失，病获痊愈。

注意：芦笋是可以治疗各种癌症的，不只是治子宫癌。

还可以投糖醋蒜汁治疗。

处方：糖醋蒜汁

组成：大蒜1斤，白米醋1斤，冰糖4两。

用法：大蒜洗净，晒干，去皮，放入玻璃瓶中，加入米醋、冰糖，封口加盖。浸1个月以上。每天早晚空肚时，喝一小酒杯蒜醋汁。

功效：有一位肝癌患者，癌变部位7厘米大，医院治不了了，劝患者回家。我们劝他饮服蒜醋汁，2个月治愈。

注意：泡时不可有水，否则会坏；浸泡初期，蒜头会变绿色，是正常的，渐渐的色泽会恢复正常；菜场剥好的大蒜不要买，一定要用自己剥皮的。

附：民间治愈各种癌症圣方。

处方

组成：半枝莲30克，白花蛇舌草60克。

用法：在民间有人用15碗水煎6个小时，日夜当茶饮服，服药期间不饮白开水，以防冲淡药效。也有人用水煎1~2个小时，也可以当茶饮服，不饮白开水，防止冲淡药效。

功效：连服3~4个月见效。服药期间，大便如猪血色，为正常排毒。连服至病愈，不要中间停药。

在实践中，此方治疗肠癌效果最快，肝癌、子宫癌、胃癌都有治愈效果，乳腺癌效果差些。若能配合思想意识的开导，以及原始点的按推，功效会更好。

第十节 晚期胰腺癌

处方：白松汤

组成：白花蛇舌草60克，半枝莲30克，松香3克，炮山甲片30克，凤尾草15克，五灵脂15克，郁金10克，徐长卿12克，炒玄胡索12克，茵陈30克，山栀15克，炒白术12克，茯苓12克，黄芪15克，丹参20克，三七粉3克（分2次吞服），制香附12克，炙鳖甲30克。

用法：水煎2次，分2次服。每日1剂。

功效：清热解毒，消肿散结。服药1个月见效，5个月基本治愈。

关键问题不在药方上，是在患者心情上。她能转危为安，是她自己看开了，认错了，忏悔改过了，她想活，只要以后不生气、不计较，一心去为大家做善事，做好事，相信自己病会好起来的，开心了，放松了，平心静气地生活，自觉身体一天比一天好了，“心想事成”，病真的好了。

第十一节 胰腺癌（含胰头癌）

钱女士，50岁，以往有胃病史。医院检查发现胰体部有6厘米×6厘米肿物，与周围组织粘连无法切除。其后进一步恶化，来求治时，投抗癌汤治疗。

处方：抗癌汤

组成：生鳖甲30克，丹参30克，干蟾皮30克，生山楂30克，半枝莲30克，炙全蝎5克，三棱15克，莪术15克，菴蕳子15克，水蛭10克，狼毒6克。

用法：水煎服，每日1剂。

功效：服2剂，泻下黑色大便，肝痛减轻，方中减去狼毒，加入生鸡内金15克，生牡蛎30克，炒白术15克，红枣10克，当归15克，郁金10克。连服2个月改善，5个月基本治愈。

第十二节　皮肤癌

一位妇女脚上长着许多黑肿小瘤，医院确诊为皮肤癌，来到我们这里要求治疗。

处方：白丹汤

组成：白花蛇舌草30克，丹参30克，金银花15克，赤芍10克，生地10克，熟地10克，丹皮10克，黄柏6克，甘草6克，半枝莲30克，石上柏30克。

用法：水煎2次，分2次服。每日1剂。

功效：一般1个月见效，3个月治愈。

这位外地妇女，治疗的结果，没有消息。想必是好了，否则会来说：怎么没有效果啊?!

第十三节　鼻咽癌

彭女士76岁，鼻咽部不适，经医院检查发现咽喉部有肿物，并侵犯会厌，经切片检查，诊断为鳞状上皮癌。因年岁过大，不宜手术。医院曾用葵树子、半枝莲、六神丸等药治疗，效果不显，故来求治。从师父遗方中选用“石上柏奇方”试治，终获痊愈。

处方：石上柏奇方

组成：石上柏60克，瘦猪肉60克。

用法：加清水8碗（小饭碗），煎至1碗半，分1~2次吃完。每日1剂。

功效：连吃10天见效，吃20天痊愈，医院复查肿物完全消失。

按语：石上柏见《中药大辞典》831页，可治多种癌症。

第十四节　乳腺癌

现在社会上生乳腺癌的太多了，她们患病的原因有共性，也有差异。但大部分与人的本分和德行有关。我遇到两个乳腺癌患者，患病部位溃烂、流脓水。她们的态度不一样，结果也不一样。我把她们的案例说出来，目的是让大家从中吸取教训，可以防病、治病，去帮助更多的人免于死亡。

第一个乳腺癌患者，是她姐姐来找我给她看病的。到她家以后，患者出来了。我让她反坐在靠背椅子上，从颈椎到上下背部，我帮她做了轻轻的按推，我问她舒服吗？患者说舒服。但她说：医院都说治不好了，向我鞠个躬又回房间了。

我对她姐姐说：（也许她在屋里能听到）只要她想病好，首先自己要有病好的愿望和信心。第二，要开心，开心会提高人体免疫力，通畅气血，排除体内病气病毒，促使病痛好起来，恢复健康。第三，把一切都看破，看淡，不予计较，善于原谅别人也原谅自己。心平气和地对待自己的病，对待自己的生活，检讨自己过去的言行错误，忏悔认错，就可以重新做人，病就会奇迹般地好起来，就看自己肯不肯做了，因为患癌症都是有原因的，不会无缘无故患癌症。最后一条，身体寒凉了，才会受伤，让身体恢复温暖，才有抵抗力。所以不吃或者少吃寒凉的食物，她要多吃温热的食物，比如喝生姜茶，吃干姜粉，每天从10克开始，逐渐加量到每天100克干姜粉，让身体有热量，癌症才会消失。

她姐姐把我送到门外，对我说她妹妹的癌症是有原因的：她有丈夫有女儿，但是她同另一个人同居了。她开一家花店生意很好，后来她得了乳腺癌，这个男人也跑了，并且拿走她全部积蓄，人就不知去向了。现在她连看病的钱都没有，只好让姐姐来照顾她，她现在脾气变得也很坏。

过了两个月，她姐姐告诉我，她妹妹走了，她丈夫和女儿都没来送她最后一程，可见她把丈夫和女儿的心伤透了。

第二个乳腺癌患者，病患部位溃烂流脓水，这位女士却很开心地对我说：我感谢我的乳腺癌，流的脓水是把我身体毒素集中在一起排出去。别人的乳腺癌都很痛，我的却不痛，是因为我凭良心做人，从来不坑害别人，本本分分做人。所以上天还是很照顾我的。

我说：你能这样想是非常好的，你能本分为人，更是非常好的。我们都应该向你学习。你想让自己的病快速好起来，就要细细想想你有什么地方做得不够好，她回想了一下说：我妹妹曾向我借钱，我没有借给她，后来我妈妈来借钱，我问：妈，你借钱干嘛？我妈说：你妹妹太困难了，你借我两万块钱，以后我还给你。我没有借。我对我妈说：她们那是无底洞，借钱给她是害她，她不知道想办法去挣钱，光靠借钱是不行的，妈你也不要管。就这个事，另外没有对不起她们的事。

我又问：你老公知道这个事情吗？她说：老公不知道这个事情，我自然不会对他说。我突然问：你老公没有让你到医院看病？她说：他不知道我生乳腺癌。我奇怪地问：你们难道没有在一个床上睡觉？她说：我们很久没有在一起睡觉了。我问：为什么没在一起？她说：没有为什么，我就是不喜欢和他一起睡。

我告诉她：你得乳腺癌的原因就是出在平辈上。第一，你伤害了你老公，对你老公不恭不敬，有失你做妻子的本分。第二，你不借钱给你妹妹，母亲来为你妹妹借钱，你又不借，伤了你母亲和妹妹的心。对母亲、妹妹以及老公都没有尽到应尽的责任，因为你是学佛人，佛在等待你的觉醒和忏悔。今天你到我这里来，就是佛菩萨的安排。

我给她开了治乳腺癌的处方，即调神攻坚汤，临走时她说：我会向老公、母亲、妹妹认错的，谢谢王老师。

处方：调神攻坚汤

组成：柴胡15克，黄芩15克，苏子30克，党参30克，夏枯草30

克，王不留行60克，牡蛎30克，瓜蒌仁30克，煅石膏30克，陈皮30克，炒白芍30克，川椒6克，甘草6克，大枣10枚，桂枝6克，天花粉12克，丁香10克，土贝母15克。

用法：水煎2次，分2次服。每日1剂。

功效：疏肝理气，攻坚破瘀。

注意：保持乐观，不再生气，就能产生无毒的新细胞，取代病毒细胞，随着新陈代谢消除癌瘤恢复健康。一般服药120剂肿瘤消除，服药180剂痊愈。

3个月以后，她来告诉我说：乳腺癌治愈了。

一位女士来找我说，医院检查说我得了乳腺癌，要我住院开刀治疗，我怕开刀，亦不想住院，朋友介绍我来找你治疗，请你帮帮我吧！这是一位高干夫人，专职太太。

我问她：你为什么会得乳腺癌，你知道吗？她说：不知道。我说：你生你老公的怨恨之气了，而且不是一天两天，对吗？她说：是的。我说：为什么生他的气？她说：他外面有女人，还带回家来，我还烧菜请人吃饭，后来知道了，我跟他吵，他就断了我的生活费，你说恨不恨？我对她说：不要再生气了，生气会产生毒素，这个毒素就聚结在你乳房上，生成乳腺癌，你要是不生气，就不会生乳腺癌。她说：他外面有女人，我怎么能不生气。我对她说：如果你明白因果关系，你就可以不生气。你丈夫和你是前世的缘，结成今世的夫妻，那个女人同你丈夫也有前世的缘分未了结，今世相遇，需要了结前世未了的缘，缘一尽，他们自然就离开；另一种情况，还可能是来报恩的，对你丈夫，对你家会有帮助作用。所以你不要把善缘当恶缘来处理；哪怕是恶缘，你用善心去对待，也会感化对方，变恶缘为善缘的。千万不要做逼人上梁山的事，弄假成真。她好像清醒了，急切地问：那我现在该怎么办？我说：你现在首要任务是把病养好。必须做到：

1. 不再生气，不要提不愉快的事，把不愉快的事全忘掉；调动你身体的自愈功能，办法是平静下来，心中说：肿瘤化了、散了、没有了、好了。人有心想事成的功能。

2. 赶快消除你身上的病气病毒，办法是只要默念五句话：对不起，是我错，请原谅我，谢谢你，我爱你。要真心诚意地念。她不理解地说：为什么要我认错？我对她说：你病成这个样子，谁最伤心、最着急、最为你担心？是生你养你的父母吧？你的心、你的身体，本可快乐地生活，因为你生气而病成这样，你对得起你的父母？对得起你的心、你的身体吗？对你父母、对你的心、对你的身体说对不起，认个错，不应该吗？我继续说：念这五句话，可以排出你身体内的毒素，放松你身体的筋经，让气血通畅，通则不痛。不需要念出声，心中默念就行，必须要真心诚意地念，自己也会受到感动，感动地哭、吐，这是排毒，毒尽病愈。

3. 你生病的另一个原因，是你体寒、抵抗力下降，才病倒的。所以要想病好起来，就要补充身体的热能。怎么补充热能？红参补热能、补气，但是价钱高，不可以大量吃，最好的是用生姜，价廉物美。生姜分鲜姜和干姜两种。鲜生姜其功效散寒解表，降逆止呕，化痰止咳解诸毒。须注意：久食生姜积热，损阴伤目。干姜温中散寒，回阳通脉，温肺化饮。《长沙药解》说：血藏于肝而源于脾，干姜调肝畅脾，暖血温经。《本草求真》说：干姜大热无毒，守而不走，凡胃中虚冷，元阳欲绝，合附子同投，则能回阳立效。故凡因寒内入脏腑痼弊，关节不通，经络阻塞，冷痹寒痢，无不以此拯救除寒。把身体热能补充起来，身体有抵抗力了，病愈才有希望。生姜怎么吃？一是饮姜茶，二是直接吃姜粉，一般是癌症等重病患者可以吃姜粉。初起小量开始，逐渐增加，是让胃适应吃姜茶姜粉。姜是暖胃的，治胃病的，但也要适应才安全。干姜1斤等于鲜姜10斤。按这个比例说，从5克干姜开始，逐渐加到1天50克就可以。头煎二煎倒入暖瓶，每次温饮，不可凉饮；每次少量多次饮姜茶，让身体适应。第三次煎的姜水可以晚上洗脚。

4. 不要吃寒凉的东西。水果及水里生长的东西如鱼类，都是寒凉的，一定要吃也可以，水果烧熟吃，鱼加生姜、辣椒烧熟了吃。因为吃寒凉东西，要体内的热能来消化寒凉，也就消耗降低了体内的热能。

5. 身体要保暖，温敷，都是为了恢复身体热能。身体热能提升，就是抵抗力提升，病好就有希望。

6. 要适当锻炼身体，让体力恢复起来，病况自然改善。

7. 适当休息，不可以太累。

8. 再坚持一天两次原始点按推，轻重适度，以患者能承受为度。一般可以先轻后重，每一个点三秒钟，来回三次即可。不可久推，不可太重，必须注意。按推也会消耗患者身体热能，所以按推前、后都要饮姜茶，补充热能。总之，补充热能，恢复体力，是恢复健康的

第一重要条件，起70%的作用；按推治疗，对恢复健康起30%的作用，所以不要以为光靠按推就可以治好病，那只是一时作用，要维持住功效，要靠患者身体热能来维持。热能不足，绷紧了的筋脉又会重新绷紧。所以要靠补充热能才能维持住按推的功效。为了解决重新绷紧，所以又要一天两次按推，甚至一天多次按推，才能治好重症病。

我问患者，上面劝你的话，你能同意吗？患者说：我还是想不通。我只能再耐心地说：我们做人，只要守好自己的本分，不要去管丈夫，你管一分，人会恨你一分，管十分，人会恨你十分，再说，你也管不了，不如不管。只管好自己就好。人在做，天在看。佛经告诉我们，要存好心，说好话，行好事，做好人，你就能跟宇宙的大爱能量场接通，你能接收到宇宙的能量、光能（热能）、声、电、磁，这些是人身体不可缺少的能量，人具有这些能量，不但身体健康不生病，还会事事顺利，心想事成。

患者突然饶有兴趣地问我：什么是人的本分？怎么守住人的本分？我回答她：

男人的本分是：

1. 男性属阳，阳者无私，说话算数，对家人有担当，有责任心，能以理服人。

2. 男人有刚性，顶天立地。顺逆当头，都能安然自在。

3. 丈夫者，能把妻子领上正道。什么是正道？就是让妻子上孝敬公婆，中和妯娌，下教育子女。

4. 男人是一家之栋梁，明理，有志气。男人能守好本分，家和万事兴。男人的事，老天管束，女人不要管，因为女人管不了。

女人的本分：

1. 相夫教子，上孝公婆，中和妯娌，下教子女。为什么要孝敬公婆？因为你爱丈夫，丈夫是公婆生养的，你要感恩公婆生养了你的丈夫，所以要把公婆当父母来孝敬。让丈夫在外工作没有后顾之忧，就是帮助丈夫成就事业。

2. 妻子是女人，女人是人类之母，是国人之母，是家庭之妇，是丈夫之妻，妻子爱丈夫、敬丈夫，不管束丈夫。

3. 妻是女人，女人本性柔和如水，水随方就方，随圆就圆，水放在方的杯子里，水是方的，水放圆的杯子里，水是圆的。水在河道里，水是长长的，一流千里，水把自己放到最低位，它才能海纳百川，才能托起大小船只，托起航空母舰。所以，女人才有相夫教子的管家本事。女人伟大，人们都在歌唱女人，歌颂母亲。

4. 女人生性温柔如棉花，棉花制衣，穿在谁身上，谁都会感到温暖；棉花适应性强，可纺线，可染各色，织成各种布料，做成各式衣服，温暖和美化所有人。一个家庭，要是有妻子在，劳累了一天的男人，回到家里，马上会感到妻子的温暖的爱，丈夫的笑声，让这个家充满温馨快乐。所以人们说：一个成功的男人，背后一定有贤德的妻子。

这就是厚德载物。

你的乳腺癌，问题出在管丈夫，生丈夫的气才得了这个病。有一天，她丈夫来了，她丈夫说：是她疑心病，乱闹。患者终于平静下来了。经过开导调心，加温敷按推，经两个多月的调治，病终于好了。

她去医院复查，说肿瘤已消失了。她高兴地说，她要去儿子家带孙子去了。为了防止复发，要求我开个中药处方给她。我笑着说：世上本无事，不必多扰之。相逢是缘分，宽容得康宁，活在感恩中，你是幸福人。

从上面大家可以看出，人的意念是有很大力量的，不好的意念会产生毒素，聚毒成病，善的意念会提升我们的生命层次，又可以修炼，又可以排毒。

为什么要病人不再生气，而要快乐发善念？

1. 因为人体是细胞组成的，每个脏腑器官都是细胞组成的。

2. 细胞是有寿命的，他们在不断地生成新的细胞，旧的细胞死去。这个换班的过程称为新陈代谢。

如果你还在生气，新的细胞也带有毒素，所以病毒始终存在，肿瘤始终存在。假如你不生气了，而是发愿原谅别人，忏悔自己的错误，一心向善，快快乐乐的，相信病好了，自愈功能就激发出来了。境随心转了以后，心态善良快乐，产生出新细胞自然是快乐没有毒素的。健康细胞多了，把有毒素的细胞替代了，病也就好了。那些肿瘤癌症有病毒的细胞都会在新陈代谢中被排出代替，这不就是自己可以自愈自己的病吗？

处方：乳腺攻坚汤

组成：柴胡15克，黄芩15克，紫苏子30克，党参30克，夏枯草30克，丁香10克，土贝母30克，王不留行60克，牡蛎30克，瓜蒌仁30克，煅石膏30克，陈皮30克，炒白芍30克，川椒（花椒）6克，炙甘草6克，大枣10枚，天花粉12克，桂枝6克。

用法：水煎服，每日1剂。

功效：疏肝理气，攻坚破瘀。

注意：保持乐观，不生气。

有一位乳腺癌患者，服本方120剂，肿瘤全消，服180剂痊愈。访6年未复发。

第十五节　乳腺癌广泛转移

一位中年妇女由四位家人陪伴来到我这里，家人介绍说：她左乳腺生一肿物，鸡蛋那么大，肿瘤医院已做切除手术，并放疗45天，回来后，右乳又生出小鸡蛋大小肿块，双腋下、颈部也生出大小不同的硬肿块。肿瘤医院诊断为癌肿块广泛转移，已无法治疗了。一个学佛的好心人介绍我们来找你，说你会有办法治疗，所以求你来了。我说：我们主张癌症不开刀，可以治好。开刀、放疗，必然有后遗症，就不好治了，因为人就像是个完整的精密仪器，开刀破坏了这台仪器，仪器不完整了，还能完好无缺吗？

会留下后遗症的，不能说是我们没有治好，明白吗？已经开刀、放疗的，叫我们来治疗，只能减轻她的痛苦，延长她的生命，不能完整痊愈，明白吗？

患者和其家人齐声说：明白，明白。

他们住在附近旅馆，每天我去帮她背部按推，直接吃干姜粉，1日3次，每次2汤匙（约50克干姜粉，1天分3~5次吃完）。3天下来，患者感到轻松很多，家人也学会了按推、温敷背部及吃干姜粉的方法，我劝她们回家治疗。我开一个中药处方，让她回家服中药，加背部按推和温敷红豆袋，每天吃干姜粉，直至治疗痊愈。

他们临走，要给我钱，我说：我们是公益服务的，不会收你们钱的。

处方：调神攻坚汤

组成：柴胡15克，黄芩15克，苏子30克，党参30克，夏枯草30克，王不留行90克，牡蛎30克，全瓜蒌30克，石膏30克，陈皮30克，白芍30克，川椒5克，甘草6克，大枣10枚。

用法：水煎2次，早晚服，每日1剂。

功效：疏肝理气，攻坚破瘀。

服药30剂，肿块变小，服药120剂肿块全消，服药180剂，可去医院复查，乳腺癌痊愈。此方已治愈多人。

在患者要离开回家时，我对她说：你要心生乐观，相信自己的病好了，要感恩天感恩地，感恩所有亲人对你的关爱照顾！要相信人有自愈功能，可以心想事成。是你的诚心自己治好了自己的病。

第十六节　晚期肝癌

申某，来自上海，男，46岁，由家属陪着。家属介绍说：患者肝区疼痛，腹胀、纳少、全身乏力，眼睛视力降低，腹水、便秘、尿短黄，舌淡。在上海某医院已确诊为肝癌晚期，住院治疗很久，毫无起色。

经人介绍，特地赶来杭州求你治疗。

我对患者说：我们的治疗方法，跟医院不一样，我们是要调动起患者的自愈功能，让患者自己治好自己的病，我们只是把治病的方法告诉患者，教会患者家属如何帮助他调理治病。所以，要治好病，首先要问患者和家属想不想把病治好。想把病治好，就要配合。怎么配合？相信、听话、照做。否则，我们就帮不了。患者坚定地说：只要您肯帮我治病，我一定做到"相信、听话、照做"。我回答说：你能听话照做，你的病三个月可以治好。高兴吗？患者高兴地叫道："高兴！"

治疗的第一步，要找到得病的原因。所有难治病患者，患病都是有原因的，不会无缘无故得那些不治之症的。这个原因可以包括：生怨恨之气；吃了不该吃的东西（亦包括饮食过量、吃霉变食物或野生动物）；做了不该做的事（包括对长辈、对单位领导不敬，生气，做了缺德的事，含言行）；对天、地、社会、人生的不满……人在想、说、做的时候，都会产生能量，是好的、善的、爱的，符合天道德行的、社会法规的，在体内会聚集好的、健康的、德性能量，所以社会上能看到、听到"厚德载物"的格言。若不是好的，生气、缺德的能量聚集到体内，就变成毒素，这些毒素在人体相应的部位凝聚，便使人体经脉不畅通，气毒凝聚成瘤、癌，或其他不治之症。

人，具有天地之灵气，因为人是天地创造的，天地的特性是大爱，他创造人类万物的特性也是继承了爱，给了人许多功能，如笑的功能、说话、做事的功能，爱的功能，有心想事成的功能，有身体抗病（免疫力）的功能，有病痛的感知功能和自愈功能……，唯独没有给人可以“生气怨恨”的功能。然而我们现代人总是你争我斗、不满，缺少了爱心，这就违背天道。有的甚至违背社会公德、社会法规，在他想、说、做的时候，发射出去的能量，自然是不好的，缺德性的毒素，返回到他体内，产生的是不治之症的生病毒素。

申某为什么会得晚期肝癌？为什么他能从上海来杭州找我看病？这里有因缘关系，是上天的安排，我当顺应天意，把他的病治好。

老百姓都知道病由心生的道理。有人老怀疑自己有病，病就上身了；有人老说别人有病，不久病也上身了，这是他自己想来的。只要他不再说，不再想，并要求病回去，心生慈悲，病自然会好。这都是心想事成和自愈功能在起作用。

申某经回忆，是自己肝火太旺，常跟别人生气，好说别人，甚至伤害过别人；也曾经好吃野生动物。不久以后，身体渐渐感到不适，最后医院检查说患上肝癌，且已是晚期。

前面苦口婆心地说了那么多，是为了启发他的心灵，现在总算让他找到了自己病的原因，治病就容易了。

申某问我：为什么我检查出来不是肝病初期，而是肝病晚期？我告诉他：你身体受到毒害，肝脏早就病了，是因为你身体素质好，身体热能充足，有足够的抵抗力，让你自己感觉不到你已病了。当你身体热能下降，抵抗弱，感到身体不适，你才重视，才去医院检查，才知道已肝癌晚期了。

怎么治疗呢？找到病因后，治疗就是要排出身体的病毒。病的来路，也是病回去之路，怎么让病毒回去呢？就是患者“听话、照做”，患者每天的心要平静下来，放弃过去的一切烦恼，一切斗争，一心想着“我的病会好了”。从早到晚，一有空，就要默念五句话：对不起，是我错，请原谅我，谢谢你，我爱你。把所有恶缘都转换成善缘，让你的周围和你的身体，你的心，充满善念，充满爱的力量，你的身体自然就会健康。

治病的第二步，要给你的身体补充热能。因为身体的热能下降了，才病倒的，要让病好起来，必须把身体热能补充好了，人才有抗病能力，身体才可恢复健康。

怎么补充热能呢？中药可以，人参可以，物美价廉的生姜、干姜亦可以。

生姜

药性：辛、温。归肺、胃、脾经。

功效：散寒解表，降逆止呕，化痰止咳，解诸毒，祛寒邪行血。

用量：癌症病人，每天用鲜姜1斤，最多1天不超过3斤，我不希望用这么多，1斤左右即可。煎煮3个小时，5碗水煎成1碗水，二煎4碗水煎成1碗水，三煎的水可以泡脚用。

干姜

药性：辛、热。归脾、胃、心、肺经。

功效：温中散寒，回阳通脉，温肺化饮，通心助阳，去脏腑痼冷，散诸经之寒气而止血守中。

用量：癌症病人，每天用干姜粉20~30克，渐渐加到每天50克，最高限额，1天100克干姜粉。

总之，生姜主发散，干姜主守中。干姜气薄味厚，故能散能守，可游走于筋络脏腑之间，祛寒湿，和血通气，修复体伤，让癌自行消散而病获自愈。

治病的第三步，原始点按推，温敷、松解筋伤。因为人体热能下降后，筋脉就绷紧，身体就容易受伤，病灶就形成了。为了治病，必须把绷紧的筋脉松开，人体气血才能运行通畅，身体才可恢复正常。

原始点的按推疗法，是张钊汉医师在他夫人得了乳腺癌后，在他夫人身上研发出来的，是治疗癌症的有效方法。是属于中医按推，却更简单有效。

申某的肝癌，重点在上背部、下背部和肩胛内侧，若全身有症状，那么全身都要按推，按完后，上下背部和肩胛内侧都要温敷干姜粉，外敷纱布或保鲜膜保护。第二天早晨洗脸时洗去，十点钟按推后再敷姜粉。如此每天温敷和按推，加上每天早、中、晚吃姜粉，申某很快大有起色。

治病的第四步，要患者适当锻炼身体，适当休息，以利恢复体力和精力，有利康复早日到来。

治病的第五步，要求患者家属学会按推等治病方法，患者在家中可由家属给予按推治疗。因为是癌症病人，我们要求一天至少有两次的按推治疗和温敷。

治病的第六步，为加速肝癌早日治愈，给患者一个中药处方。

由于患者的积极配合，用心治疗照做，两个月的时间，肝癌已治愈，再坚持治疗1个月，去上海医院复查，病告痊愈。前后共治疗3

个月。

晚期肝癌治疗，投治癌圣方。

处方

组成：半枝莲30克，白花蛇舌草60克。

用法：上药加水6碗，煎至2碗，日夜当茶饮服，每日1剂。

功效：连服3个月治愈肝癌。

善后：防止复发，每月服上方1剂。

注意：服药后，不饮开水，防止冲淡药效。服药后，大小便常有浓血，这是排毒，毒清即止；此方对肝癌显效，对肠癌特效，对子宫癌、乳癌、胃癌，都有效。

引自：《治病秘方》一书。

第十七节　瘿瘤（脂肪瘤）

瘿瘤都因为气血受伤，生气引起，气血凝结在皮肉中，肿起形成如梅子，逐渐滋长。

治疗：绝对不可以用针刺破瘿瘤，否则会化脓溃烂，甚至死人。

处方：消瘿汤

组成：海藻12克（热水洗净），龙胆草6克，海蛤粉30克（包），通草6克，昆布12克，枯白矾3克，松萝10克，制半夏15克，麦芽30克，白芷15克，浙贝母12克，青皮10克，土茯苓30克，瓦楞子15克。

用法：水煎2次，分2次服。每日1剂。

功效：连服7~30剂治愈。

第十八节　胰腺癌、糖尿病、高血压

一位从北京来的患者，由儿子、夫人陪来，患者原有多年糖尿病，后来患上胰腺癌，已经是晚期了，头昏晕，走路站立也困难，平时脾气大。

给他说得癌症的原因，启动他的自愈功能，让他明白病是可以自己调愈的，只要不生气，就不会产生新的毒素，已经在体内的毒素，自己可以把它排出去，病怎么来的，就让病怎么回去，方法是念五句话：对不起，是我错，请原谅我，谢谢你，我爱你。默念给自己的心来听就可以了，必须真心诚意地念，才可排毒，自己要相信自己的病会好起来的，这就是心想事成，也就是启动了自愈功能。现在他自己不知道是癌症，只知道是糖尿病，他儿子叫我不要说癌症的事。

鉴于患者还有糖尿病、高血压，故开如下处方。

处方

组成：白花蛇舌草30克，肿节风15克，炙山甲片15克，凤尾草15克，五灵脂12克，郁金10克，玉枢丹2克（吞），丹参10克，桃仁10克，茵陈30克，山栀15克，红花10克，炒白术12克，茯苓12克，翻白草40克，鬼针草30克，黄芪30克，党参30克，钩藤15克（后下）。

加减：疼痛加徐长卿、炒玄胡索各12克；黄疸加茵陈30克，山栀15克；脾虚加炒白术、茯苓各12克；血瘀加丹参、桃仁、红花各10

克；便血加生地榆、旱莲草、三七各10克；浮肿加半枝莲20克，车前草20克，泽泻、猪苓各10克。

用法：水煎2次，分2次服。每日1剂。连服3~8个月。

另服：芦笋（罐头芦笋功效一样）。

用法：将芦笋煮熟，用水果绞汁机绞汁，冷藏。早晚各吃3~4匙（温服）。

功效：1个月见效，3~4个月治愈。继续食用防止复发。

说明：这是美国生物学家罗兹博士研究五十年的成功经验，适合治疗任何癌症或毒瘤。临床百分之百无副作用。

这是空谷子老师提供的。

第六章

神经系统疾病

第一节　多种疾病造成全身疼痛的人

患者何某某，女，56岁，浙江省金华市东金区江东镇人，患者全身疼痛，多年久治无效。2017年1月15日，她女儿（住在杭州北景苑）带她来杭州原始点公益服务基地要求治疗。

经患者介绍，她身上患有多种疾病：头部脑震荡，住过院，现在经常头痛头晕；颈椎病，医院检查4~5节错位；有骨刺，压迫神经，医院建议做手术，用钢板固定。患者害怕手术，不敢做。两肩膀痛，手抬不起来；手和手指头痛；胸闷早搏；腰椎骨刺，压迫神经，整天疼痛；膝盖积液、肿痛，上楼困难；脚踝骨折，筋伤、肿痛，走路很痛，脚背肿痛，走路困难。

医院说要动手术治疗，患者怕手术，没敢动手术。以上是患者自己介绍的。经过原始点按推检查，除上述疾病之外，还存在三项疾病：头上后脑部位，颈椎上方两侧各有一个肿瘤，一个4厘米大，一个3厘米大，系良性瘤。胃部有压痛，患者说是常有疼痛。按推治疗过程中患者大汗淋漓，容易虚脱。

经第一天饮服温姜茶，温敷红豆袋，手照法消瘤，原始点全身按推（一条脊椎，七处原始点），并交待其回家后：

1. 不吃寒凉食物。

2. 饮浓姜茶，少量开始，逐渐加浓，以胃适应舒服为度。

3. 不用冷水洗东西。

4. 让身体补充热能量，除吃姜粉姜茶，可以吃点红参。

5. 坚持每天来按推调理。

6. 适当活动以锻炼身体，恢复体力。

7. 适当休息，不累为度。

第二天患者说：效果很好，能走路了；身上疼痛虽减轻些，但仍很痛。头上肿瘤已缩小许多。

第三天治疗后，患者头上肿瘤没有了。身上的疼痛仍在，患者要求开个中药方止痛。

我们叫患者回忆病是怎么来的，经启发，患者说：在老家，生孩子也要下地干活，接触冷水，受凉是肯定的；第二就是生气。生气的病毒，加上受凉，造成体寒筋伤，一身病痛。

我们告诉患者：从今后，要为自己的健康着想，把一切都看破、看开。太认真，太计较，不肯原谅别人，一定要争个理，一定会让自己生气的，生气产生的毒素，一定会伤害自己的身体，不但造成疼痛，还会缩短自己的寿命，想想看，犯得着吗？所以要看破、看开，不去计较，人们常说：吃亏就是占便宜。不计较，让自己开开心心地过好每一天，让自己活得快乐、开心、健康，就可以长寿，多好啊！

怎么消除身上的病气病毒，让病好得快呢？两个方法：第一，你心中默念五句话，可以排体内毒素。五句话是：对不起，是我错，请原谅我，谢谢你，我爱你。念给你自己的心来听。有空就念，不念出声，默念就好。把恶缘变成善缘。第二，给你开中药处方，让你身上的疼痛消除，你回老家也不怕了。

处方：通络定痛汤加味

组成：当归30克，熟地30克，鹿角胶10克（烊冲），生黄芪30克，鸡血藤30克，威灵仙30克，炒苍术10克，制南星10克，制川乌6克，丹参10克，五灵脂10克，制乳香6克，制没药6克，金毛狗脊30克，生龙骨30克（先煎），水蛭6克，全蝎3克（研粉冲服），木香10克，炒神曲16克，白术10克。

用法：水煎服，每日1剂。连服1个月为1个疗程。

功效：上方治疗数例全身疼痛患者，服药多在28~35剂治愈，经追访，均未复发。

何女士服通络定痛汤加味方21剂，身上除脚踝和肩部疼痛，其余均已缓解。她回老家1周后隔两天来按推1次。为了彻底治愈她的病痛，建议她服用陈旧性骨折肿痛消愈汤（丸）治疗。

处方：陈旧性骨折肿痛消愈汤（丸）

组成：土鳖虫10克，当归15克，续断15克，自然铜15克，制川乌6克，毛姜15克，川芎10克，泽兰10克，川牛膝15克，制乳香10克，制没药10克，熟地30克，黄芪60克，白术10克，黄精15克，肉桂6克，枸杞子10克，桑寄生15克，茯苓10克，白术10克，炙甘草10克。

用法：水煎服，每日1剂，30剂为1个疗程。上药研粉散服，或制丸药服，每次服5克，每日服2~3次。服半年，痊愈。

功效：温阳除湿，消肿止痛，滋补肝肾，续筋健骨。

患者将上方买药3剂，研粉，我帮他做成蜜丸服用，外加隔两天按推1次，1个月全身病痛痊愈。

第二节　嗜睡病症

人群中，轻重不等的失眠人群约占90%以上，嗜睡病人约占1%~2%，以中青年男性为多数。失眠、嗜睡二者皆由大脑皮层兴奋与抑制平衡失调所引起。

中医认为嗜睡病多因痰浊内阻、清阳不升所致，白天亦难以控制的嗜睡表现，属于脑神经疾病，以脑力劳动者占多数，他们多数人伴有头昏、心慌、乏力、腰酸、性冷淡、早泄等现象，显然是精气神受伤，渐致脏腑阴阳气血失调，痰湿瘀浊阻滞脑窍，抑元神不伸而发嗜睡病症。《类证治裁》中说："多寐者，阳虚阴盛之病，心神昏沉，不能自主也；神倦肢惰，嗜卧气弱也。"

雍履平老师说，治疗本病，一是温阳，当用黄芪、附片、生姜；二是通窍，当用细辛、石菖蒲；三是化痰，当用茯苓、白术；四是化瘀，当用桃仁、水蛭。组方为"温化振神汤"治疗嗜睡病。

肥胖且痰湿重者，加山楂、莱菔子；精虚髓空者加鹿角胶、熟地；老年阳虚者加肉桂、巴戟天；用脑过度者加人参、当归；肝气瘀滞者加香附，柴胡；饭后欲睡者加苍术、神曲。

2017年3月中旬，已治愈的原重症肌无力患者何某带他舅舅来看病，说是嗜睡病，一坐下来，就会睡着，生活、工作都带来不方便，已经很长时间，要求治疗。

给他作原始点头部、颈部、上背部、下背部按推和温敷。患者说："全身轻松，舒服了。"我说："今晚你能睡个好觉了，明天再来按推1次。"患者说："不行啊，我明天就回桐庐县去了，您给我开个药方吧。"没有办法，只好给他开个中药处方让他带走。

处方：温化振神汤

组成：炙黄芪15克，制附片6克，炙甘草20克，细辛6克，炒白术10克，石菖蒲10克，制半夏10克，白茯苓10克，陈皮10克，炒枳实10克，炒竹茹10克，桃仁10克，土鳖虫3克，水蛭3克，升麻6克，红枣5枚，生姜5片，太子参30克，当归10克。

用法：水煎分3次服，每日1剂。连服30剂。

功效：温阳通窍，活血化痰，主治嗜睡病。患者服药25剂已病愈，再服5剂巩固疗效。

第三节　严重失眠症

杨某患失眠已两年，久治不愈，整日没精神，不知如何是好。经一朋友介绍，来原始点公益服务基地求助治疗。

经过头部、颈椎、上背部按推治疗，当晚睡眠确已改善。我们说要每天来按推1次，连治7天，巩固疗效。但是患者离家太远，不能来按推，要求开个有效中药处方治疗。故开药方如下：

处方：宽心宁神汤

组成：炒酸枣仁30克，丹参30克，党参30克，夜交藤30克，合欢皮15克，旱莲草15克，麦冬6克，五味子10克，女贞子15克，炙甘草6克。

加减：痰多加陈皮10克，法半夏10克；梦遗加莲子芯3克，生龙骨、牡蛎各30克(先煎)。

用法：水煎沸30分钟。白天服1/3，临睡前服2/3；每日1剂。

功效：调节阴阳，安神定志，补益气血而得安眠。轻症7剂愈，严重者21剂痊愈。

注意：孕妇及月经期不用本方。

睡得好，有窍门，按照下面的方法去做，不吃药，亦能睡得香。

1.睡前热水泡双脚，可消除一天的疲劳，舒心睡得香。

2.睡前喝杯热的甜奶，或吃点甜食，可以增加体内胰岛素的分泌，帮助氨基酸进驻肌肉细胞，促使有催眠作用的色氨酸进入脑细胞，使人睡眠深入持久。

3.如果你情绪兴奋，难于入睡，请你仰卧，双手放在脐下或体侧，全身放松，舌抵上腭，口中会产生许多口水，这叫津液，慢慢咽下，轻松自如地做，几分钟后，便可进入梦乡。

4.仰卧睡下，什么也不想，双脚自然伸直，两脚板向上(身体方向)弯勾，停一两秒钟，再伸直，停一两秒钟，再向上弯勾，再伸直。这个弯勾脚板的动作，做九下，或十二下，或十八下，都可以，便可静静入睡。因为脚后跟有个睡眠穴，通过拉筋刺激，让人很快进入梦乡入睡。

5.晚餐吃小米粥，也有利于入睡，因为食物蛋白质内的色氨酸能促使大脑分泌出催人欲睡的血清素；小米饭中色氨酸含量最多；若在小米粥中加点白糖，促进胰岛素的分泌，催眠效果会更好。小米具有健脾和胃之功效，胃之和，睡眠香也。

这位失眠两年，久治不愈的患者，经过几天的上述方法治疗，已经完全治愈了。多次打电话来说：病好了，多谢！多谢！

第四节　什么叫“中医”？中医怎么治疗帕金森病？

中国的医学，现在在社会上起主导地位的是西医，源自西方引进的，以化学药品治病的，加上科学仪器、机械设备作为检查手段，和液体化验相结合的，开刀、放疗、化疗治病的西医，挑起了中国现在看病救人的大梁。

自从盘古开天辟地，孕育生命以来，就有寿夭病痛，大小灾害，病死病愈，相应地产生了中国的医药，有了神农尝百草，相传黄帝著《黄帝内经》，伊尹制备汤剂，雷敩规范炮炙的方法，有人著书立言而传垂世人。如《黄帝内经》语言高深精要，含义深远，是医之祖。随后有华佗的熊颈鸱顾法，用于活络筋经。张机的《金匮玉函经》和《伤寒论》，详陈了嗜欲、饮食不节和疲劳导致的六气损伤，成为千古妙典。王叔和汇总岐伯、华佗等人的医学观点著了《脉经》。孙思邈满怀仁慈地以超人绝识著成《千金方》。

中国古代疗病巨著甚多，如《本草纲目》《遵生八笺》《黄帝内经》《寿世保元》等名著为中华医学绝世之作。

《寿世保元》为明朝内府太医、名扬四海的医林国手、“医林状元”龚廷贤所著。此外他还著有《万病回春》《种杏仙方》《济世全书》等多部著作，为后世留下医养名方。

龚廷贤认为：人之一身，元神官于内，元气充乎体，稍有不得，百病就会产生。保其元神为一身之主，保其元气为一身之辅。神固气全，百邪无能奸，百病无由发。天下之人仁寿无疾也。

中国人的历史有亿万年之久远，有文字记载的历史有五千多年，中国号称文明古国，中华民族能延续不败，经受住大大小小的天灾人祸，中医治病救人，消灾除害，功不可没！

浙江省原卫生厅厅长，早年在一次大会上说：西医让病人明明白白地死去（它有先进的检查手段），中医却叫病人糊里糊涂地活着。所以，我们要提倡中西医结合，成立中西医结合门诊部。自从那以后，各医院都有了中西医门诊部科室。

中国医学为什么叫中医？

有人说是为了区别西医而叫中医，其实并不完全如此。

“中”为“心”，中医是心医，心是天心，是天地人和合宇宙自然共为一心，是对人体生命，对宇宙自然有较大的深度和广度的探索，是医、道合一，救命、续命的中医科学，称为中医。

中医探索宇宙能量进入人体的门户就在人的“命门”穴。

人的生命构成：

第一是我们的本来面目叫元神，叫本性；

第二是宇宙自然界给予人的阴阳五行智能信息；

第三是父母爱情的结晶，生育我们的肉身，现代生命科学认为是父母基因的传承。

从上可知：一是元神、意识，二是生命体组成了活人，中医治病不只治疗肉身，也要从元神、意识上找病之根源来结合治疗，所以中医可称为标、本同治。

人性命的基本特点：

佛家六祖惠能开悟后说："一切万法，不离自性。何期自性，本自清净；何期自性，本无生灭；何期自性，本自具足；何期自性，本无动摇；何期自性，能生万法。"

今人贪欲和不公正，即背离人之本性，便产生病态，不论是个人，还是集体，都一样产生病态。人本来不会生病，生病，就是本性出了问题。

"本自具足"，就是中华文明，就是人生命之大美，本无缺憾，而是完美人生。

现在人为什么多有病呢？是人类自己折腾的，把一个好端端的宇宙搞得乌烟瘴气，把人"本自具足"的身体搞成"本不具足"，现在某些医学把人搞得"更不具足"，远离人的本性，远离生命本质去治病，动则开刀，破坏身体结构。

《黄帝内经》说："天之在我者，德也。"宇宙的自然特性，表现在我们生命中的就是"道德"二字。自古传统生命科学中，"生命"就是"道德"。

中医学治病，不仅是观察经络、穴位、气血运行，还包括反省、悔过、净化心灵，培养自己的道德，超越自己的生命，利用宇宙自然规律，为人类作出贡献，让人类生命得以升华，舍小我，成就人类社会之大我，消灾免难保人健康，让人类社会真正实现共产主义，世界大同，这就是中国中医的生命科学。因为人的行为，人生的难治之症，多跟人的意识支配有关。上天造人，给了人许许多多的功能，例如“笑”的功能，不论多重的病，你每天大笑七次，三个月，病多能好；更重要的还有“心想事成”的功能，所以佛门教人：存好心、说好话、行好事、做好人。因为人在想、说、做时，都会产生能量，好的能量，可以积功累德，提升人的生命层次；不好的能量，就是毒素，在体内聚集多了，堵塞气血的正常运行，积成肿瘤。这是宇宙的自然现象，自然规律。上天还给了人爱的功能，可是现在的人把爱弄缺失了，代之而来的是自私自利、损人利己，伤害了德行，更有甚者，产生了怨恨之心，生气、仇恨。上天造人时没有给人这些负能量的功能，现在人普遍存在和产生了，这就违逆天道，必将受到惩罚，生成难治之病症。要治好这些病，靠药物和西医的开刀，都救不了，病人要下决心忏悔、认错、改过，越认真，决心越大，越见大效。

这些因果关系的病，是宇宙的自然规律，例如：凡是怨恨长辈生气的毒素，多会在头上得病；平辈之间的怨恨之气，在颈部以下胸、背、肩、手臂得病；夫妻之间的怨恨毒素会在乳房或子宫上得病；牵挂小辈之不安，气毒会在腿和膝关节上发生病变。长辈，不只是父母、岳父母等亲属，还包含国家领导、单位领导、班组长等，都属于长辈。

一、舌僵流涎帕金森病

曾经有个帕金森病病人，在医院久治不愈。他生活不能自理，上床下床、穿衣脱衣、吃饭等等全要靠他夫人帮助，不能说话，口舌僵硬，整口流清液。他夫人要求我帮他治疗。病人姓蒋，大家都叫他蒋老师。因为跟领导不和生气，得病后长期住院治病，久治无效，病越来越重，这次投杭州女儿家来治病。

我的治疗方法：

（一）调整心态，自己回忆检查得病原因，病怎么来的就让病怎么回去。帕金森是头上神经系统的病，跟长辈（包括父母、爷爷奶奶、岳父岳母、国家领导、单位领导、班组长）有关系，是生他们的怨恨之气得的。生气会产生病气病毒，结聚在头部，一旦身体抵抗力下降，体内热能不足，病就发生了。怎么办？有句话说得好：没有治不好的病，只有不肯改过的人。肯改过，方法就是不要再生气了，对过去的事要忏悔认错，从今起不再生气，每天真心诚意地默念五句话：对不起、是我错、请原谅、谢谢你、我爱你。不断地念，把一切恶缘转换成善缘，只要你是真心诚意地念，会感动对方，亦感动自己，把爱心升起来，体内的毒素就会被排除出去。可能你会哭、会吐，那是排脓毒，这五句话，有空就默念，它可以排毒，毒尽病愈。

为什么要求病人不要再生烦恼、忧愁、痛苦、怨恨之气，病才会好起来？

因为人体是由细胞组成的，身上的器官脏腑、血液也是由细胞组成的，细胞是有寿命的，它们每天都在新陈代谢，新的细胞生出来，去取代陈旧的细胞，医学上叫新陈代谢，像花儿一样开谢掉了。

人在生气中，就在不停地产生毒素，新生的细胞也是有毒的细胞，所以病毒存在，病就存在，要想病好，就不要再生气烦恼，而是高兴快乐，新生出来的细胞就是快乐健康活跃的，原来病的有毒的细胞，肿瘤，病气，就消除了，病就好了。

所以我说，病不是医生治好的，是病人自己，相信自己病会好，“心想事成”启动了自愈功能，快乐了，开心了，笑了，自己把病灶排泄掉了，病就好了。这是病人自身的细胞代谢起作用了。

（二）增加内热源，疏通经络，提升自我修复功能。

第一步，饮姜茶，每天早中晚各服一匙干姜粉，以补充身体热能。

姜茶怎么煎？怎么吃？简单的方法是将干姜粉用沸水冲服，每次饮两小口，隔一段时间再饮两小口，少量多次地饮，不伤脾胃，虽然姜是暖胃的，也要让胃适应才好。若用鲜姜，必须用小姜，不可用大姜。一斤鲜姜洗净切片，在锅里加点素油炒至黄色，再加水五小碗，大火煮开，小火浓煎三个小时，煎成一碗半浓姜水，一般是一碗，再加四小碗水煎第二煎，取姜液一碗，两碗姜液装保暖杯为一天饮量。第三煎姜液可用来泡洗双脚。《本草汇言》中说：“生姜、干姜统治百病，不拘寒热虚实，并外感内伤。”

《汤液本草》中说：“人云夜间勿食生姜，食则令人闭气，何也？曰：生姜辛温，主开发，夜则本收敛，反食开发其气，则违天道，是以不宜食，以此平人论之可也，若有病则不然。”干姜、生姜辛温，温中散寒，回阳通脉，主治脘腹冷痛，寒湿痹痛，寒饮喘咳。《医学启源》中说：“干姜其用有四：通心助阳，一也；去脏腑陈寒痼冷，二也；发诸经寒气，三也；治感寒腹痛，四也。”若治病，24小时都可以吃生姜。生姜性温，味辛，驱寒邪而发表，故生姜主散；干姜炒熟用，微苦，能止血，除胃寒而守中；干姜炒黑用，引补血药入阴分，血得补，则阴生而热退，血不妄行矣。所以病久气虚，亡阳多汗，手足冷者，宜用炒干姜，可调肝畅脾温经。凡女子行经腹痛，陷漏紫黑，失妊伤胎，久不产育，皆缘肝脾之阳虚，血海之寒凝也，悉宜用干姜补温气而暖血海，拯救除寒。

第二步，除了饮用姜茶补充内热源外，还可用红豆袋温敷。

红豆袋可以自己做，也可以网购，用微波炉加热后背部温敷，以松背部经脉，活血化瘀，补充身体热能；床上可垫电热毯加温。

第三步，注意不吃寒凉食物。

一定要想吃，如水果，可以蒸煮后吃；鱼类可以加入辣椒、干姜，不要大量饮白开水，因为开水是寒凉的。

第四步，要适当运动锻炼身体，以恢复体力，提升自我自愈功能来修复病痛体伤。

第五步，适当休息，早睡早起，禁房事。放松心情，相信自己的病很快好了，实现“心想事成”。

第六步，用张钊汉医师创立的原始点疗法，给他全身按推，将患者绷紧了、僵硬了的筋经疏松开，使不通畅的气血得到畅通运行。

帕金森病是全身病，所以按推必须按推全身：一条脊椎（颈部、上背部、下背部、荐椎）、七处原始点（头部、肩部、肘部、手背、臀部、踝部、足背部）。患者自觉每天两次在家按推和温敷，每周两次到我们这里做原始点按推，疏通他的经络，补充身体热能，让气血得到畅通，僵硬的身体恢复健康。叫他家人（夫人）学会原始点按推，每天两次给他在家中按推。按推完，马上在背部温敷干姜粉，用保鲜膜保护住姜粉，第二天早晨再洗掉（热水、热毛巾洗）。中午按推，按推完再敷干姜粉，每天如此治疗。

给他开了一个中药处方。因为西医给他头上开过刀，说五个帕金森病人开刀，四个死了。活下来的就他一个。所以给他的处方与别的帕金森病人处方有所不同。

他的病属于舌僵流涎帕金森病，开如下处方。

处方：附子龙骨汤

组成：熟附子10克，龙骨30克，肉桂5克，牡蛎30克，钩藤30克（后下），熟地15克，生地10克，枸杞子15克，杜仲15克，补骨脂20克，桑螵蛸15克，益智仁60克，炒白术15克，石菖蒲10克，山萸肉15克，白芍30克，茯苓15克，乌药10克，党参15克，大枣15克，炙甘草10克，炮干姜10克，仙茅15克，鹿茸粉1克（分2次吞服），紫河车粉6克（分2次吞服）。

用法：水煎2次，分2次服。每日1剂。

另配：蒲黄粉300克，干姜粉50克。

用法：二药拌匀，装瓶，每次取粉末加开水调药后，每日多次含服。

功效：连服10天见大效，生活可以自理，舌也软化，流涎也减少，说话能听清楚。连服1个月，病症治愈。不但生活自理，该患者还能帮做家务，陪同家人去市场买菜拿东西，一切正常了。附加原始点按推治疗3个来月，病获痊愈。

二、震颤严重帕金森病

前年有一个帕金森病人来要求治疗，他的主要表现是手震颤、头昏、头目不清、口干恶心、食欲减退、步行急速、身痛、视物模糊，血压85/50mmHg，是服西药所致。病人家中经济困难，希望能给予治疗。

我同样要求他回忆得病原因，经启发，他向父母认真地做了忏悔，因为老是顶撞父母，生父母的怨恨之气，使自己得了这个病，知道自己错了，请求父母原谅，保证以后不再顶撞父母，不生父母的气。从即日起，每天念五句话：对不起，是我错，请原谅我，谢谢你，我爱你。

接下来我给他做全身原始点按推，然后用干姜粉温敷颈、背、足心，叫他每天不喝白开水改喝姜茶，并每天吃干姜粉50克。嘱咐患者坚持锻炼身体恢复体力，并适当休息。

开处方如下：

处方：息风止颤汤

组成：元参30克，生地30克，熟地30克，白芍30克，水蛭6克，地鳖虫6克，地龙10克，巴戟天20克，黄芪30克，鸡血藤60克，制胆星10克，石菖蒲6克，炒枳实10克，炒竹茹10克，甘草30克，生龙骨、生牡蛎各30克（先煎），僵蚕10克，全蝎6克，蜈蚣2条，益智仁30克，藁本10克，大黄10克（后下，若无便秘，大黄用3克）。

用法：水煎3次，分3次服。每日1剂。3个月为1个疗程。

功效：服药10剂后，头昏口干见轻，食欲增加，可以停服西药，继续服药60剂，诸症减轻，血压白细胞均回升。继服半年，加由家人做原始点按推和饮服姜茶，终于治愈帕金森病。本方适用于各类型之震颤病。

三、普通帕金森病

处方：附子龙骨汤

组成：熟附子10克，生龙骨30克，生牡蛎30克，钩藤30克（后下），全蝎2克（研吞），蜈蚣1条（研吞），制南星6克，水蛭6克，僵蚕10克，白芍30克，石菖蒲10克，熟地30克，枸杞子15克，杜仲15克，益智仁30克，巴戟天15克，白术15克，陈皮15克，大枣15克，炮干姜10克，炙甘草10克。

用法：水煎服，每日1剂。

功效：平肝息风，止颤软坚，祛风止痉，化痰散结，温阳散寒，化瘀通络，滋养肝肾，健脾和胃，强筋壮骨。

患者服中药加按推治疗3个月，病获痊愈。

第五节 风冷性头痛，痛如头破裂

有一天接到一个电话，问我头很痛，能急救治疗吗？我说：头痛可以治。为什么说要急救治疗？对方说：头痛得要破裂，能不能很快止痛？我说：急救应该马上去大医院。对方说：大医院去了，现在就在某某医院，打针吃药也止不了痛。我问：是不是吹了冷风引起的头痛？对方说：平时也有头痛病，这次是骑电瓶车回来突然头痛，可能就是风吹引起的头痛。我说：那就赶快过来，我给你治疗。

两个小时后，患者由家属陪同来了。见患者痛苦的样子，我也很同情，马上给他治疗。

在患者头部两耳后和头盖骨下沿及颈椎按摩，反复3次；再用刮板在头部刮梳3遍；用红豆袋温敷头、颈和上背部，给患者饮服一杯热的生姜茶。

患者就喜笑颜开地说：我头不痛了，好了！

考虑到患者平时也有头痛的病史，所以给他开一个处方带回家，以防止他头痛复发。

投《普济方》细辛散治疗。

处方：细辛散

组成：细辛30克，川芎30克，制附子15克，麻黄1克。药开1剂。

用法：上药研粉，装瓶备用。每次取药粉15克，加入连根葱白1个，生姜3克，洗净切片，红枣3枚。上药加水1碗半，煎至1碗饮服为1次；每日煎饮，服3次。

功效：痛可立止。药尽病愈。

第六节 头风痛，一痛就眼花昏迷

临安县又来一位患者，女性，58岁，农民，多年来患头风痛，说冷风一吹，头就痛，头痛就会昏迷。农村医院治不了，去杭州大医院又没钱，不敢去，只好等死了。听说你能免费看病，所以来了。

我看到这位患者，心生同情，我告诉患者和陪着来的人，这个病，不用吃药也能治好，我把方法告诉你们，写在纸上，你们照着做，病就能好。

处方

组成：松树叶（药名叫马尾松叶）、枫树叶（无叶，用树枝或皮）、桃树叶（无叶，用树皮），各适量。

用法：取叶适量，加入葱头、米醋适量，共同捣烂，拌匀，贴敷在额头和太阳穴，纱布固定。早晨敷贴，到晚上再换药1次，第二天早晨再换药1次。

功效：一般敷贴2~3天，头风痛就会痊愈。

按语：这是福建陈年恭老师的祖传药方，感谢陈年恭老师。

第七节 风、火、寒、凉偏正头痛（一方统治）

处方：白芷川芎散

组成：白芷6克，炒川芎6克，制川乌9克，制草乌6克，青黛3克，薄荷9克，藁本6克，三七6克，全蝎6克，白花蛇9克，地龙9克，防风9克，生天麻9克，钩藤10克，僵蚕9克，鬼箭羽9克，枳实9克，陈皮9克，炙甘草9克。

用法：上药19味，共148克，共研细粉，装瓶。开药7剂，共1036克，除去研粉时损耗，7剂药可以吞服1个月（30天）。每次吞服5~10克，每日吞服3次。饭后服。

功效：不是非常重的病，这7剂药可以治愈偏正头痛，严重者3个月治愈。

注意：必须配合“虚损扶正散”服用，功效事半功倍。本方孕妇禁服。

第八节 风、火、寒性偏正头痛（百药无效之头痛）

一位女性干部来看头痛病，陪来之人说：各大医院的名医都治疗过，就是没有止她头痛的药。问我有没有特别的方法可以治好她的头痛病？

我检查了她的体况后说：她体寒筋伤严重，必须禁食寒凉食物，如冷饮、水产鱼类、水果，这些都是寒凉的食物，吃了身体更寒凉，真要吃，可以加姜片或姜粉（1天50克），或加辣椒、芥末，烧熟了吃；一句话，寒凉不禁，百药无效。

她寒湿阻滞经络，气血不通畅，脑供血不足，头晕头痛经久不愈，而且手脚冰凉……患者急切追问：说得对，请问怎么治疗？

我回答说：很简单，只要我给你按推3天，每天2次，经脉通畅了，气血畅行了，头痛症状就消失了。不需要吃药。为了防止复发，每周有两次保健按推，保你健康快乐。

患者说：我没有时间来按推，有没有药物可以治疗？

我说：有药可以治疗。给你开一个中药处方，只要吃1剂，就可以治愈，不容易复发。

她高兴地连声道谢。

处方：川藁汤（一方统治）

组成：藁本10克，制川乌3克，川芎6克，制草乌6克，全蝎3克，黄芪15克，白芍10克，僵蚕10克，防风10克，独活10克，羌活10克，细辛3克，桂枝6克，制附子10克，牛膝10克，白芷6克，乳香6克，炙甘草10克。

用法：水煎2次，分2次服。每日1剂。

功效：服完7剂汤药，头痛消除。

善后：研细粉装瓶，每次吞服5克，每日吞服2~3次。

第九节　外伤性头痛

农民工蒋某，男，56岁，在建筑工地从脚手架上跌落下来，背头着地，一度昏迷，经医院治疗两个多月出院，但是头痛始终不愈，经多处治疗也无效。经人介绍来接受免费治疗。

首先给患者头部、颈部、上背部、肩胛部、下背部、荐椎部、臀部做检查性的轻轻按推，并给予理筋结合治疗。一遍处理下来，患者高兴地说：全部通了，好了！

为了防止反弹，给患者开出一个中药处方。

处方：头痛祛伤汤

组成：全瓜蒌30克，川芎30克，磁石30克（先煎），当归10克，柴胡6克，桃仁10克，红花6克，炮山甲6克，白芷10克，僵蚕10克，蝉衣6克，地龙10克，大黄6克，全蝎6克，水蛭6克，蜈蚣2条，䗪虫6克，三七粉3克（分2次吞），甘草6克。

用法：19味药水煎3次，分3次服。每日1剂。

功效：化痰通络，祛伤除痛。

患者蒋某服上方14剂，病获痊愈。追访数次，未有复发。

第十节　精神分裂症（躁狂症）

上海一位患者来电话说：是爱心365慈善基金会介绍我来找您，请问：精神分裂症，也就是躁狂症能治疗吗？我回答说：可以治疗，必须要有至亲的人陪同。

第二天，来了一对夫妻。原来是妻子得了躁狂症。丈夫说，已在上海大医院治疗很久了，总是反复发病，久治不愈，所以经爱心365慈善基金会的朋友介绍到您这里寻求治疗。

我说：这个病，患者表现急躁，她有头部胀痛，发病时，语言杂乱，哭笑无常，甚至毁物打人，弃衣奔走，不食不眠，日夜高声乱唱乱跳，暴怒无常。

她丈夫说：她发病时，就是这个样子，王大医，她能治好吗？

我告诉他：放心，她完全可以治好。但不是一次两次可以治好，需要一个星期的治疗时间。这里公益服务基地的房间已住满，你们在附近旅馆住几天，白天到基地或我家中来按推治疗，晚上到旅馆睡觉。我知道你们为治病已花掉很多钱了，我们这里治病、吃饭都是免费的，你们放心在这里治疗吧。

丈夫很惊喜地问：一个星期能治好她的病吗？我说：第一，解开她的心结，找出她得病原因，把她解脱了，病自然好，而且不会复发。第二，你和你爱人都要树立信心，“我要病好，我要快乐地生活。这次我可以健康地回上海去了。因为我的病好了！”就这么想，这样对自己说，病就会按照自己的心愿恢复健康。因为“心想事成”是老天创造人类时给人的功能，给人的另一个功能就是“自愈功能”。医生治病，只是个外缘，帮助患者调动起患者的“自愈功能”，病才会好，患者不配合，不想病好，医生就无能为力。所以说，病不是医生治好的，是患者自己治好的。病是自己的心态问题造成的，只要解决心态问题，病就好，这叫病的来路，只有让病原路而去，病才会好。第三，发病，是因为患者体寒筋伤（体伤），也就是抵抗力下降，就是身体热能下降，这时候容易发病。怎么办？我们的办法，就是给患者补充热能，用什么补？可以用红参，可以用生姜、干姜补充身体热能。第四，热能下降（体寒）造成筋伤（筋绷紧了）气血不畅通，怎么办？我们用按推方法，疏通经络，让气血恢复通畅运行，“通则不痛”，就治好病了。第五，为了病好得快，患者一定要开开心心的，一切不愉快的事都不要想，要知道：一切都是假的，只有自己身体健康才是主要的。第六，每天适当地运动，锻炼自己的身体，恢复体力，病就好得快。第七，适当休息，听听好听的音乐歌曲，也可以和我们说说话，提问题，让自己快乐起来。

就这样，我们给她每天两次全身按推，温敷姜粉，饮服生姜茶。

给她开了两个处方：

处方一：平狂汤

组成：金礞石25克，三棱10克，莪术10克，干姜5克，郁金15克，木香5克，黑、白二丑各15克，生桃仁15克，枳壳10克，生大黄15克，芒硝30克（冲汤药服）。

用法：水煎分2次服，每日1剂。

注意：酌情增减药量；月经期停服。

说明：

1.此方药味峻烈，泻下很重，可隔日1剂或停几日再服1剂；泻下不重，可每日1剂。

2.泻下重，为疗效更佳。

3.泻下物为水样、血样、泡沫样黏液。泻干净，为治愈有望。

4.注意防止泻虚脱，所以要停药几天再服药。

5.患者发热、体弱、消化道有病，不能服“平狂汤”，孕妇、心脏病患者等亦不能服“平狂汤”。

6.月经期停服“平狂汤”，月经后仍可服用。

7.对于轻症，如精神忧郁症等，不用此“平狂汤”治疗，应改用第二个处方“宁神汤”治疗；亦可先用“平狂汤”，后改用“宁神汤”。

处方二：宁神汤

组成：炒酸枣仁15~30克，丹参15~30克，党参15~30克，夜交藤15~30克，旱莲草15~30克，麦冬6~12克，五味子6~12克，炙甘草6~12克，合欢皮10~20克，女贞子10~20克。

加减：病重，病已久，彻夜难眠，药量加倍；痰多加陈皮10克，法半夏10克；梦遗滑精加莲子心3克，生龙骨、牡蛎各30克(先煎)。

用法：上药水煎沸30分钟，两次的煎液合一起，分2次服，白天服1/3，临睡服2/3，每日1剂。

功效：一位患者服“平狂汤”10剂治愈，再服“宁神汤”10剂，治愈精神分裂症。

注意：孕妇和月经期女性不宜服；临睡前忌饮茶和咖啡，忌烟酒等兴奋物。

上海女青年再次接受原始点按推治疗，同时服方药各一周，住两个星期，感到病已痊愈，临回上海时，给她开了以上两个处方备用，若发病可用以治疗。

第十一节　功能性震颤综合征

（包含头、肢体、局部肌肉抽动）

处方：制动汤

组成：半夏15克，代赭石50克，钩藤30克，白芍25克，制天南星15克，云茯苓20克，制香附15克，青皮15克，竹茹15克，陈皮20克。

用法：水煎2次，分2次服。每日1剂。

医案：患者斯XX，男，30岁，工人。患者头部不自主地向左侧摇摆已3天，始于急躁上火引起头摇，睡觉时也摇动。有时震颤幅度较大，有时较小，越摇头越晕，吃饭时也摇。医院经会诊，诊断为功能性震颤（自动症）。来求诊时，投上方汤药6剂。患者服药6剂后，头摇已减轻，不恶心不头晕了。再服上方6剂，症状全消失。

善后治疗：投“虚损扶正散”1剂治疗痊愈。（见本书第181页）

引自：张洪恩老师验方。

第十二节　美尼尔氏综合征

此病因中焦虚寒，痰饮上逆所致。治疗当补虚温中，健脾渗湿祛痰。

处方：吴茱萸茯苓汤

组成：吴茱萸30克，党参15克，羌活6克，大枣15克，茯苓15克，桂枝15克，白术10克，炙甘草6克。

用法：水煎2次，分2次服。每日1剂。

功效：此方温中散寒，降逆止呕，有健脾渗湿化痰之功。服本方2小时后，诸症减半，服本方1~3剂均获痊愈。

第十三节　神经和外伤多极痛

一位女士陪她老公来看病，说是全身疼痛。曾在医院住院治疗一周，前天刚出院，但是疼痛依旧，故来求治。

我检查他身体发现，他全身有伤痛，并受过惊吓。问其得病原因，女士把我叫到一边，告诉我说：她老公原是一企业老板，每天应酬客户吃喝，很少陪我吃饭，这天是我生日，叫他早点回来，我给他烧了许多他爱吃的菜。可是等到下午4点钟还没有回来，我就打电话叫他回来。他答应马上回来。我问他现在在哪里？他说在XX街。我想：从那里回来，要过xx桥。我心中突然又想：可别把汽车开到河里去。可是等到下午六点钟还没有回来，我又想是不是把车开到河里去了?！正在生气的时候，电话响了。电话里说，他是派出所的，说我老公把汽车开到河里了，现在人在XX医院，叫我快去医院。

你说怪不怪，我就这么想想，他真的把汽车开到河里去了！您说，他汽车开到河里，跟我想有没有关系？

我说：你老公把汽车开到河里，确实是你这么想造成的。人在想、说、做的时候，都是有能量的，人有“心想事成”的功能。所以，我们要存好心、说好话、行好事、做好人。你就吸取教训吧。

她问：我老公的伤痛能治好吗？我说：你老公不光是受伤，也受了惊吓，神经有创伤，必须神经、外伤同时治疗。我开一个处方，吃了就能好。

处方：舒络定痛汤（一方统治）

组成：生黄芪30克，桃仁10克，红花6克，川芎10克，当归尾

10克，威灵仙10克，丹参10克，制没药6克，制乳香6克，醋香附10克，川牛膝10克，广地龙10克，地鳖虫6克，鸡血藤20克，熟地20克，鹿角胶10克（烊冲），炒苍术10克，制胆星6克，制川乌6克，金狗脊20克，生龙骨、生牡蛎各30克，甘草10克。

用法：水煎3次，分3次服。每日1剂，连服21剂为1个疗程。

功效：这位女士的老公服药7剂，全身疼痛已消除，请他再服3剂，巩固疗效。追访没有复发。

第十四节 书写痉挛症（手颤症）

处方：益肾稳心汤加味

组成：生、熟地各15克，山萸肉30克，怀山药30克，牡丹皮30克，白茯苓10克，泽泻10克，麦冬10克，五味子10克，蝉衣6克，全蝎2克（研粉吞服），蜈蚣1条（研粉吞服），僵蚕15克，制南星6克，石菖蒲6克，远志10克，磁石30克（先煎），钩藤30克（后下），生龙骨、生牡蛎各20克（先煎），枸杞子10克，龟甲30克。

用法：水煎2次，分2次服。每日1剂。

功效：服药10剂，症状减轻，再服20剂，前后共1个月，病获痊愈。

第十五节　双手震颤（久治不愈顽症）

某患者双手震颤，经多家医院治疗无效。来求治时，也不抱治愈希望。这是一位学佛的好人，我很想把他震颤的手、干活不便利的手治好。所以用下方，劝他试治，告诉他有望治愈。

处方：平肝熄风养阴汤

组成：羚羊角粉0.6克（1天内吞服），钩藤30克（后下），姜半夏15克，代赭石50克，白芍25克，制南星15克，茯苓20克，制香附15克，青皮15克，陈皮20克，全蝎6克，僵蚕15克，地龙12克，蜈蚣2条（研粉，分2次吞服），珍珠母30克，熟地18克，女贞子18克，桑葚子18克，制首乌18克，炒酸枣仁15克。

加减：脾胃虚弱者，加炒鸡内金15克，炒白术15克。

用法：水煎2次，分2次服。每日1剂。

功效：连服2个月，60剂，可以治愈。

第十六节　眩晕症

一位女士进来说：我身上全是病，就是有一个病最受不了，到处去看，都没有用，特来求你了，帮我把头眩晕症治好，王老师能治好吗？我回答她说：头在你身上，你是主人，你想能好，就能好，因为你有“心想事成”的功能，你要是想“不能好”，我给你再好的药，也没有用的。她马上说：我相信你能帮我治好。我说：有你这句话，我也有信心了。只要吃了我开的药,你眩晕症一定会治好。

处方:黄芪党参汤

组成:生黄芪12克,蜜炙黄芪12克,党参15克,葛根15克,炒蔓荆子10克,炒荆芥穗12克,当归12克,川芎9克,炒白芍15克,炒蒺藜12克,制南星8克,酒炒山茱萸12克,酒炒女贞子12克,炒天麻12克,钩藤12克(后下),僵蚕10克,石决明10克(先煎)。

用法:水煎2次,分2次服。每日1剂。

功效:服7剂,患者已头脑清楚,劝她再服7剂巩固疗效。连服14剂,多年的眩晕症获得痊愈。

第十七节 头面麻痒,有虫爬之难受

一位男性患者来说:他头面麻痒,像有虫爬的感觉,不断地用手去抓,还不自主地摇头。去了许多家医院的内科、神经科、中医科,都治疗无效。有一个神经科医生说:年龄大了都有这种情况,没有治疗办法的。

我对患者说:无风不上头,这是“风痰症”,是风邪客居头面,风动神经之故。治宜祛风通窍。

处方:辛夷散加味

组成:辛夷10克(30克),制首乌10克(30克),桑葚10克(15克),白附子10克(15克),姜半夏10克(15克),天花粉10克(15克),白芷10克(15克),僵蚕10克(15克),元参10克(15克),赤芍10克(15克),

薄荷10克（12克），白术10克（15克），炒鸡内金10克（30克），陈皮10克（15克），大黄6克（10克，药快煎好时再下大黄煎5分钟），藁本10克（15克），甘草10克（15克）。

用法：上药研末，装瓶。每次吞服6~9克，每日吞服3次。

功效：王某服药1剂，治疗痊愈。追访没有复发。

注意：以上17味药小量的药量为煎汤用，大的药量为磨粉用。例如辛夷药量10克为煎汤用，30克为打粉用的剂量。

第十八节　帕金森综合征

天津来了一位患者，家人陪来的，说是帕金森综合征，五年多都未治愈。我说那是没找到病根。

患者问：我的病怎么来的？

我说：帕金森病是神经系统的病，在头上，头上属于长辈，爷爷、奶奶、外公外婆、爸爸妈妈、领导等都属于长辈。你生他们的气，甚至怨恨他们，有没有？

患者说：有，不止一个人，是生气了。

我说：我不想揭你的隐私，但是要明白人在做天在看。对方有错上天管，应对他们宽容不计较，这是修身养性的功夫啊。当我们生气时，体内会产生毒素，阻碍身体气血的运行，当身体热能下降的时候，人体免疫力就会降低，人就容易生病。

患者问：那怎么办呢？

我说：第一，不能再生气了，这样就不会产生新的毒素。第二，把身体里面的毒素排出来。方法是默念五句话：对不起，是我错，请原谅我，谢谢你，我爱你。把一切的恶缘转化为善缘，必须是真心诚意地念才有效果。第三，给你开两个中药处方服用，只要你听话照做，你的病一到三个月可以治好。

处方：止颤汤

组成：元参30克，生地30克，熟地30克，白芍30克，水蛭6克，地鳖虫6克，地龙10克，巴戟天20克，黄芪30克，鸡血藤60克，制胆星6~10克，石菖蒲6克，炒枳实10克，大黄3~10克，炒竹茹10克，甘草10~30克，生龙骨30克（先煎），生牡蛎30克（先煎），僵蚕10克，全蝎2克（研冲），蜈蚣1~2条（研冲），益智仁30克（流涎严重用60克），藁本10克。

用法：水煎3次，分3次服。每日1剂，3个月为1个疗程。

功效：益气活血熄风，止各型震颤。服药60剂，诸症见消除。血压和白细胞回升（原来服西药造成白细胞下降）。

处方：虚损扶正散

组成：党参15克，鹿茸粉3克，巴戟天10克，制首乌12克，补骨脂10克，黄芪30克，黄芩10克，锁阳15克，枸杞15克，菟丝子12克，熟地15克，黄精10克，茯苓15克，淫羊藿10克，怀山药15克，陈皮10克，炒白术10克，莲心6克，炒鸡内金15克，干姜6克，当归10克，丹参10克，远志15克，紫河车6克（粉），炒酸枣仁30克。

用法：上药打细粉装瓶，每次吞服6克，每日吞1~3次，开水拌糊吃。

功效：1~3个月，诸症消除，恢复健康。

注意：感冒不能吃。

第七章

循环系统疾病

第一节 脑血栓病

从钱塘江对岸（萧山区）来了两位病人，说他们一位邻居突然肢体无力，说话吐字不清，嘴角流涎不止，口眼㖞斜，神志不清，卧床不起。送医院检查说是“脑血栓”，住院治疗没有效果，钱亦花完，只好出院回家。听人说王老师免费给人治病，所以我们来问王老师能不能帮助治疗？我说先去看一下病人再说。我随他们一起骑自行车，过钱塘江大桥到了病人家，家中老少虽然热情迎接，但个个面带愁容。病人是个33岁的男子，是这个家的顶梁柱，他倒下，这个家就苦了。我立马想到：必须用少花钱又有效的方法给他治疗。

我首先在患者头部、颈部、上背部、下背部、腿部、双肩和双手全部给他按推松筋治疗，叫他们找来几个热水袋，在头部、颈部、背部温敷。

我临走时开出一个中药处方给患者家属，让他们照方抓药，有问题，打电话来。

处方一：三虫散加味

组成：水蛭100克，蜈蚣100克，干地龙100克。此大剂量方开1剂。

用法：三虫研细粉末，装瓶。每次服5克，每日服3次，每次用黄芪和当归药汤送服。

处方二

组成：黄芪40克，当归20克。

用法：水煎2次。药汤合一起，分3次送服三虫散。每日1剂。按照三虫散的剂量开相同剂量的送服汤药。

功效：轻症10~15天治愈，重症38天治愈。

随访这位萧山人，15天好转，19天病获痊愈。这两个处方治疗过多人，都有效。

第二节　脑震荡、大脑血行障碍之头痛

去年（2017年）五月，一位青年来问我，他说：我从20岁得头痛病，先从眉骨痛起，连前脑后脑如针刺痛。有人说这病会引起双目失明。到许多大医院治疗，久治不愈，你们能治吗？

我说：能治。

不吃药的方法，就在头部按推，温敷，饮姜茶。经络畅通了，身体热能补充上去了，人有抵抗力了，通则不痛了。

吃中药的方法也可以，服3~6天的中药就可以治好。

这位青年说：这么有效，那请您给我开个中药处方吧。

我说可以，就开出如下中药处方。

处方：普济汤

组成：当归10克，川芎10克，白芷6克，枸杞子12克，蜜炙黄芪15克，天麻10克，羌活6克，藁本6克，秦艽10克，制香附10克，川贝9克，黑豆15克，红枣6克。

用法：水煎2次，分2次服。每日1剂。

功效：一个星期后，这位青年来说：我多年的头痛病，服这个中药3剂，头不痛了。

我说：你再服2剂，巩固疗效，防止复发。他说：好的。我多年的头痛顽症这么快治愈了，真是救世良药。

第三节　心脏二尖瓣三尖瓣关闭不全

现在社会上患心脏二尖瓣三尖瓣关闭不全的，血液反流的病人蛮多的，什么原因呢？多因现代人生活紧张，压力大，劳心、烦恼的事太多，心不安静，造成肾阳虚损，胸阳不振，心气不足，鼓动乏力，或因心肾阳虚，风痰瘀阻心脉所致，形成二尖瓣三尖瓣关闭不全，出现症状。如一位蒋女士，55岁，下肢水肿，头昏心悸，全身乏力，又觉胸痛，医院检查脉数，苔少舌淡红，舌边有齿印，心电图示左心房增大，左右心室肥厚，心率110次/分；X线示左心房、左心室增大，右心室、右心房亦有轻度扩大，彩超显示心动脉轻度硬化，二尖瓣关闭不全，三尖瓣轻度关闭不全。医院治疗许久，无良好改善，故来求治。检查患者属于心肾阳虚，风湿痰瘀，阻于心脉。表现为心慌动喘，呼吸困难，面有浮肿。

另一个患者姓李，男士，59岁，他说："我也是二尖瓣关闭不全，三尖瓣轻度关闭不全，但是症状不是很严重。"问我可以治疗吗？

我说可以同样处方治疗，轻症取效比重症要快些。但是关键是人的心态要安静下来，快乐起来，快乐是良药。

处方：疏脉汤

组成：党参30克，川桂枝6克，生黄芪15克，当归15克，丹参10克，远志10克，防风6克，三七6克，徐长卿10克，瓜蒌皮15克，夜交藤30克，粉甘草10克，牡丹皮8克，没药6克，乳香6克，降香15克，制附子10克，琥珀粉3克（分2次冲服），朱砂粉1克（分2次冲服，若无货，10克珍珠目粉代用）。

用法：前17味水煎，分2次冲服"琥珀朱砂粉"。隔日服药1剂。

功效：连服4剂见效，严重患者连服30剂痊愈。若不生气，可以防止复发。

注意：高烧患者禁服。服药时期禁止房事，禁食生冷、鱼腥。小孩要减量用药。

那位李先生服上方10剂，病痊愈，电话追访，对方说没有复发。那位蒋女士，服上方14剂，病亦痊愈，叫她再多服3剂，以巩固治疗。经电话追访亦说没有复发。

第四节　冠心病、心绞痛、心肌梗死

智青从大学毕业被古建筑装潢公司聘用，很快提升为主管设计师。又与另一单位女青年结婚，智青把农村母亲接回来同住，新娘见婆婆是个农村穷老太，不喜欢，要智青把婆婆送走。智青说母亲千辛万苦把我培养成人，我不养她谁养她？新娘说，你要娘，我们就离婚。智青说，一个不要婆婆的女人，就应当离婚。

智青的公司老板叫慧明，大学毕业后创办公司，现在还未婚。得知智青因为母亲而离了婚，赞美智青是个有孝心有责任的好人，便喜欢上智青了。约智青去茶楼喝茶，表白愿嫁给智青，智青当然同意，于是俩人很快完婚。智青不敢说接母亲来杭州同住，不免暗自伤心落泪。慧明猜中智青心事，只说出差几天，她直接去到农村，打听到智青母亲的家，推门进去，拜倒在婆婆的面前说：儿媳不孝，请婆婆原谅！儿媳来接婆婆去杭州与我们同住，听说您身体不好，我已请好医生来给您看病。

智青下班回到家，见母亲和老婆同在家中，激动地说：慧明你太好了，谢谢你把我母亲接来了！慧明拉过婆婆来，三人拥抱在一起……

第二天，他们三人来到我家，请我给他母亲看病，我检查了他母亲的身体，问了身心状况。原来他母亲患有冠心病、心绞痛，时有心梗发生。

开出如下处方治疗。

处方：益心汤加味

组成：党参15克，黄芪15克，路路通15克，王不留行15克，通草6克，葛根9克，川芎9克，丹参15克，赤芍9克，山楂30克，石菖蒲6克，决明子30克，降香15克，制附子10克，三七粉2克（分2次冲服），血竭粉2克（分2次冲服）。

用法：水煎2次，分2次服。每日1剂。

功效：连服15~30剂治疗痊愈。若因生气、劳累引起复发，服此方仍有效。

第八章

血液系统疾病

第一节　再生障碍性贫血

多年前，那时中国气功很热，我属于杭州市江干区气功科研会和浙江省气功科研会会员，当时每周一、三、五、日上午我都会在江干区气功科研会给大家公益义诊服务。我们的服务场地当时也作为江干区老龄活动场地。

这天大家在长凳上排队就医，有位男士坐在我对面桌子旁看我给每位患者诊治，等大家看完了，他问我：再生障碍性贫血你能治吗？我说：你的再生障碍性贫血我就能治。他惊奇地问：你怎么知道我有再生障碍性贫血？我笑着说：我是气功师啊，你的脸，你的身体已经告诉我你是再生障碍性贫血的人。

他怀疑地问道：我在大医院已经治疗一年多也没治好，你能治好吗？

我说：那是因为你不相信他们能治好，所以治不好。若是你相信我能治好，并且你想治好，那就可以治好。条件是相信、听话、照我说的去做，你的病3至6个月可以治愈。

他惊奇地说：这么有把握?!

我说：不是我有把握，决定权在你手上，病是你自己得的，要靠你自己来把病治好。医生只是给你方法，这方法用得好不好，是否认真照做，决定权在你自己。所以说，病不是医生治好的，是你自己治好的，明白吗？

他急切地问：用什么方法治疗？

我说：方法就是病是怎么来的，让病怎么回去，所以你要回忆，你为什么会得这个病。

他说：我不知道为什么会得这个病，我想不出来。

我说：你要病好，必须要找到原因，否则你的病好不了。

我明白了，当干部的人，是不肯把自己的隐私说出来的，但是为了他能够治病，我还是劝说他道："保命要紧，只要能找到病因，才能治好病。"

他只是摇头不语，像很难说的样子。

我启发他说：你这个病，跟血液有关，血液是全身性的，血液是流动的，像水一样是流动的。在家庭、社会上跟上中下的人有关，跟金钱有关系。你和什么人有过因金钱生气上火伤肝的事情吗？我不是你们单位的人，也不认识你单位的人，所以你说不说都可以，你只要告诉我说得对不对。

他不好意思地说：对的。

我说：你的隐私我不想知道，治病方法告诉你。

第一，生气时产生毒素，在你身体相应部位积累，阻碍气血运行，从而使脏器坏死。

治疗方法：就是不能再生气了，不能制造新的毒素伤害自己的机体，焦虑、怨恨、不满、愁闷，所有这些负能量情绪都会产生毒素，都会加重病情。所以要相信你的病能治好，这叫“心想事成”，你可以高高兴兴地对待每一天，高兴快乐，身体的免疫功能就提升了，新生的细胞就是活跃的健康快乐的细胞，可以取代有病毒的细胞，这叫新陈代谢，让病康复。所以，从今天起要微笑，要唱歌，相信自己很快就可以康复，因为人有心想事成的功能，有自愈功能。

第二，为了病快好起来，必须把体内因为生气产生的毒素快些排出来。方法就是要在心里忏悔认错，发愿以后不再重犯，要善待自己和所有人，帮助需要帮助的人，从今天起要做一个好人。好的意念将取代原来不好的意念，病气就排泄出去了。

第三，适当锻炼身体，恢复体力，这样病好的就快。亦要适当休息，不可太累，如此才能让精力旺盛起来。

第四，一个人病倒，必定有因有缘，才结成病果，这个缘就是你身体抵抗力下降了。病因包括劳累过度和吃了不该吃的东西，比如野生动物，过量饮酒，性生活过度等等。

怎么提高抵抗力呢？就要少吃寒凉食物以及不吃野生动物，因为野生动物的生命密码与我们人体生命密码很接近，你身体抵抗力强时没有问题，当你身体虚弱时，它就会搅乱我们的机体气息，从而得病。你吃过野生动物吗？以后不要吃寒凉食物，多吃温热食物可以提升自己的身体热能和抵抗力，可以防病祛病。

第五，给你一个中药处方，治疗你的病，你需要相信它能治好你的病，它才会有特效。因为你的意念力量是很强大的，一切决定权在你自己。

处方：补肾益脾生血汤

组成：党参30克，炒白术15克，龟板胶10克（烊化冲服），鹿角胶10克（烊化冲服），阿胶10克（烊化冲服），肉桂3克，龙眼肉12克，陈皮10克，木香10克，当归10克，白芍10克，甘草9克，大枣10枚，炮姜6克，桑寄生15克，桑葚15克，制附子10克，五味子10克，菟丝子15克，补骨脂15克，黄芪15克，麦冬10克。

用法：水煎2次，分2次服。每日1剂。

功效：连服3个月治愈。

善后处方

组成：鹿茸粉30克，紫河车粉60克，炒皂角子30克，大枣去核200克，炒白术60克。

用法：研细粉，装瓶。每日早晚各吞服1次。每次吞服10克。

说明：1剂药打粉可以吃半个多月，连吃6剂，可以吃3个多月，病就完全治愈了。若病严重，汤药和药粉可以同服。

这位患者服上面处方3个多月，病已痊愈，已上班工作，为了防止复发，吃善后处方1个多月，已完全恢复健康。

第二节　白细胞减少症

一天来了一位50岁左右的女士，她说已有一年多的时间总是头晕、疲劳、两腿沉重、乏力、腰酸痛、不想吃饭，还有肢体麻木不适，失眠多梦，见患者面色暗黄，舌质淡红，苔薄白，脉沉细无力。经全身手感测查：心、脾、肾、血液上都有些病变和毒素，建议她去医院做一次血液检查。

患者却说：已经在医院治疗一年了，没有效果，才来找你治疗的。我说：你去做一次心脏和血液检查吧，之后把检查结果告诉我。

隔了几天，这位女士来说：医院检查说是白细胞太少了。多次复查白细胞只有1000~3000/mm^{3}左右。

她的病就是心脾两虚，肾气不足所致。治宜健脾益气，养心和血，补肾气。

处方：养血汤加味

组成：生黄芪30克，党参30克，怀山药30克，炒白术15克，炒鸡内金30克，陈皮10克，茯苓15克，砂仁12克，远志12克，柏子仁15克，炒酸枣仁30克，狗脊15克（去毛），枸杞子15克，菟丝子30克，当归15克，丹参18克。

用法：水煎2次，分2次服。每日1剂。

功效：上方连服2个月，诸症全消除，去医院化验，白细胞已升到6600/mm^3，多次化验均为正常，患者已恢复正常工作。

第三节　血小板减少性流鼻血

早年，我师父（长生和尚）带我到玉皇山上玩，自然少不了要烧香拜佛，那里供的是玉皇大帝，山上望到山下，就是八卦田，现在已经修建成风景区了。周总理也曾经陪同西哈努克亲王来玉皇山观看八卦田的风景。

有一天，我和师父在山上看到一个路边卖香烛的男人，见他脸上、手上有许多瘀斑，牙和鼻子出血。师父对我说：他患上了血小板减少症，严重了全身会出现多处出血，是血瘀于肌腠。治疗应该是活血化瘀，补脾滋肾摄血，即滋阴凉血，止血祛瘀，让血液归经，可用“紫癜汤”加减治疗。

我走过去问这位卖香烛的地摊人：你鼻子、牙齿出血怎么不去看郎中（医生）？摊主说：我没有钱看病，只好随它去。我说：你快求我师父给你看看，师父看病不要钱的。

这时候师父也已走过来了，师父对他说：“在这山上采一些侧柏叶，鲜的1次用100~120克，干的1次用50克，加桂圆肉50克（50克就是1两），把侧柏叶剪碎，和桂圆肉一起，加水煎液来吃，煎2次，吃2次汤液，桂圆可以吃掉，每天1剂。连吃15~20天，你的病就好了。”这付药花钱不多，光买一样桂圆就可以了。

摊主拜谢了师父。

过了一个月，我和师父又到玉皇山去，看那个卖香烛的摊主，见他面色恢复正常，已无出血症状。摊主说，他照法吃了20天，真的全好了，再也不出血了，真要谢谢师父。

如果有钱买药的人，可以给他开一个中药处方治疗。

处方：紫癜汤加减

组成：鸡血藤15克，牡丹皮15克，茜草15克，当归15克，大枣10克，茅根15克，旱莲草20克，三七粉5克（2次冲服），仙鹤草20克，山栀15克。

用法：水煎2次，分2次服。每日1剂。

功效：连服1周，诸症减轻，出血停止。再服20剂，血小板升至正常，毛细血管脆性转至正常。

第九章

消化系统疾病

第一节　阿米巴痢疾

一天上午，来了一对夫妇，说是从国外归来的，我自然会欢迎和赞扬，赞扬他们有爱国之心。

其中的男的说，我姓钟，65岁，得了“外国痢疾”，学名叫“阿米巴痢疾”，在国外治疗4年没有治愈。这次回家来（回国）就是要治病，听人介绍，就来找您老看病了。

我告诉他们：这病不难治，只要你心情开心，不吃寒凉的东西，再吃我给你开的中药，坚持服药，半个月之内就可以治好。

他们听了说：这么快可以治好，我们早就该回来治病了。

此病原是湿热毒邪结聚所致，治宜清热祛湿，解毒止痢。

处方：白头翁汤加鸦胆子

组成：白头翁30克，黄柏10克，黄连10克，秦皮9克，鸦胆子14粒（去壳），桂圆肉14只（去核）。

用法：前4味中药水煎2次，分2次服，每日1剂。14粒鸦胆子，用14只桂圆肉包好，隔水蒸熟，每日上下午分2次空腹吞服。

功效：连服12剂，病获痊愈。

追访没有复发。

第二节　急性细菌性痢疾

蒋某突发痢疾，急去医院，检查为“急性细菌性痢疾”，在医院治疗5天无效。故来求治。

此为湿热积滞肠中，气血被阻，传导失职。治宜清热解毒、利湿、调气补血。

处方一：米壳汤

组成：米壳10克，蜂蜜31毫升。

用法：米壳水煎取汁，冲蜂蜜31毫升。早晨1次服完，每日1剂。

功效：此方治标。

处方二：当归芍药汤加减

组成：当归60克，白芍60克，莱菔子3克，广木香3克(后下)，川连9克，地榆12克，枳壳6克，槟榔6克，滑石10克，甘草6克。

用法：水煎服，每日1剂，晚上服。

功效：此方治本。

引自：田庆顺老师验方。

蒋某在医院5天没有治愈，服用以上两处方2天痊愈。

第三节　慢性细菌性痢疾

陈某，男，36岁。患细菌性痢疾，便脓血已9年，久治不愈。近日，日泻20次，医院治疗无效，经人介绍前来求治。

此病为湿热久蕴，滞留大肠。治宜调和气血，泄热导滞，解毒止痢，健脾助肾。

处方：芍药汤加减

组成：当归50克，白芍50克，槟榔15克，枳壳15克，莱菔子10克，甘草5克，酒大黄7克，肉桂5克。

用法：水煎2次，分2次服。每日1剂。

功效：投上方3剂，腹痛减轻，便次减少；再投6剂，腹痛止，尚有少量脓血便；再进3剂，诸症痊愈。追访未复发。

第四节　中毒性菌痢

沈某，女，产后数日吃一碗水泡面后去睡觉，醒来后，腹胀痛，发热40.2摄氏度，去医院检查诊断为“中毒性菌痢”。四肢发冷，大便为少量灰黑色黏液便，疼痛不减。医院医治5天无效，故来求治。此病为寒冷停食，凝结下焦，壅滞不通，所致疼痛下痢。治宜消积滞，散寒邪。

处方：五消汤加减

组成：焦山楂15克，麦芽10克，建曲10克，川朴2克，大黄6克，炮姜5克，元胡10克，木香3克(后下)，二丑15克。

用法：水煎2次，分2次服，每日1剂。

服药2小时，泻下冻胶样黏液便约200毫升。腹痛停止，少腹已软，体温下降。服完二煎汤药，又泻下1次软便。

第二天，方中减去二丑，再服1剂。服完2剂药，大便、体温均恢复正常，病获痊愈。

病人说：立竿见影的效果。

第五节　胃下垂

我小的时候，很爱听人讲故事，也喜欢给别人讲故事。也特别爱唱歌，不管我到哪里，别人都可以在旁边听到我唱歌。自从我公开对外行医，开始写第一本书《中医特效处方集》后，就没有时间唱歌讲故事了。在我写第二本书的过程中，许多朋友要求我书中加入故事，让人有兴趣阅读，所以我回忆起师父给我讲的故事，说给你们听。

一天早晨，公冶长在书房读完书，走到花园中，听到鸟儿对他叫着："公冶长，公冶长，南山有只虎拖羊，你吃肉我吃肠。"一遍一遍地叫着。公冶长相信鸟儿的话，但是一个人却不敢去南山，就在村中叫上两个猎户一同去南山。到了南山坡真看到一只大山羊倒在地上，猎户看后说：是被老虎咬伤后，跑到这里死了。猎户背上山羊回村，准备三人分羊肉。村中财主知道后跑到衙门，击鼓告状，县老爷升堂问财主，你要状告何人？财主说：公冶长和猎户偷了我家一只大山羊，请老爷做主。县老爷传公冶长和猎户到大堂。县老爷说，财主告你们偷了他家的山羊，可是事实啊？公冶长把鸟儿说的话说了一遍。我们没有偷财主的山羊。县老爷和财主说：你能听懂鸟儿的话吗？公冶长说：不信，你可以考试。县老爷就决定考他。县老爷吩咐下人去做准备，片刻时间，下人回来告诉县老爷一切已备好。县老爷把他们带到后花园，坐下来听鸟儿的叫声。老爷问公冶长鸟儿在叫什么？公冶长说："鸟儿叫着说'咸的太咸，甜的太甜'。"县老爷对财主说：他们没偷你家的羊，我在墙头上确实放了一盘盐和一盘糖，鸟儿的话确实能够被公冶长听懂，财主也无话可说了。就在这时候，鸟儿又对公冶长叫道：公冶长，老爷的女儿生病了，得了胃下垂，你去治病吧。公冶长听了以后，对老爷说：大老爷，鸟儿说你女儿生病了，得了胃下垂病。是真的吗？县老爷说，是真的，难道你可以治胃下垂的病？公冶长说：略知一二。县老爷说：我女儿的胃下垂病已经两年多了，上腹坠胀不适，进食后胃脘胀痛，嗳气恶心，腹满肠鸣，大便时溏时秘，形体瘦弱，并有胃炎，久治不愈。你若能医治，小女定当万分感谢。

我急切地问师父：师父，公冶长用什么方法治疗胃下垂？

师父说：故事到此没有了下文，所以不知道是什么办法救治的。

我又问师父：师父遇到胃下垂，会怎么治？

师父说：有两个办法。

第一个办法：上托法。

（1）做一个胃托袋系胃下部，往上托。

（2）每晚睡觉时，双手上伸到头上部，把胃肌拉上来。

（3）手照法：左手照胃下部，手离胃下部10厘米，右手照上腹部，手离腹部40厘米，有下推、上拉之势，默念“升上去，升上去……”有心想事成的功效。

（4）常练“提肛缩肾功”，把肛门、外肾和胃都用吸气提升上来，停一息，再轻轻放下去，如此练功，一般每次不超过20下，即不累为度。

功效：以上方法练半年，下垂的胃可以复位。

第二个办法：开一个中药处方。

处方：益脾强胃汤

组成：党参30克，黄芪30克，当归须20克，肉桂6克，生柴胡10克，蜜炙升麻6克，炒白术15克，炒枳实10克，炒鸡内金10克，桔梗10克，旋覆花10克（包），蒲公英10克，怀山药30克，陈皮6克，白茯苓10克，谷芽15克，麦芽15克，甘草6克，防风10克，木香5克，砂仁5克（后下）。

用法：水煎2次，分3次服，饭前服。每日1剂，3个月1个疗程。

功效：若结合练功，3个月可以治愈。

善后：若身体虚弱者，可以加服“虚损扶正散”治疗，可以巩固疗效。

善后处方：虚损扶正散

组成：党参15克，鹿茸粉3克，巴戟天10克，制首乌12克，五味子10克，补骨脂10克，黄芪30克，锁阳10克，枸杞子15克，制附子10克，菟丝子10克，熟地15克，黄芩10克，黄精10克，茯苓15克，淫羊藿10克，怀山药15克，陈皮10克，炒白术10克，炒鸡内金30克，莲心6克，干姜10克，当归10克，紫河车粉6克。

用法：上药研细粉装瓶，每次吞服5克，用开水拌成糊状服，每日吞服1~3次。无病每日1次，5克保健作用，有病每日3次，每次10克。

功效：清理血液，打通血管，补肝肾，增补人的元气元神。

注意：感冒，月经期间禁服。

第六节　脾脏破裂

有一天，庵门外突然来了一辆小轿车，下来两个人。一个穿着白大衣，一看是医院里面的医生，另一个是穿着体面衣服的男人，进来就要找长生和尚，师父问何事？那个穿白色衣服的医生说：大师，我是XX医院的，现在有一个外伤造成的脾脏破裂的患者，我们没有把握治疗，听说您有这方面的特长，所以请您去看一下，是否可以治疗，汽车在外面，看完再送您回来。

师父叫我带上药箱同去，汽车很快到了XX医院，看了病人，师父开出一个药方，请医院马上煎药给患者服下。见患者转危为安，师父开出第二个中药处方给患者服用，叫院方和家属照第二个处方给患者服用，直至病愈。

他们把我们送回庵中，我问师父为什么要开两个处方？师父对我说：他们打架把脾脏打破了，大小便不通，瘀血不散，肚腹鼓胀，系上攻心腹，有闷乱致死的危险，所以开出第一个处方急救，以排泄瘀血。

处方一：大成汤

组成：大黄6克，玄明粉6克，枳壳6克，厚朴3克，当归3克，桃仁3克，苏木3克，红花2克，木通3克，甘草2克。

用法：水煎温服，每日1剂。

功效：服1剂泻下瘀血，神志清楚，就可以改服第二个处方。

处方二：活血祛瘀汤

组成：丹参30克，当归15克，红花15克，赤芍15克，桃仁10克，川芎10克，生地6克，柴胡10克，黄芩10克，三七粉10克（冲服），木香6克，黄芪6克，枳壳6克，大黄6克（药快煎好时放入，煎5分钟）。

用法：水煎2次，分2次服。每日1剂。

功效：连服1个月病愈出院。

从XX桥回来，我问师父：这个地方听说叫红灯区，还有上海等外地人来XX桥玩的，师父说：是的，这些事你小不要打听。我不问了。

后来杭州解放了，杭州人都在说杭州有两个妓女集结地，最大的XX桥，其次是杭州市的XX路，人民政府有力地整改了这两个地方。听说把他们集中起来学习、治病。在XX桥旁开了一个大的麻纺厂，让他们进厂当工人，说厂里有宿舍以及生活用品提供。

现在的XX桥已建成了非常美丽的风景区。

第七节　慢性肠炎

慢性肠炎，属中医“肠郁”范畴，大便稀薄，时重时轻，日行大便4~5次，无脓血，满腹串痛，便后痛减，屡发不愈，中西药治疗很难根除，故为慢性肠炎。实属脾胃两虚、痰湿内滞所致，治宜疏肝滋肾、健脾化滞。

先讲故事吧，杭州拱宸桥有家妓院的门口有一个算命先生，他每天看到妓女进进出出，突然对一个妓女感到很奇怪，从这个妓女的言行举止以及面相身段上看，都不应该是一个妓女啊，而应该是一位贵妇人，难道我看相本事还不够吗？不行，我非要弄个明白，看她的骨骼是否有贱相，于是决定晚上花钱去妓院。到了妓院就指明要她，（为了讲故事把她取名叫作蒋小姐，看相先生叫作陈达）蒋小姐见是看相先生到来，便笑道：先生您也来花这个钱啊。陈达笑道：你太美了，把我吸引来了，就想会会你。蒋小姐，我是看相的，按你的面相，不应该落在妓院啊。你有富贵相。蒋小姐笑道：你们看相的就会说好听的话，我落在妓院，哪来富贵相？不过你这么说，我听了很高兴。俩人说了很长时间的话。陈达说：我今晚是要来看你的身体骨骼是否有贱相。蒋小姐笑着说：你不就是想抱我吗，反正你已经花钱了，今夜是属于你的了。夜里，陈达唉声叹气地说：小妹啊，我今晚来是给你看骨相的，奇怪的是，你身上没有贱骨之相，怎么会落在妓院？

蒋小姐笑道：今晚我这个贵人落在你这个贵人怀抱里了。

陈达说道：我自己的相也非贱相，只是发达的机会还没到来，要遇到贵人相助，我才会发达。

蒋小姐说：所以你来找我这个“贵人”了，如果我真的成为贵人了，我一定帮你。

陈达说道：我一定辅助你。

俩人说着笑着很投机，一夜过去，快到天亮时分，蒋小姐起床到马桶（那个时代没有卫生间，每家房间都是木质红漆带盖的便桶，叫马桶）大小便，陈达在床上听到蒋小妹大小便同时落下，于是喜悦地跳下床来对蒋小姐说：小妹，你的问题找到了，你屎尿同泻，乃是贱相，所以你落在妓院。马上改，努力改，先小便，而后大便。大小便分开才是正常相。

蒋小姐对陈达说：我这个毛病已经很多年了，去医院检查治疗过，说是“慢性肠炎”，中医说是“肠郁”，中西药都吃过，治不好。大便稀薄，满腹窜痛，有时一天大便4~5次。便后才舒服起来。要小便，大便也跟着一起来，就是你说的屎尿同泻，你有办法帮我找医生治疗吗？

陈达说：我帮你找医生治疗，你就放心吧。陈达到处打听治疗慢性肠炎、肠郁的医生。最后找到我师父长生和尚，陈达给我师父讲了他和蒋小姐的故事，要求师父给予治疗。师父说：这个病可以治，但是我不能去妓院，她也不要来庵中，就另选个地方吧。陈达说：就到我家化仙桥十八号，时间是明日上午10点半，我在门口迎接师父。

第二天，我随师父到化仙桥十八号，果然看相先生陈达和蒋小姐在门口迎接师父。陈达请师父进屋坐下，把病人蒋小姐介绍给师父，又送上茶来。师父打个手势致谢，我站在师父身边看师父给蒋小姐诊病：师父不诊脉，只看她的脸、舌，问她几句话，听声观色，便知她的病情虚实。

师父说处方，我写处方，师父复看之后签名交给陈达，交代煎药方法和应忌食生冷、荤腻和鱼虾蛋类以及乳制品。

处方：温补脾肾汤

组成：党参30克，炙黄芪30克，炒白术15克，炒鸡内金15克，陈皮6克，补骨脂15克，制附子10克，吴茱萸10克，肉豆蔻10克，五味子10克，茯苓10克，乌梅12克，石榴皮10克，桂枝6克，干姜10克，升麻10克，焦神曲15克，焦山楂12克。

用法：水煎2次，分2次服。每日1剂。

功效：温补命门，温脾止泻。此方在各类案例治疗中6~30剂全部治愈。

蒋小姐服上方14剂病痊愈，已做到屎尿分泻。这天来了一位国民党军队的团长，看中了蒋小姐，经过有关人员的工作，把蒋小姐娶到了家里，做了团长的太太，不久，这位团长又升到了师长，公务繁忙急需帮手。蒋小姐于是推荐了陈达，说是自己的一位表亲，文墨水平很好，可以帮丈夫做文字方面的工作，人就在杭州。丈夫因为娶了她升了官，所以很高兴地同意陈达来面试。陈达和师长一见如故，谈笑投机，于是就叫陈达做文字秘书。陈达和蒋小姐都来拜谢师父治好了蒋小姐的病。讲了他们的故事分享给大家听。

第十章

呼吸系统疾病

第一节　百日咳脑病

郑X，女，9岁。患儿顿咳已半月余，经医院治疗不愈。近日又身热神昏，时有惊搐，面色苍白，两目凝视，阵咳频繁，痰鸣气促。

家长来求治。此乃热毒挟痰内窜，为百日咳脑病，治宜清泻肺胃，佐以熄风涤痰。

处方：复方百日咳汤

组成：百部6克，南北沙参各6克，白前6克，川贝母4.5克，生石膏30克（先煎），知母9克，竹叶9克，甘草4.5克，大青叶15克，全蝎3克，蜈蚣3条，地龙3条，天竺黄6克，羚羊角粉1.5克（冲服）。

用法：水煎2次，分2次服。每日1剂。

功效：服10剂病痊愈。

第二节　感冒引起高热喘咳抽搐

患者孙某，男，60岁。经常易感冒，这次感冒引起高热喘咳抽搐、恶寒发热。长年服药。经人介绍来求治。

处方：感冒立愈汤

组成：桂枝10克，白芍10克，杏仁10克，厚朴5克，莱菔子8克，白前10克，炙麻黄3~5克，蜈蚣1~2条，全蝎7克，生姜3~6片，大枣3枚。

加减：外感感冒难愈，屡犯外感，必是邪毒深藏，加穿山甲10克，皂荚子10克，蜂房6克，黄芪15克（搜邪外出）。

功效：1剂症减，2剂治愈。

建议患者为防止以后感冒，再服"玉屏风散加减"3剂，可以益气固表。

处方：玉屏风散加减

组成：炙黄芪30克，炒白术15克，防风10克，淫羊藿20克，黄精30克，五味子10克，煅龙骨30克，炒酸枣仁15克，五灵脂15克。

用法：水煎2次，分2次服。每日1剂。

功效：一般服药10剂，身体恢复健康，不再感冒，神气十足。

第三节　各类咳嗽（一方统治）

处方：速效止咳汤

组成：党参20克，黄芪30克，炙款冬花15克，炙僵蚕12克，川贝母4~6克（吞服用3克），炙罂粟壳6克，桔梗10克，炙全蝎3克，杏仁9克，白前15克，生姜片5片，桑叶6克（寒咳不用），制南星6克，天竺黄9克，百部10克，核桃仁10克，紫苏子10克，枸杞子15克，淫羊藿15克。

加减：咳逆难眠加生龙骨30克（先煎），生牡蛎30克（先煎）；咽喉痒咳加牛蒡子15克，山豆根12克；脾胃虚弱加炒鸡内金15克，炒白术15克；咳嗽难眠加炒酸枣仁30克；咳嗽引起胸胁刺痛加降香15克。

用法：水煎2次，分2次服。每日1剂。

功效：连服1~7剂痊愈，一般3剂痊愈。

第四节　声带息肉

钟女士，30岁，工人。来求诊时说：喑哑，吐黏痰，胸闷不适。医院检查：声带肥厚，不充血，右2/3处有稻粒大的息肉，舌苔腻白而润。病系脾失健运，湿邪上结所致。治宜健脾和中，燥湿化痰。

处方：陈皮白术汤

组成：陈皮10克，茯苓10克，半夏10克，甘草6克，苍术9克，白术9克，枳实9克，白芥子9克，当归9克，赤芍9克，怀牛膝9克。

功效：服用上药20剂，医院复查息肉消失，诸症全无。

说明：不充血，可不加后3味，若息肉充血，属气血凝滞，当加后3味，以活血化瘀治疗。

回访未见复发。

此方引自蔡福养老师验方，运用确有效验。

第五节　哮　喘

处方一：白果定喘汤

组成：炒熟白果仁21粒，炙麻黄5克，炙桑白皮9克，光杏仁（去皮尖）5克，苏子6克，炒款冬花9克，炒黄芩5克，法半夏9克，甘草3克。

用法：水煎2次，取2碗，每服1碗，每日1剂。饭后服。

功效：连服7剂，改服“九味奇效方”。

处方：九味奇效方

组成：青木香6克，桑白皮6克，清半夏6克，白茯苓6克，甘草6克，当归6克，川贝母6克，杏仁6克，五味子6克。

用法：第一天晚上，煎第一剂药吃一次，药渣留起；第二天早上，煎服第二剂药，药渣留起；第二天中午，煎服第三剂药，药渣留起；第二天晚上，三剂药渣加一起同煎一次，取药液一次服。

功效：许多难治哮喘病，3剂治愈，也有6剂治愈，严重的18剂治愈。这3剂一个疗程，再服也照样有效。

注意：每次服药后，必须服一杯冰糖水。

处方二：停喘散

组成：高丽红参30克，蛤蚧2对（去头足），龟板30克（醋炙），款冬花30克，川贝母30克，炒杏仁30克，皂角30克，桃仁30克。

用法：上药烘干，放凉，研细粉装瓶。每次吞服6克，每日吞服3次，冰糖水送服。可以空腹服。可以长期服。

处方三：虚损扶正散

组成：党参30克，鹿茸粉1克，巴戟天10克，制首乌12克，炙黄芪20克，锁阳10克，枸杞子15克，菟丝子12克，熟地黄15克，黄精15克，茯苓15克，怀山药30克，炒鸡内金12克，炒白术12克，陈皮10克，当归12克，炙丹参10克，川芎9克，莲心6克，鬼针草40克，绞股蓝20克，降香15克，制附子10克。

用法：上药研细粉装瓶，每次吞10克（开水拌和后服），1天3次，连服1~3个月。

功效：任何严重的哮喘都可以治愈。

第六节　咽喉痒咳、久咳(一方统治)

由下面两个处方选一个用，都有效。

处方一

组成：咳停片或用强力枇杷露1瓶，氨茶碱1盒，息斯敏1瓶，谷维素1瓶。

用法：按说明书服用。

功效：主治顽固性咽痒咳，一般7天痊愈。

注意：痒咳消失后，氨茶碱和息斯敏须停止服用。

处方二

组成：桑白皮30克，金银花20克，连翘12克，黄芩12克，苏子12克，浙贝母12克，地龙12克，紫菀12克，牡丹皮12克，葶苈子10克，桔梗9克，陈皮9克，杏仁6克，甘草6克。

加减：咽痒加牛蒡子15克，山豆根12克，生姜5片；痰黄稠加冬瓜仁12克，射干10克；干咳无痰加五味子10克；泡沫痰又喘急加制南星6克；痰黏难出加瓜蒌皮6克；胸闷气急加紫苏梗9克，款冬花9克；便干喘急加莱菔子9克；咳嗽连声加阿胶9克(烊化冲服)；气虚加党参15克；邪火久咳加生龙骨20克，生牡蛎20克；久咳难眠加炒酸枣仁30克；口干加太子参10克，沙参15克。

用法：水煎2次，分2次服，每日1剂。8~12岁以下孩子，1剂药分2天服。

功效：连服10~30天痊愈。轻症5天治愈。

第十一章

泌尿和生殖系统疾病

第一节　急性肾小球肾炎

刘某，男，11岁，咳嗽一周，周身无力。近4日面部浮肿，随后全身浮肿。每日小便7~8次，尿短尿急。口渴多饮，恶风，体温38℃。医院诊查，确诊为“急性肾小球肾炎”。

家长带孩子来求治。患儿为风邪犯肺，肺失清宣，郁热内闭，治宜宣肺、利水、清热。

处方：滋肾汤加味

组成：防风12克，麻黄6克，杏仁12克，甘草3克，生石膏30克（先煎），知母30克，黄柏9克，车前子9克，肉桂3克，蝉衣10克，竹叶10克，桔梗10克。

用法：水煎2次，分2次服。每日1剂。

功效：服药5剂，诸症消失，病获痊愈。

去医院检查，各项指数正常。

第二节　女不孕、男不育

这一天来了一对夫妻，把我叫到一边，小声地对我说：王老师，我们结婚5年了，没有孩子，父母很着急，催我们赶快生，好帮我们带孩子，他们怕老了就带不动了。去医院做了检查，我们双方都有问题，男的精子少，质量不高，女的有妇科病，内膜炎、宫冷。不能生，他父母要他和我离婚，另找女人结婚，他也不想离婚，听人说，有人也是不能生，吃了你开的药，怀孕了，我们特地来求你帮忙给我们开个生孩子的药方，求你了！

我检查完他们俩身体后说：只要你们有善心，上天会照顾你们的。我们先治病，把病治好，生孩子就没有问题。

你们俩有个共同的问题，就是身体寒凉。你们不注意保暖，又爱吃寒凉的东西，所以才造成今天的病。为了身体好，第一，要保暖，尽可能不吃寒凉的东西，水里生产的东西是寒凉的，要吃，烧的时候加姜片；水果少吃，也可以烧熟吃；野生动物不要吃。多做善事、好事，培养公德心，孩子会健康聪明。第二，给你们开三个处方，一个是女方用的，一个是男方用的，另一个处方是两人共同吃的。

处方一：疏补促嗣汤（男方服用）

组成：熟地20克，生地20克，当归20克，龙胆草6克，柴胡6克，木通6克，泽泻10克，水蛭3克，地鳖虫6克，蜈蚣2条，覆盆子10克，韭菜子30克，蛇床子20克，巴戟天20克，肉苁蓉20克，女贞子20克，菟丝子20克，车前子10克（包），甘草10克，鹿茸粉6克（分2次吞服），煅龙骨20克（先煎），龟甲20克（先煎），黄精20克，炒鸡内金15克，白术12克，紫河车粉6克（分2次吞服）。

用法：水煎3次，分3次服。每日1剂。

功效：服药30剂后，医院复验精子升至接近正常，95×109/L（正常为100~150×109/L）。

嘱再服药1个月，并节房事3个月。

处方二：固冲清宫汤加味（女方服用）

组成：炙黄芪30克，当归15克，炒白术15~30克，炒鸡内金10~15克，炒酸枣仁10~30克，丹参10克，大黄3~10克，炒白芍10克，红花6~10克，干姜6~10克，柴胡6克，炒山药30克，石菖蒲6克，川芎6克，升麻6克，茺蔚子10克，红藤15克，砂仁6克（后下），紫苏根10克，桑寄生15克，炒杜仲15克，菟丝子12克，续断15克。

用法：水煎2次，分2次服。每日1剂。

功效：主治子宫内膜炎、经血瘀滞。连服30剂治愈。

注意：月经期停服。

处方三：虚损扶正散（男女双方共同服用）

组成：党参10克，鹿茸粉3克，肉桂2克，巴戟天10克，制首乌12克，黄芪12克，黄芩10克，锁阳10克，枸杞子15克，菟丝子12克，熟地15克，黄精12克，茯苓12克，淫羊藿10克，怀山药18克，炒鸡内金10克，炒白术10克，陈皮10克，当归10克，丹参10克，炒酸枣仁15克，莲心6克，紫河车粉6克。

用法：上药研细粉装瓶，每次吞服10克，每日吞服3次。

功效：1~3个月改善，1~6个月治愈。

第二年，他们来电话说已怀孕。

第三节　肾病综合征（全身浮肿）

蒋女士，25岁，全身浮肿已月余，腰部以下肿尤甚。西医诊为“肾病综合征”。小便闭，四肢冷，面色灰黯，舌质胖、色淡、苔白，脉沉细。此为真阳虚衰，水气泛滥，流布四肢。治宜温阳利水。

处方：麻黄附子汤

组成：麻黄4克，制附子8克，乌豆30克，甘草5克，车前子12克。

用法：水煎服，每日1剂。

功效：连服8剂，肿消尽，食纳转正。

善后处方：健肾汤

组成：黄芪30克，党参30克，怀山药30克，枸杞子30克，山萸肉15克，淫羊藿15克，白花蛇舌草30克，半枝莲30克，泽泻30克，薏苡根30克（无药米仁代用），黄柏9克，益母草30克，红花6克，炙甘草9克，干蟾皮6克。

用法：水煎2次，分2次服。每日1剂。

功效：调补脾肾，清利湿热。服上药30剂病痊愈。

说明：另有一青年全身浮肿，医院检查诊断为肾病综合征。投

"健肾汤",服两个月治愈未复发。又另有一孩童不足10岁,亦得此病,投"健肾汤"治疗,药量减半,服药50剂治愈。

第十二章

内科其他疾病

第一节　糖尿病、高血压、哮喘

有一天，一个70岁的老人来到公益服务基地，对我说他有糖尿病、高血压、哮喘病，全身都是病，问我能不能治？我说：只要你想病好，就没有不能治的病。因为病是你自己生的，要病好，亦要靠自己来治疗，病怎么来的，让病怎么回去，我们只是把治疗方法告诉你，听不听，做不做，全看你自己要不要病好。

他听了很新奇。问我怎么治？

我说：首先你想一下，你为什么会生这么多的病？他说：不知道。我说：你在医院看了多年的病，不但没有把病看好，反而病越看越多，是不是？他想了想说：是的。你想过为什么吗？他说：没有想过。我说：正因为没有想，不找自己得病的原因，所以病越治越多。要想把病治好，必须要找到得病的原因，病怎么来的，就让病怎么回去，这工作要靠自己做的。他说：查病的原因不是医院医生在做吗?！化验、拍片，各种检查，不就是查病的原因吗？我说：所有医院做的检查，都是找你得病表面上的问题，所以病越治越多，老的病没有治好，药物副作用的新病又出现了，所以说病越治越多了。

我主张治病要治本，标本同治，才能从根本上治好老病，防止产生新病。

许多人在说："病由心生""心病要用心药医"，因为"境随心转""病亦随心转"，"心意"的力量是很强大的。

你听说过：意念可以让手指变长吗？

他说：没有。

我们现在就做手指变长的实验吧。

将我们双手的掌横纹对齐，合掌，此时，看两手的手指是一样长的，然后放下一只手，伸出一只手（男左女右），对手说（可以默念说）：请你变长，变长，变长……，平时练功的人，默念半分钟，不练功的人默念三分钟，然后两手掌横纹对齐，合掌，看手指，已经比原来长出1厘米了，这是"意念"的力量，"境随心转"了。你再对手说："回去"，再合掌，手指又变成一样长了。

日本教授江本胜博士对水做了实验，现在我们的学校学生对各种实物，用"意念"做实验，都证明"意念"可以改变物质的质量。

我们的意念同样可以改变我们的身体。病是怎么来的？是生气、怨恨、烦恼所产生的毒素堆积在身体特定部位形成肿瘤、癌症，或其他难治之病，如糖尿病、高血压、哮喘、心脏病、高脂血症、白血病、脑血管病（帕金森病等等）。要想治好病，说难很难，因为你还在生气，身体内还在不断地产生毒素，病只会加重增多。人体是由细胞组成，细胞在不断地新陈代谢，本来病的细胞代谢掉，新的细胞产生，促使病走向健康，为什么病仍然不好？甚至更严重呢？就是因为人仍然在生气、怨恨、烦恼，不断地产生毒素，新生的细胞也是带毒的细胞，所以病好不了，甚至病越来越严重，最后把身体的热能（生命能量）耗尽了，人就走了。

说治病容易，也确实容易，病是生气得来的，你做到不生气，就不产生毒素，就没有病，新产生的人体细胞，不带有毒素，把生病组织的细胞代谢掉，这个身体组织就由患病组织变成新的健康的组织了。例如生病的肝脏变成健康的新的肝脏了，病就没有了。是你自己治好了自己的病。容易吧！说难，就是你不相信，不听话，不肯不生气，那就没救。

说治病容易，还要让病好得快些，不等新生细胞的新陈代谢来治好病，而是用排出体内病毒的方法，让病快点好起来，必须在不生气、不产生新的毒素的基础上，把老的病毒排出去，毒消尽，病痊愈。

病，是由病灶、病气，一阴一阳组合而成为一个病。气功界练功人都知道一个道理，叫“孤阳不生，独阴不长”，有阳必有阴，有阴必有阳，阴阳是互根的，同时生起、同时成长的，消除了阳，阴必然自动消亡。

所以医院（西医）治疗方法是开刀动手术，消除体内（看不见的物质）病灶癌瘤。由于它是由细胞组成的，癌细胞遍布全身，光割下一个肿瘤，病变细胞依然存在，它可以转移再生，西医又用化疗放疗消灭癌细胞，因为癌细胞遍布全身，杀死癌细胞同时也杀死了好的细胞，癌细胞是杀不尽的，它是身体的组成部分，不能杀，只能善待它，再说癌细胞没有错，只是人生气，让它中毒了，所以要解决的是人不要再生气了，才是最好的治病方法。

要病快好，不是开刀手术，而是消除病气，不要去动病灶。

病灶在体内，看不见，它属阴，病气随时在向外散发，练功人，有看光功能的人可以看到病人散发出来的光气，灰色、灰黑色、黑雾色光气，有体感功能、手感功能、看光功能的人都可以看到病人的光气，所以病气属阳，病灶属阴，阴阳和合形成病。我们治病，主张清除病气，病气清除了，病灶同时被消亡了。所以我们有排病气、抓病气的治病方法。另外一个方法是让病人自己消病气，方法就是让病人忏悔、认错来消除病气，忏悔的方法是念五句话：对不起，是我错，请原谅我，谢谢你，我爱你。把所有不好的缘转化为善缘。必须要真心诚意地默念，让周围的空气听了受感动，自己听了也受感动，会哭、会吐，甚至会泻，这是排毒，毒尽病愈。

病气阳没有了，病灶阴也跟着消亡，这是阴阳互生的原理，比西医开刀动手术的方法好吧？

曾经有位乳腺癌患者，我叫她意念五句话排毒，她说：我没有错，为什么要我说"是我错"，我对她说：因为你生气得了乳腺癌，谁最难过、最不放心？谁为你东奔西走求医问药？她却问我是谁。我对她说：是你父母，是你儿女。还有你自己的身体，本来可以快乐地生活，现在病成这样，都是你生气造成的，你说一声对不起，不应该吗？！再说，叫你默念这五句话，是为给你身体排毒、治病，难道你不想病快好起来吗？她说：原来是这样，我要念。后来她认真地念，还要我给她抓病气排病气，再按推通经络。结果2个多月治好了她的乳腺癌。没有吃中药。

对于你老先生有夜尿频数、口干、咳喘、血压高、血糖高，你说全身都是病，其实就是你烦恼造成的，只要心静下来，唱歌、跳舞，把一切看破，放下，不烦恼不生气，相信你通过今天的治疗，病就会好了，没有病了，心想事成。只要你相信我，照我说的去做，你就没病了。

处方一：平衡汤

组成：翻白草50克，鬼针草30克，白果肉10克，仙鹤草30克，地骨皮15克，绞股蓝20克。

用法：水煎2次，分2次服。每日1剂。

功效：连服6剂诸症消失。

续服下方巩固疗效。

巩固处方：虚损扶正散

组成：党参10克，鹿茸粉3克，巴戟天10克，制首乌10克，补骨脂6克，黄芩15克，黄芪15克，茯苓10克，当归10克，锁阳10克，枸杞子10克，菟丝子10克，熟地10克，黄精10克，淫羊藿10克，杜仲10克，怀山药15克，陈皮10克，炒白术15克，炒鸡内金15克，干姜10克，炒酸枣仁15克，夜交藤10克，丹参20克，紫河车粉6克。

用法：上药研细粉，装瓶。每次吞服6克，每日吞服3次。

功效：连服3~6个月，诸慢性病症状消失，巩固疗效。

第二节　大汗虚脱、身心疲惫抢救

处方：黄芪附子汤（抢救方）

组成：黄芪15克，熟附子10克，红参10克，黑豆衣10克，麦门冬12克，五味子10克，炙甘草10克，丹参10克。

用法：水煎2次，频频饮服，每日1剂。

功效：服后数小时好转，连服7天痊愈。

善后处方：养心滋肾汤

组成：人参9克（或党参30克），芡实10克，酸枣仁12克，麦门冬10克，远志10克，当归10克，莲心6克，柏子仁10克，石菖蒲6克，熟地20克，五味子10克，知母10克，白芍10克，白茯神10克，莲肉10克，牡蛎10克，怀山药20克，生地10克，黄柏6克，熟附子6克，紫河车粉6克（水煎时，此药吞服）。

用法：①水煎2次，分2次服，每日1剂。②上药研细粉末，装瓶。每次吞服6克，每日吞服3次。

功效：对心肾肝脾肺养元气，生心血，健脾胃，滋肾水。可止盗汗，除遗精，降相火，壮元神。

第三节　免疫功能低下易感冒

该病因为肺气不足、卫表不固所致。治宜温肾补肺，益气固表。

处方：玉屏风汤加减

组成：炙黄芪30克，炒白术15克，防风10克，淫羊藿20克，黄精30克，五味子10克，煅龙骨30克，炒酸枣仁15克，五灵脂15克。

用法：水煎2次，分2次服。每日1剂。

功效：服10剂，感冒不发，再服10剂巩固疗效。

第四节　各类慢性病（一方统治）

含心脑血管疾病、糖尿病、肠胃疾病、风湿骨伤痛疾病、妇科和男科疾病。

处方：虚损扶正、固肾养脾强心汤（散、丸）

组成：人参（党参）10~30克，鹿茸粉3克，肉桂2~3克（后下），巴戟天10克，制首乌12克，黄芪30克，锁阳10克，枸杞子15克，菟丝子12克，熟地黄15克，黄精12~15克，茯苓12~15克，淫羊藿10克，怀山药18~30克，炒鸡内金10~30克，炒白术12克，陈皮10克，当归12克，丹参10~15克，红花10克，川芎9克，莲心6克，紫河车粉6克（煎汤时应当吞服）。

加减：高血压患者加鬼针草30~40克；糖尿病患者加翻白草40~50克；高血脂患者加绞股蓝20克；心衰胸闷患者加降香15克，制附子10克；便秘患者加大黄10克（后下）；失眠患者加炒酸枣仁30克，龙眼肉20克；孕妇不用丹参、红花。

用法：重病，上药煎汤2次，分2次服，每日1剂。病缓解后一剂汤药服两三天；轻病，上药烘干，放凉，研细粉装瓶。每次吞服6~10

克，每日吞服3次。

功效：通补心脑肝肾经络，补血补肾，清血毒。治风湿、宫冷，明目、安神。慢性病1~3个月改善，1~6个月治愈；重症6~12个月治愈或基本治愈。治心脑血管病、糖尿病、胃肠疾病、风湿骨痛病。

注意：感冒发热患者禁止服用本处方。

我希望目前的医药界，不要总是头痛医头脚痛医脚，要提升新的医疗方法，找出各种慢性疾病的致病“元凶”，针对性地去治疗源头病根。

研究发现各类慢性病的元凶：

1. 血管堵塞。

2. 血液不清洁，甚至有毒素。

3. 肾脏虚弱，肾气不足。

4. 人生气伤神生病。

古圣先贤告诉我们：肾是生命之本，肾气不足，百病丛生。血毒不除，百药无效。心血管堵塞会生心肌梗死、心脏病；脑血管堵塞会生脑血栓、脑梗；血管内毒素垃圾会导致血液黏稠，甘油三酯、胆固醇沉淀，造成高血压；血液毒素堵塞脑血管，大脑得不到营养，会导致中风偏瘫、脑梗死；胰腺堵塞会引发高血糖、糖尿病；肺血管阻塞，会导致肺张力不足，引发咳嗽；关节血管阻塞，经络受阻引发风湿骨痛。肾功能虚弱，会影响夫妻生活，尿频、尿急、尿滴沥。

肾气是动力之源、生命之本，唯有肾气足，血管通，才可推动血液循环，修复脏腑经络。思想精神健康，才会快乐有干劲，达到身和心的健康，这样就是从源头上治疗各类慢性疾病。方法就是：排血毒、通血管、补肾精，加忏悔认错改过，不再生气怨恨恼怒烦，要爱身边的人以及动物、植物等，就可以治疗心脑血管病、糖尿病、胃肠病、风湿骨痛病等慢性疾病，并得到有效的治愈。包括癌症亦可康复。有老师告诉我：没有治不好的病，就怕不肯改过的人。

第五节　更年期综合征

崔女士，45岁，月经周期紊乱，开始初期是40~50天来1次，而后2~3个月来1次，经量少，伴阵发性面部烘热、潮红。汗出心慌，头跳痛，一般几秒钟消失，性情急，记忆力减退，睡眠不好。妇科检查子宫略小，脉细弱，余无异常。

证系阴阳失调，治宜温下清上。

处方：仙灵脾汤

组成：仙灵脾30克，当归10克，紫草15克（后下），栀子10克，珍珠母30克，酸枣仁30克，夜交藤15克，磁石30克，石菖蒲6克，浮小麦10克，麻黄根10克。

用法：水煎服，每日1剂。

功效：服药7剂，诸症消除，病获痊愈。

第六节　高血压病、中寒性心背彻痛

先讲故事，后讲治病。

北方的端午节，人们习惯采艾蒿和蒲棒防病祛疫。南方风俗习惯在重阳节采吴茱萸，防病驱蚊、辟瘴气、防瘟疫。早在唐朝，诗人王维有一首诗叫《九月九日忆山东兄弟》：“独在异乡为异客，每逢佳节倍思亲，遥知兄弟登高处，遍插茱萸少一人。”

九九重阳节，正是二十四节气中的霜降，是秋末冬初交替的季节，也是瘟病易发的季节。南方许多地方，此时常有“戴萸饮菊登高”辟灾的活动。这是我们老祖先留下来的养生经验。

吴茱萸是怎么来的？这就要讲一个故事。江南有个小国叫吴国，特产一种草药叫吴萸，它温中散寒湿，下气散滞止诸痛，化瘀消瘤，防治瘟疫有特效。它辛、苦、热，有小毒，故不宜久服。

吴国旁边有个强盛的邻国楚国，为了国泰民安，吴国每年要向楚国进贡礼物，当然是些金银财宝珍珠玛瑙之类，有一年因为听说楚王常犯胃痛病呕吐不愈，所以决定送去吴萸为楚王治病。楚王见送来的是草药，大怒，将进贡者赶出宫门。宫中有位姓朱的大夫大臣，与进贡者素有交往，故将进贡者请到家中，好言相劝，并将送来的药材留下来，好生保管，并要送进贡者回去，吴国进贡者临别时对朱大夫说：这药材是吴国特产，上等药材，专治寒胀腹痛，胃中瘤疾，我们听说楚王胃痛呕吐，特地送来给楚王治病用的，楚王不听解释，就将我赶出宫门……

一年之后，楚王胃痛加剧，朝臣、太医均束手无策。朱大夫想起吴国送来的吴萸，赶紧回家煎好送进宫中请楚王饮服。服药后，腹痛消除，楚王大喜，要赏朱大夫，并问这是什么药。朱大夫把去年吴国进贡的事说了一遍，楚王听了很后悔，马上派人向吴国道歉，并命人在楚国广种吴萸。

几年后，楚国大闹瘟疫，亦全靠吴萸解救，才避免千百万老百姓遭灾，楚王和百姓为了感恩朱大夫，把吴萸中间加进了朱姓的朱字，因为吴萸是草药，所以在朱字上加了草字头，吴茱萸这个药材名一直叫到今天。

现在中医师和药剂师对吴茱萸做了大量研究，发现它可以治疗许多疾病：

治疗胃溃疡；保肝利胆；延迟中枢神经系统疼痛；降压；抑制血栓形成；对子宫平滑肌收缩有拮抗作用；激活支气管收缩；对鼻咽癌、白血病患者可延长存活期等。

治疗高血压，可用下面的处方。

处方

组成：吴茱萸18克。

用法：打细末，加白醋调成糊状，分敷在两足心涌泉穴。每次敷12个小时。每次下午敷，第二天早晨洗掉，连敷14天为1个疗程。

功效：待血压正常后，每周敷1~2次，巩固治疗。

治疗中寒性心背彻痛，可用下面的处方。

处方

组成：吴茱萸60克，桂子（桂丁香）30克，当归30克。

用法：研细粉，每次服5~6克，每日服3次。

功效：药尽痊愈。

第七节 劳倦气衰（含虚劳久咳体衰）

这天早上，师父带我在房间里打坐练功，快要结束的时候，老师太敲门进来，对师父说：有位女士哭哭啼啼，要求救救她丈夫，她丈夫全身无力，干不动活了，如果他不能去打工挣钱，一家人就要饿死了。

师父带上我就跟女士到她家中，见她老公平躺在床上，有气无力，精神不振地叫了一声“师父”。师父诊脉、观眼、看舌，听声音后说：没事的，他只是太累了，吃点草药就能好起来。

师父带上我和那位女士，就在他家附近路边、山边寻找鬼针草，采了很多鬼针草回到她家中，师父拿出两元钱给女士，叫她买红枣，交代说：每天一把鬼针草（约60~100克），加红枣7粒，煎汤给患者饮服，连服三天就好了。注意不要太累，也不要受凉，不要吃太凉的东西。

就这样看完病人，回到庵中，我问师父：这鬼针草有这么大的功效吗？

师父道：鬼针草又叫“一包针”，又叫“引线包”“婆婆针”“鬼骨针”，也叫“救荒草”，荒年时节老百姓当饭吃的。

鬼针草有镇痛作用，有抗高血脂及抗血栓形成的作用，有抗胃溃疡、抗炎、抗肿瘤和降血糖的作用，有双向调节血压的作用，可使高血压降到正常，低血压升到正常，还有抗疲劳，强壮身体的作用。

它的药性：苦、微寒。清热解毒，祛风活血，治疗肺炎、肝炎、前列腺炎，干品用量为15~30克，鲜品用量60~100克。

红枣对中枢神经有抑制作用，可催眠，增强肌力，提高免疫力，可抗氧化，延缓衰老，并有抗肿瘤作用。

红枣药性：甘、温。功效是补脾胃，益气血，安心神，调营卫，和药性，通九窍，补身中不足，久服轻身长寿。

煎汤用量：9~15克。

这两味药正好治他的病，花钱不多，疗效可靠。

第二天那位女士来说：她丈夫吃了药，第二天就起床了，说是有力气了，谢谢师父，说要还师父两元钱。

过两天来了一位先生，邀请师父给她母亲看病，说是去医院已经一个月了，没有效果，反而更加虚衰和咳嗽。师父带我随他回到家中，老太太在家中平躺着，很虚弱。师父对我说这位老太太的病，和前天那个男人的病是一样的，都是虚脱，但他们年龄不同，家庭情况不同，我们用药也当不同。师父对病人略作检查后对我说：开方。我已经准备好了处方纸，等师父发话。

处方：生脉汤加味

组成：麦冬15克，党参15克，炒黄芪15克，炒鸡内金10克，炒白术10克，陈皮10克，五味子15克，熟附子6克，炙甘草6克，干姜6克，鬼针草15克，大枣6枚，紫河车粉3克(分2次吞服)。

用法：水煎2次，分2次服。每日1剂。

功效：连服5剂，精神好转，连服7剂身体恢复健康。建议他们给老太太再服3剂巩固疗效。

第八节　阻塞性肺气肿、哮喘、肺心病、老慢支、胃炎、糖尿病

2017年3月12日下午，从上海普陀区送来一位患者陈某，男，73岁。家属只说有肺气肿、哮喘，病已20多年。经我手感检查发现患者肺部阻塞严重，并有肺心病，哮喘严重，脚浮肿，吐黄痰，呼吸十分困难，面色灰暗，十分危重，我们这里的人看了都害怕。此时患者家属才说：他刚从上海医院病危抢救出院，在家24小时靠吸氧气维持……看了上海医院化验单和病历，上面说哮喘已30多年……患者家属说：上海各大医院都住院治疗过，很多专家名医都给治疗过，都没有效果。有一位顾女士介绍我们来找您治疗。

我说这里没有房间住，你们找附近旅馆住，白天来治疗。患者家属说：他不能动，一动气上不来，要求住在这里，治疗方便。

原住在这里的一个重症肌无力患者和他患严重心脏病的母亲（随时心脏病停跳），病基本治愈后在此做义工，为大家服务和学习治病方法。他们见到上海来的患者兄妹两人，十分同情，主动提出他们回老家桐庐县去，把两个房间让出来，给上海患者兄妹俩住。

下面是给上海患者采取的治疗方法：

一、给患者心灵治疗

1. 分析病因:回忆得病原因,系傲慢生气,烟酒无度,自伤身体,这是得病的来路。要想病好,必须让病毒原路回去。怎么回去?

(1)患者要静下心来,心平气和,不再生气,不再添加新的毒素。

(2)体内的病毒,要忏悔认错,真心诚意地默念五句话:对不起,是我错,请原谅我,谢谢你,我爱你。能做到真心诚意地念,就能消毒止痛,活血化瘀。

(3)从今后不杀生,不抽烟,不喝酒,存好心,说好话,行好事,决心做个好人。

2. 要找我治病,必须做到:相信、听话、照做,否则,不要来治病。患者说:一定听话、相信、照做。我说:你做到相信、听话、照做,你的病1~3个月治好。1个月见效,3个月治好。

给患者要求,亦给患者信心,这是治好病的必要条件。

二、开始用原始点治疗

患者不能平卧,只能让患者坐在靠背椅子上,我在他上背部,从颈椎两侧至督脉两侧,用手肘按推舒筋,然后背部温敷干姜粉,用温水调干姜粉成糊状,薄薄地敷在背上,用保鲜膜盖敷,保护姜粉不至于掉下。第二天早上洗脸时洗掉。到上午10点钟时,再在背部按推,敷干姜粉,每天如此治疗。

三、开中药处方

3月13日,针对患者的阻塞性肺气肿、哮喘、肺心病、老慢支,为其开出第一张中药处方。

处方：补肺益肾平喘汤

组成：红参10克，紫河车12克，大蛤蚧2对（去头足），醋龟板15克，丹参10克，桃仁10克，川贝母10克，炒杏仁10克，大皂荚10克，款冬花10克，沉香6克，制没药12克，陈皮10克。

用法：上药研细粉，装瓶。每次吞服6克，每日吞服3次（无糖尿病，每次冰糖水送服）。

功效：补肺、益肾、平喘。

经一个星期的按推、温敷，服姜粉、姜茶调理和中药治疗，喘急表现明显缓和，说话自然，有声有力。患者说：我舒服多了，多年来，没有这么舒服过。

3月17日，又针对患者的阻塞性肺气肿、哮喘、肺心病、老慢支、吐黄痰，为其开出第二张中药处方。

处方：扶正祛邪汤

组成：怀山药30克，白果仁21粒（炒熟打碎，绝不生用），芡实12克，皂荚10克，款冬花10克，茯苓30克，生白术15克，黄芪60克，牛蒡子12克，炒苏子10克，莱菔子12克，甘草10克，瓜蒌仁10克，炒杏仁10克，党参15克，炒麦冬12克，五味子10克，金银花10克，连翘10克，南沙参10克，炒知母10克，薏苡仁10克，白蔻仁6克，炒酸枣仁30克。

用法：水煎服，每日1剂。

功效：脚浮肿、吐黄痰均消失，喘咳亦已进一步缓和，说话声音有力，行走自如，患者和家属都非常惊喜，说从来没有这么舒服过。

患者说他本人和家人都有糖尿病，但不是很严重，现在每天汗很多。我告诉患者：不怕，糖尿病亦给你管住，出汗太多不好，也要给你管住，再给你开两个新的处方。

处方：扶正祛邪汤加味

组成：怀山药30克，炒白果仁20粒（炒熟打碎，绝不生用），茯苓30克，黄芪30克，翻白草40克，苏子15克，莱菔子15克，炙甘草10克，炒杏仁10克，五味子10克，桑白皮10克，葶苈子30克，炙麻黄6克，南、北沙参各10克，皂荚15克，款冬花15克，黑豆衣15克，糯稻根30克，制附子6克，桂枝6克，细辛6克，炒酸枣仁20克。

用法：水煎服，早晚各服1次，每日1剂。此方可长期服用，直至病痊愈。

处方：补肺平喘降糖散

组成：红参15克，紫河车15克，川贝母10克，大蛤蚧2对（去头足），制附子10克，炙麻黄10克，狼毒3克。

用法：上药研粉末，装瓶。每次吞服6克，每日吞服3次。可长期服用，直至病痊愈。

患者陈某，自2017年3月12日下午来到杭州市爱心365原始点公益服务基地，接受原始点和中药调理，到2017年5月13日，病已基本治愈，高高兴兴地回上海去了。来杭州治疗两个多月，多年难治的病，终于得到康复，患者全家人都很高兴，患者还舍不得走，说这里空气好，环境好。还说他来时，我答应给他治疗1~3个月，现在才两个月，他真不想走。我只能说：以后再来，我也会到上海去看你们的。

他们回去以后又开出两个新的处方。

处方一

组成：黄芪30~60克，生晒参10克，山萸肉10克，制附子10克，石楠藤30克，细辛10克，柿叶10克，五味子10克，白石英15克，白芥子10克（打），烧熟白果仁21粒，白前20克，制半夏30克，苦杏仁10克，干姜10克，煅龙骨30克，麻黄根20克，黑豆衣15克，白花蛇舌草30克，半枝莲15克，补骨脂15克，淫羊藿30克，炒鸡内金15克，炒白术10克，紫河车粉6克（分3次吞服）。

用法：水煎2次服，每日1剂。

功效：主治肺气肿、哮喘。

处方二

组成：红参15克，紫河车粉15克，川贝10克，大蛤蚧2对（去头足）。

用法：打细粉，装瓶，每次吞服5克，每日吞服3次。开方5剂。

功效：主治肺气肿、哮喘。

自此以后，患者一直反应良好。嘱咐他病好了，可以减量服药，慢慢停药。

下面是两位患者写来的感谢信。

感谢信一

王大医：

您好！

我来自上海，我患有严重哮喘、堵塞性肺气肿、肺心病及高血压、糖尿病。我在上海各大医院都治疗过，请教了很多专家医生，病情没有好转，在这漫长的岁月里，经常会急性发作，送医院抢救治疗，那种日子过得真是生不如死！

在我绝望中，通过朋友的介绍，认识了杭州的王医生，即日在家人护送下来到杭州，当时我路也走不动，站着不行，坐时间长了也不行，躺也躺不下，喘得非常厉害。王医生看我的情况那么严重，立刻对我进行检查治疗。

每天王医生在我背部进行经络按推，然后敷姜粉，并告诫我不要吃任何寒凉的东西，包括白开水，因白开水也是寒凉的，只能喝姜茶，同时给我开了两个处方，一个是煎汤喝的，另一个是打粉吃的。一周后，我的呼吸基本顺畅了，我感到舒服多了。两个月后，我的身体获得了很大康复，呼吸平稳，能完全躺下睡觉了，能坐着，还能在小区里慢慢走走。这时王大医对我说，你可以回家慢慢调理了。

我离开杭州至今已有一年多了，我身上的病，没一样复发过！

在这里，我要从心底里感谢王医生，因为他给了我第二次生命！

感恩王大医！

患者：陈聚兴

2018年5月24日

感谢信二

王大医：

您好！

不知道这封信有没有机会能交给您，这是我在见到您的第二天写下的。此时此刻，我的心情真的很激动，可能会有点语无伦次，请见谅。首先我很感谢张哥，因为他的引见，让我认识了您，我之前也是偶然在一次交谈中听张哥提起您，当时就觉得您肯定很厉害。之后我查出肺癌并动了手术，家人都很为我担心，于是我又想起了您，请张哥帮我引见。说真的，我并不怕死，从小开过三次刀，阑尾炎，剖宫产和肺癌，每次进入手术室我都不害怕，但让我害怕的是父母和丈夫担心的眼神，现在还有一个两岁的女儿。不瞒您说，当我从生病的那时起，我的心愿就是能陪伴女儿长大成人，看着她结婚生子。所以，当我知道了您的事迹后，我就犹如看到了希望一般。

那天在张哥的茶会上我第一次见到您，您看着就是位慈祥的老人，后来您帮我诊病，我真的很感谢，尤其是之后的一番话真的让我茅塞顿开。存好心，说好话，行好事，做好人，这些也是我的爸爸从小教我的做人道理，但不知是不是学习工作久了，社会上待久了，这些道理渐渐地被忘记，或者说因为某些人和事让我对这些道理产生了怀疑。但自从听了您的一番话，我又重新产生了信心，谢谢您的教诲。还有五句真言，对不起，我错了，请原谅我，谢谢你，我爱你，我也会每天说的。

我从小到大看过无数个医生，但真正做到为病人考虑、医者父母心的真的不多，而您真的是名副其实的一位。以自己的力量，尽可能地帮助其他人，并不求回报，这种才是高尚的医德啊！还有您淡泊名利的态度，对生活的一种感恩，真的让我由衷的钦佩，我真的很希望有机会可以多听听您的讲学，跟您多多的交流，好好地跟您学习，您编写的那本《中医特效处方集》我已经买了，希望今后在不打扰您的前提下可以帮我解答一些疑问。

高琰

2018.6.4

亲爱的家人高琰：

读了你的来信，我很受感动，让我见到了一位有德性有爱心的慈悲善良的人。老子说："天道无亲，常与善人"，你的善良就与宇宙的能量场接轨了，你可以"心想事成"，我亦将为你保驾护航，祝福你平安快乐，健康长寿。谢谢你。

王宝林

2018.6.13

第十三章

外科疾病

第一节　颈部结核溃烂恶疮

临安县一病人，姓许，男，56岁。由家人陪来，是经人介绍来求治颈部恶疮。患者说：起病是个硬块，后来烂了。到医院久治不好，钱已花不少，听朋友说您免费治病，而且能治好，所以特地赶来找您了。我说：不要说医院治不好，这个病历来属于难治之症，我治病也是靠师父传授的方法，我自己是没有本事的。

治这个病的方法如下：

处方一

组成：甘草6克。

用法：水煎取液，清洗疮面，每日1剂。

处方二

组成：蜈蚣2条，绿茶叶3克。

用法：炒香，研粉末，外敷在疮面上，再用无菌纱布固定。每天换药1次，直至痊愈。以上是1天的量，药方开7剂，7天的量。

若是家中经济困难，不想买药，可以换一个方法治疗，亦可以治愈。方法如下：

用生姜或干姜煎汤水，清洗疮面，然后外敷干姜粉，纱布包扎固定，每天换干姜粉，直到痊愈。

功效：一般7~15天治愈。

15天后，对方打来电话说：他们用干姜粉洗和外敷，不到半个月，已经全好了。

第二节　颈部淋巴结核

尼姑庵经常有庙会，很多人来念佛，中午有很多人吃饭，虽然都是素菜，做的式样多，非常美丽好看，吃起来更是香气扑鼻，麻油的香味是最多的。有一种东西我最爱吃，好像叫“锅炸”，说是绿豆粉做的，一块一块的，下大油炸透了，酥脆爽口，可香了。我自从离开尼姑庵后，再也吃不到了。

庙会的日子里，也有几个讨饭的人来，师父总是把饭菜分给他们。我过去也是讨过饭的，自然同情他们。这天师父看到一个讨饭的，颈部生了“淋巴结核（瘰疬）”，师父问他：“痛吗？难受吗？”那人说：“痛！难受！”，师父说：“我给你药粉，你拿去吃，能治好。”师父叫我把“川贝牡蛎散”拿2包来。我到师父房中拿了两包药粉交给师父，师父把药粉交给讨饭患者，并告诉他，这药粉很灵的，你每次吃10克，温开水送服，早晚各服1次。这两包药吃完，你的“淋巴结核”就好了。记住：一定要按时吃药。

师父告诉过我，这川贝牡蛎散怎么配制，我把它介绍给大家：

处方：川贝牡蛎散

组成：炒川贝母13克，熟玄参13克，煅牡蛎13克。

用法：将上药研成细粉末，装瓶。每次吞服10克，温开水送服，早晚各服1次。

功效：连服2剂痊愈。

这个讨饭患者吃完两包药粉，颈淋巴结核全消除了。他来拜谢师父，我和师父都很高兴。

第三节　下肢溃疡（小腿溃烂骨头外露）

新中国成立以后，我才有机会进入国家办的化仙桥小学，进校我就要求念四年级。第二年上半年是五年级，下半年我就考进了杭州民生中学念书。在正规学校念书，小学一年半，中学半年，全是由街道办事处开证明给学校，给我全部免学费念书的。我的考试成绩都在第一第二名，亦符合免费条件。不论在小学、中学，我都是班长，中学还当了学生会主席。

现在聪明的家长不让自己的儿女在学校当官，官运享满了，回到社会上就当不上官了。有人这样说的，不知道是否真对。

我喜欢学习，17岁去沈阳保险公司东北区公司参加工作，我要求学习，进了东北区公司干部学校又当了学习组长。国家第一个五年计划时，成立了建设银行（不是现在的建设银行），管理中央和地方的经济建设，投资拨款，预算决算的审核工作。我被调入建设银行中央拨款科。我也要求学习，让我进了北京中央财政干部学校学习。原定是学习三年，后来急需干部，三年改为一年，最后一年又改为半年就毕业了。学校地址就是和中国人民大学在一起，门口挂两块校牌，一块是中国人民大学，一块是中央财政干部学校。

我算是小学中学大学都读过了，时间是小学一年半，中学半年，大学半年，另外就是学习中医，除了跟我师父长生和尚学习了六七年之外，进中医研究院广西中医培训部学习三年，然后进北京中医学院学习四年，直至现在我仍在不间断地学习。

我所以能有这么多的学习机会，要感恩上天给我的安排，感恩共产党，感恩人民政府，感恩各界领导给我的学习机会，所以我理当将学到的东西无私地贡献给社会，全心全意地为需要的人民群众服务。

我在民生中学学习时，一天放学，见师父长生和尚正在学校门口等我。师父说：我路过此地，顺便接你回家。我高兴地拉着师父的手，走出去不远，看见路边地上坐着一位50岁左右的男人，两小腿露在外面，已烂得不成样子，露出了骨头。他的双手不停地赶苍蝇，因为烂，臭气引来了苍蝇，我看了有点害怕，就问师父：怎么会烂成这样？师父说：你去问问他。

我走过去问道：你的腿怎么会烂成这样？这时候师父也走过来了。

他说：去年冬天天很冷，我到乡下去收租，把腿脚冻坏了，回来我用很热的水浸泡双脚，结果变成这个样子了。

师父对我说：冻坏的双脚，不能用热水泡洗的，要用雪花来擦，至少用冷水来化冻坏的脚。绝对不能用热水来化冻，热水化冻，脚部肌肉等就会坏死，就变成他现在这样了。

我问师父：有办法救治吗？

师父说：可以治疗。

我对那人说：你快求师父帮你治疗，他治病不要钱的。

那人双手作拜，求师父救他。

师父说：我们进学校找纸笔给你开药方，你等一下。

我陪师父进学校，在传达室的桌子上，我从书包内拿出纸和笔给师父，师父写出如下处方。

外敷处方：解毒生肌膏

组成：当归60克，大黄20克，白芷15克，紫草10克，甘草30克，麻油500毫升，血竭10克，炮山甲粉10克，轻粉10克，冰片10克，炉甘石粉30克，熟石膏粉60克，黄蜡60克。

用法：前6味药慢火熬煎至微枯，滤去药渣，然后加入后6味药，化开调匀，再加入黄蜡，微火化开，即成解毒生肌膏，装瓶备用。取膏药摊在纱布上，直接敷在溃疡面上。敷药初期每天换药1次，等到新生的肉芽增多，且疮面分泌物较多时，改为每两天换药1次，直至痊愈。

内服处方：解毒通经汤

组成：金银花30克，蒲公英30克，川牛膝30克，生地30克，紫花地丁30克，当归30克，赤芍30克，丹参30克，川芎15克，红花15

克，通草12克，木通12克，丝瓜络20克，续断15克，杜仲15克，桂枝12克。

用法：水煎2次，分2次服。每日1剂。

功效：外敷加内服，10~30天治愈。光用外敷，40~50天也可以治愈。

后来，这位患者来学校告诉我：28天他就痊愈了。

第四节　流鼻血

晓华因小时候不懂事，常常用手抠鼻子，导致经常流鼻血。晨起时或春秋季有时吃橘子等火气大的食物及遇到空气干燥的季节也会莫名其妙地流鼻血。有一次，一个人上大夜班，早晨又流鼻血，因为在单位手边没有卫生纸和药棉，只能任其流下，当时因电话很多，她非常有责任心，不能离开，只有抽空打电话给同事，让他们取些卫生纸给她塞到鼻子里止血。回到家后，因换鼻子里的卫生纸，而流血不止，流了半脸盆。后来同事来看晓华，并告诉她一个简单易行的土药方。

处方：止鼻血汤

组成：月季花30克，鸡蛋3个。

用法：先用水煮3个鸡蛋，待能剥外壳时，剥去鸡蛋壳，把剥好的鸡蛋捣几个洞，与干月季花同煮二三十分钟，煮得只剩小半碗水，再把水和鸡蛋服下，煮过的花去掉。

功效：一次即可治愈。如果再流鼻血，用同样的方法再煮一次，可以好几年不再流鼻血。如果复发，同样方法仍有效。

第十四章

皮肤科疾病

第一节　顽固性荨麻疹

张某，女，30岁，全身皮肤起疹块，奇痒难忍，反复发作，已十余年。发作时颜面浮肿，夜难眠。曾用中西医多种方法治疗，效果不显，故来求治。此为血热蕴结于肌肤。治宜凉血、疏风、祛湿治疗。

处方：驱疹汤

组成：白鲜皮30克，生地24克，槐花24克，苦参15克，蝉衣12克，丹皮12克，赤芍9克，防风9克，地龙9克，甘草6克。

用法：水煎3次，分3次服，每日1剂。连服9剂，为1个疗程。

功效：张女士服药9剂，风疹块已除，痒感消失。追访没有复发。

第二节　患全身疥疮

先讲故事，治病方法就在故事中。在中国百家姓中，没有来姓，可是汉人中有些人就是有姓来的，来姓有一支出在浙江省杭州市的长河镇，古时候这里叫萧山长河头，是一个水陆交通繁荣之地。

长河头怎么会出了个姓来的人家呢？故事要从头说起。

萧山早年有个财主姓汪（所有人的姓名均为化名），自感势单力薄，偌大的家财恐有不保。家中只有一女，名叫珍珍，年方十八正当妙龄，财主想：若能嫁个有财有势之人，不就有依靠了。主意一定，他叫来媒婆寻找有财势的女婿。三天后媒婆回话，城中大财主蒋爷，大老婆生了一个儿子是痴呆儿，不会再生育了，从妓院娶来个二房，又有妇科病也不会生育。所以决定从好人家中娶个第三房来生儿子继承家业。媒婆说：你女儿要同意嫁过去，生个儿子，蒋老爷一家不就由你女儿说了算?！汪财主一听很高兴，就同意了。回头向珍珍一说，珍珍坚决不同意，珍珍说：我18岁的女孩去嫁一个60来岁的老头，还是第三房，你这当父亲的怎么这么不爱惜你的女儿啊！父亲说：只要你生个儿子，蒋家的财产就都是你的了。珍珍说：我坚决不同意这门婚事。父亲说：就这么定了，有了这门亲事，萧山城就没人敢看不起我了。

珍珍也知道，老父亲决定的事情，谁也改变不了。珍珍冥思苦想，终于想出了一个办法。她把家里的小长工叫到房里，把这事一说，并告诉小长工，我决定让你带我在今天晚上私奔，你弄一条小船，晚上停在后门河埠头，二更时分，人都静了，我带上东西到你船上，能走多远走多远，让我父亲找不到我们。小长工当时答应了，事后想想对不住老爷。小姐说私奔，我没钱没本事怎么养活她呢？想想不行啊。所以没有去备船。

等到天黑，珍珍把房中的钱财打包好，就等到二更天。财主平时都是把钱财存放在女儿房中的。等到二更天，珍珍看到外边没有人，回房拿起包，走向后门，见到后门河埠头停着一条小船，珍珍下到船中，急呼快开船。船工见是一位小姐，开口要问到哪里去，珍珍轻声说：别说话，快开船，越远越好。船工答应一声，摇船行水。在黑暗中的小船仓里看到船头摇船的船工，珍珍已经知道，他不是小长工，开弓没有回头箭，出来就不能回去了。

从船舱黑暗中望向船头，船工小伙子在月光下显得年轻英俊。古人说“灯下女子，月下郎”最为动人。他说话态度又可亲，像是个听话的人，比小长工强百倍。这是不是老天给我的安排，让我遇到他，又转念一想他有没有妻子啊？于是又紧张起来，又一想还是等到天亮再问吧。船工又问小姐，你要到哪里去啊？珍珍说：你就摇吧，不会少你钱的。就这样摇了一夜。天亮了，他们来到一个热闹的码头，找到一个偏静之处，停好船，船工对小姐说，你饿了吧？我们烧早饭吃。船工把缸灶搬到岸上，在一棵大树下起火烧饭。珍珍问船工，这是哪里？船工说这叫萧山长河头，这码头走过去是长河镇。

不远处正在杀猪煺毛，围着很多人在看热闹，船工也走过去看热闹，有一个老人对船工说：你一身疥疮，痒吗？船工说很痒。老人说：这猪身子洗完，水还是很热的，你进去泡洗一会，等水凉了你的疥疮就洗好了。船工问：真管用？老人说：我是老郎中（中医），不骗你的，特别灵验。

船工等猪洗完，穿了一条短裤跳进木桶，浸泡全身，并双手擦全身，老郎中在旁边作指导，洗到水不太热，见全身头面都光洁明亮了，才起身，老郎中也笑着说：你的疥疮没有了，身体也不会痒了。船工说：谢谢您，老先生！珍珍也说快去穿衣服。老医生又嘱咐：穿件干净的衣服吧。船工跑向小船。

船工穿好衣服，走到珍珍跟前说：我去买点小菜，回来我们吃饭。

珍珍问：你叫什么名字？你家在哪里？家中有什么人？小船工说：我没有名字，大家叫我鱼哥，我靠打鱼卖鱼为生，父母双亡，没有家了，这船就是我家，我独自一人。珍珍听了，心中很高兴。珍珍说：你等一下。珍珍走进船舱，从布包里拿出一点钱，走到鱼哥跟前说：我也叫你鱼哥吧。你拿着这些钱，到镇上买几身像样的衣服和鞋，再买点菜回来，我等你回来一起吃饭。鱼哥：这衣服给谁买的？珍珍说：是你穿的，快去快回吧。鱼哥高兴地去了镇上。不久，鱼哥买了回来，在船舱内换了衣服。珍珍要把旧衣服扔了，鱼哥很不舍得，珍珍说：放心吧，以后都会给你买的。俩人开始吃饭了。珍珍告诉鱼哥：我叫珍珍，今年18岁，父亲要把我嫁给一个大财主蒋爷，我不愿意，所以逃婚出来了，不再回去了，你若喜欢我，我俩就在一起，你可喜欢？鱼哥开心死了！马上拜倒在地，感谢上天把珍珍送到他跟前。珍珍谢谢你。

吃完饭，珍珍叫鱼哥带钱到镇上大茶楼馆去饮茶，打听买一套小庄园，再买几亩地，问清需要多少钱，更要环境幽静，田地离家要近，看看有没有合适的。珍珍说：你打听好回来告诉我，我再和你去看，要是价钱合理我们就买下来。鱼哥惊讶地问珍珍：你有那么多钱吗？珍珍笑着说：有的，你放心吧。

鱼哥穿着新衣服真像一个小财主，来到长河镇最大的茶馆，正面坐下，店小二一看是新客，马上过来问：公子您是新来的，没有见过您。您要喝什么茶？鱼哥问：你这里什么茶最好？店小二说：明前的西湖龙井最好。鱼哥没来过茶馆，也不知道什么叫明前西湖龙井茶，只知道珍珍交代他要大方，不要怕花钱，吃茶要最好的。很快，小二把茶送过来，鱼哥确实闻到了茶香，饮茶品茗，鱼哥也不懂，只想到珍珍让他打听买庄园和田地的事情，店堂的老客们已经注意到这位新来的客人。鱼哥把小二叫过来问道：我要买庄园和田地容易办吗？小二说：容易容易。我帮您叫一个人过来，他就能帮您。店小二转身向对面茶桌叫道：二叔，请您过来一下。这位客人要买庄园和田地。二叔小声问店小二：这位客人姓什么？小二说：新来的。二叔走到鱼哥桌前打恭敬手礼，鱼哥回礼，请二叔坐下，小二把二叔的茶水接过来，二叔称鱼哥为来先生。鱼哥说：我想在此买一个小庄园和几亩地，要求环境优雅，田地离家不要远，能有吗？二叔说：来先生，这镇东头有一座庄园，非常优雅，我带你去看看。鱼哥很高兴地站起来，付清二叔和自己的茶钱，随二叔一起前往镇东，来到一个闹中取静而且有山水围绕的一个庄园。二叔开门，带鱼哥进院说：这庄园主人委托我把这个庄园卖掉，所以钥匙就在我这里了，鱼哥看了十分满意，跟二叔说：我回去叫我家人明天一起来看房子，若是满意了就买了。问明了价格以后，鱼哥与二叔告别便回去了。回到船中，鱼哥把经过告诉了珍珍，珍珍说：这么顺利，真要感谢上天。

第二天一早，鱼哥和珍珍一同来到庄园，见二叔等在那里，双方见礼后，进入院内便是花园，假山鱼池，回廊，一个二层小楼，坐北朝南，房内家具齐全。走到二楼上，向外面望去有河有山，真可说前有河流后有靠山，实属好地方啊。

珍珍把鱼哥叫到一边说：这庄园我们买了，房东把钥匙交给二叔来办卖房的事情，说明这位二叔是个可靠的人。你就聘请他做我们的管家，要买房买地就交给他去办，他是当地人，好办事。鱼哥觉得珍珍说得对，就过去对二叔说了，二叔听了十分感动，说：来先生你们看得起我，我一定会尽心尽力为您办事的。

大家十分高兴，又去看了附近的田地。

之后在镇上酒楼请二叔吃饭，叫二叔派人把庄园卫生打扫一下，两天后搬进去住，搬家付钱。

当时店小二说鱼哥是“新来的”，但被二叔叫成“姓来的”，于是长河地方就有姓来的在此生儿育女繁荣发展了。鱼哥自从住进小楼庄园，珍珍对鱼哥说：人家叫你来先生，我就叫你来哥吧。珍珍改叫来哥了。

他们修桥，铺路，造江堤（钱塘江），救荒，救灾，救助穷人。后来被朝廷皇上封为“来天官”。他的子孙遍布各地。

故事说完了，但是留下几个问号？

1. 这个庄园为什么庄主不敢住？最低价格也卖不掉，没人敢要，因为住进去会被吓出来，闹鬼。而鱼哥和珍珍住进去为什么一切太平？

2. 珍珍从她家带出来的钱买庄园田地也快花完了，哪来修桥、修路、造江堤（钱塘江）、救灾救荒、救助穷人的钱，皇上封他“来天官”也是要花钱的，他们哪来那么多钱？

给我讲这个故事的老先生说：他们住进庄园的头天晚上，来哥和珍珍同时做了同样的梦，一位财神对他们说，你们祖先给你们留下了财富，我已经看守多年，今天你们来了，我可以走了，财富就在花园大松树左侧三尺深的地下，一缸黄金，收好了，要多做善事累积福德，我走了。俩人醒来，说了同样的梦事，就拿了工具，到花园找到大松树左侧，挖下三尺深，果然见一大缸，打开盖子里面都是黄金。

夫妻俩把黄金和缸都搬到小楼上的房中藏好，二人决定以后要多做善事好事，帮助众生。

第十五章

骨伤科疾病

第一节　腰椎骨质增生

刘XX，男，40岁，患病已两年多，腰痛严重，不能屈伸，颜面青紫，口唇紫，舌质深红，舌苔白，形体瘦，精神苦闷，语气呻吟，脉沉缓。西医诊断为“腰椎骨质增生”，与家人同来求诊。

此为风寒湿邪深入筋骨。治宜补血、温经、活络。

处方：桂乌加味汤

组成：当归15克，川芎10克，赤芍12克，熟地12克，桂枝10克，乌梢蛇10克，制乳香10克，制没药10克，丹参15克，甘草6克，苏木10克，生姜12克，三七12克。

用法：水煎2次，分2次服。每日1剂。

功效：服药12剂，腰痛已消。再服8剂，体力恢复。

善后：上药研粉，每次服9克，每日服2次，巩固疗效，防止复发。

注意：脾胃虚弱者加炒鸡内金15克，炒白术12克；失眠者加炒酸枣仁30克，夜交藤15克。

第二节　跌打内伤

一男一女两位老人陪一男子来到公益服务基地，说是来看我的，问我身体内伤疼痛能治好吗？我说：可以治好。老人就介绍这位男子，说他是国家运动员，得了内伤疼痛，总看不好。这位运动员也说：我们那里专家名医都没治好，您能治好吗？看起来很怀疑。我说不但能治好，而且很快就可以治好。我们治病还不要钱，因为我只把治病的方法告诉你，病要靠你自己来治好。

他就更奇怪了，他说：我又不是医生，我自己怎么会治病？我对他说：你是很伟大的，你不但可以治好自己的病，以后还可以防止再受伤。他说：我应该怎么做，请您告诉我吧。

我说好，人本身是有自愈功能的，有“心想事成”的功能，只要你想：“我得到治疗了”“我的伤痛全部都好了”，加上我给你的两张中药处方，一张煎汤服，一张煎汤沐浴，3~7天痊愈。假如你不相信我，不听我的话，不照我说的做，那你的伤痛不会好的，能否治好全看你自己的思想意念。所以我前面说要治好病全看你了。

以后你在运动比赛中，自己给自己输入好的信心、好的意念，千万不要输入不好的意念，就能防止受伤，就能出好的成绩。意念是有很大的力量的。现在我就给你开两张中药处方，拿回去照方运用。

处方一：回春汤治疗（重症处方）

组成：制乳香12克，制没药12克，制川乌9克，制草乌9克，琥珀粉3克（分2次吞服），红花12克，甘草10克，牡丹皮12克，杜仲10克，花粉10克，牛膝10克，当归10克，骨碎补9克，血竭10克，肉桂

10克，地鳖虫10克，三七4克，广木香12克，川羌活10克。

用法：将19味中药，用酒和水各一半，煎汤3次，分3次服，每日1剂。

处方二

组成：苏木150克，松节（或用络石藤代替）150克，赤芍80克，红花50克。

用法：水煎取液，待温时沐浴，每日1次。每日1剂。

功效：轻症1天治愈，重症3~7天治愈。

治疗对象：练武人、现代运动员、高空作业人员、野外作业人员等。

第三节　跌打重伤气绝（急救）

患者表现为：大小便不通，瘀血不散，肚腹膨胀，此系上攻于心腹，闷乱致死之象也，当急救之。

处方：大成汤

组成：大黄6克，玄明粉6克，枳壳6克，厚朴3克，当归3克，桃仁3克，苏木3克，红花2克，木通3克，甘草2克。

用法：水煎温服，每日1剂。

功效：服药后，通下瘀血，神志复苏，当改服下方补药。

善后处方：虚损扶正散（或煎汤服）

组成：党参10克，鹿茸粉3克，制首乌10克，补骨脂6克，黄芪15克，茯苓10克，当归10克，锁阳10克，枸杞子10克，菟丝子10克，熟地10克，黄精10克，淫羊藿10克，杜仲10克，怀山药15克，陈皮10克，炒白术15克，炒鸡内金10克，干姜10克，炒酸枣仁10克，丹参20克。

用法：上药研细粉，每次吞服10克，每日吞服3次。

功效：1剂药粉服7天，身体已恢复，再服2剂巩固疗效。

第四节 外伤刀伤出血急救

凡是外伤刀伤出血有两个急救方法：

（1）小面积刀伤、外伤出血

处方

组成：仙人掌1片

用法：将仙人掌去刺，敷在患处。

功效：1次治愈。

（2）大面积刀伤外伤出血

处方（武林秘方）

组成：地鳖虫12克，胆南星15克，血竭15克，制没药24克，微炒马钱子9个，龙骨9克，净乳香30克，防风15克，川芎12克，冰片3克，升麻15克，当归9克，金狗脊黄毛24克，三七3克，白芷15克，七叶一枝花15克，菖蒲9克，红花15克，川羌活9克，螃蟹骨9克。

用法：上20味共研细粉末，装瓶加盖。用时取药粉适量，加老酒调和，外敷患处。

功效：敷药后5分钟止血，伤口愈合。不出血的伤肿，敷药后消肿止痛，一天病获痊愈。

第五节　骨　折

在70多年前，杭州南星桥铁路旁有一个采石场，那个时候的采石人，没有任何的劳保医保待遇，死伤责任工人自负。这里经常发生事故，老百姓叫苦连天，采石场也影响到了铁路的安全，所以只得停掉了，停工前经常有受伤的工人来找我师父治伤。

有一天，几个人抬着一位受伤的工人来找师父治伤，说是一块大石头从山上滚下来，砸断了这位青年人的左腿，伤者家庭贫穷，无钱去医院治疗，特来求师父救治。

我师父用手探查他的左脚小腿，正骨骨折了，这里骨折老百姓一般说是讨饭骨伤了，只能讨饭了，不能干活了，也治不好了。师父理顺了他的断骨，只对他们说不用怕，很快能治好，一个月后照样可以干活。大家都很高兴。师父找来两片杉树皮和布条，然后叫我准备纸，写处方。

外敷处方

组成：刘寄奴12克，制川乌12克，制草乌12克，薄荷12克，栀子10克，大黄8克，没药8克，甜瓜子10克，生菜子10克，榆树白皮

10克。

用法：上药加葱白3个，生姜3片，面粉少许，用黄酒（或白酒）和米醋各半，适量搅拌诸药，捣烂如泥，炒熟后外敷患处，用杉树皮和布条固定。

注意：若药能备齐，外温敷1小时，骨接好后，可以拿掉外敷的药，否则会使骨架过高。若是药不能配齐，例如后三味药没有，温敷时间可以延长到4小时，骨接好后，外敷药可以拿掉。

内服处方：生骨散

组成：地鳖虫9克，自然铜9克，龙骨9克，制乳香9克，制没药9克，麝香2克，七叶莲15克，大驳骨30克，水蛭6克。

用法：上药研细粉，装瓶。每次吞服3克，每日吞服3次，温酒送服。

功效：连服15~30天，骨折痊愈。

这位采石工人10天治愈，15天已经去工作了。全家人和工友们都跑来拜谢师父。

第六节　腰椎间盘突出、骨质增生、坐骨神经痛

（一方统治）

一天，师父带我在灵隐寺拜佛出来，在道路边见一家三口在坐地讨钱，说男人（约40多岁）得了不治之症，丧失劳动力，只能靠讨饭

生活。我师父蹲下身去问了那男人的病况，查看了他的身体，然后对他们说：你得了腰椎间盘突出症和骨质增生及坐骨神经痛，确实很痛，没法劳动干活了。不过，我可以把你的病治好，治好的时间需要1~3个月。那时候，你就可以正常生活了。

师父叫我给他们开了处方，又给了他们抓中药的钱。

处方：强筋健骨汤

组成：熟地30克，黄芪30克，当归15克，杭白芍15克，地鳖虫10克，龟甲24克（先煎），川桂枝12克，鹿衔草15克，肉苁蓉12克，淫羊藿20克，山萸肉20克，桑寄生15克，威灵仙12克，川牛膝15克，制乳香10克，汉防己10克，自然铜12克，金毛狗脊15克，炒苍术10克，炒鸡内金15克，陈皮10克，焦稻芽15克（谷芽可代），干姜10克，炙甘草10克，紫河车粉6克（分3次吞服）。

用法：水煎3次，分3次服，每日1剂。连服1~3个月治愈。

第十六章

五官科疾病

第一节　舌体干裂症

纪女士，60岁，因中气素来虚弱，常见齿龈干燥出血。近因秋燥暑火伤阴，突发口苦咽干，舌面干裂，吞咽感到困难，神志不安。舌质深红、光亮无苔。治宜育阴、清火、润燥。

处方：生地汤

组成：生地30克（鲜生地60克），旱莲草24克，女贞子24克，红藤24克，蒲公英24克，板蓝根24克，黄甘菊9克，川贝粉2克（吞服），大青叶9克，枸杞子12克，石斛12克，琥珀末6克，南北沙参各9克。

用法：水煎服，每日1剂。

外搽处方

组成：青黛6克，黄柏6克，西牛黄0.3克，琥珀末1.5克。

用法：上四味药共研细末，加香油调和，涂搽舌体。

功效：经8天内服外搽，病获痊愈。

第二节　舌溢血(舌衄)

陈X，男，50岁，工人。来求诊时自述病情：开始时口苦，唾液黏稠，烦躁多梦，后来发展到胸满闷，晚上突然舌面出血，量多，色深红，有刺痛，口干，咳嗽，夜尿频多。天亮时症状消失，晚上又复发。

去医院检查，诊为“肺心性舌溢血”。西药治疗5个多月，又去中医院止血治疗1个月，都没有效果，舌头出血越来越多。经人介绍特来求治。

见患者形体消瘦，舌尖红绛，苔黄、干糙，脉弦数。此病为心脾积热，迫血妄行。治宜清热凉血解毒，养阴生津。

处方：天冬麦冬汤

组成：天门冬15克，麦门冬15克，生地10克，熟地15克，绵茵陈18克，石斛20克，连翘12克，银花13克，黄连6克，甘草3克，赤芍12克，牡丹皮15克，知母12克，仙鹤草30克，侧柏叶炭(炒侧柏叶)10克。

用法：水煎2次，分2次服。每日1剂。

功效：连服2剂，舌面出血减少，服药15剂痊愈。

善后处方：虚损扶正散

组成：党参10克，鹿茸粉3克，巴戟天10克，制首乌10克，补骨脂10克，黄芪30克，锁阳10克，枸杞子15克，菟丝子12克，五味子10克，熟地15克，黄精10克，茯苓10克，淫羊藿10克，怀山药30克，当归10克，丹参10克，陈皮6克，炒白术10克，莲心6克，干姜10克，紫河车粉6克，炒酸枣仁30克，鬼针草30克。

用法：上药研细粉装瓶，每次吞服5克，每日服3次。

功效：清血毒，通血管，补肝肾，增强免疫功能。

第十七章

妇科疾病

第一节　卵巢囊肿

李女士，32岁，已婚，农民。曾生一男孩，后8年未孕。一胎产后发生月经延期，腹部胀满，后则有硬块形成，到多地检查，诊为卵巢囊肿。五年来腹膨胀日增，形似抱瓮，起卧艰难。家人已备后事。来求诊时，患者面容憔悴，毛发脱落，言语低微，羸瘦不堪，两目黯黑，昼夜腹痛，难以入睡。脉细数，舌少苔而瘦，薄边有齿痕。腹大如产妇，坚硬如石，拒按。阴道有污物，淋漓不断流出。证属血证。

治宜破血消坚，理气行滞。当先攻而后补之。

处方：化坚汤加味

组成：桃仁9克，杏仁9克，橘皮9克，丹皮9克，桂枝9克，甘草6克，米醋30毫升，大黄10克，蜂蜜30毫升(冲服)。

用法：水煎2次，分2次服。每日1剂。

服药1剂，见阴道流出小量污秽之物，其味奇臭，腹胀稍减，精神转佳，思食。

原方再服1剂。服后，阴道排出大量污秽之物，形如败絮样。

第三天，三诊时，见其腹部较前松软，根据李椻老师经验，“善治癥瘕者，调其气而破其血……衰其大半而止”之理，决定再服1剂，可以更换处方治疗。

第四天，投服“虚损扶正汤（丸）”治疗，一周，病获痊愈。

按：此方系丰明德老师从《黄芪八种》中化裁而来。妙在醋、蜜两味，一取酸收软坚，一取蜜润滋补，一收一润，促进了癥块速行，俾邪去而正不伤，所以可取得满意的效果。

第二节　席汉氏综合征

崔女士因产后垂体功能低下，医院诊为“席汉氏综合征”，所出现一派肾阳虚损诸病，治宜补肾壮阳。投下方治愈。

处方：仙茅附桂汤加味

组成：仙茅30克，制附子15克，肉桂10克，熟地35克，怀山药30克，吴茱萸15克，茯苓10克，巴戟天30克，枸杞子30克，黄芪30克，当归35克。

用法：水煎2次，分2次服。每日1剂。

功效：连续服药两个月诸症消失，恢复上班工作。

处方：苁蓉温肾汤

组成：肉苁蓉15克，枸杞子15克，巴戟天15克，锁阳10克，菟丝子10克，女贞子15克，旱莲草10克，龟板12克，丹参12克，川芎10克，炙黄芪30克，焦山楂10克，炙甘草10克。

用法：水煎2次，分2次服。每日1剂。

功效：连服本方两个月，病获痊愈。

医案：沈女士，30岁，婚后产一子，两次人流，最近一次人流手术，流血过多，月经量减少，形体日瘦，神疲乏力，畏寒怕冷，四肢不温，头晕耳鸣，腰膝酸软，声音嘶哑，毛发脱落，性欲减退，近两个月来，月经不行，妇科检查结果为宫体萎缩如枣大小，医院诊断为“席汉氏综合征”。激素治疗无效，故来求治。其肾阳亏虚，下元不足损伤冲任，胞宫已寒，治宜温肾补阳，下暖胞宫。患者连服上方两个月，病获痊愈。

以上两个处方治疗“席汉氏综合征”都有效。

第三节　乳腺小叶增生

杨女士，34岁，左乳包块，八家医院检查，三家医院疑为乳腺瘤，嘱其手术治疗，患者害怕手术，故来寻求治疗。肿块6厘米×8厘米，排除恶性肿瘤。

此为忧思郁怒，肝脾两伤，气滞痰凝之症，治宜行气活血，化痰散结。

处方

组成：制香附10克，丹参30克，玄参30克，牡蛎30克，黄药子

30克，菟丝子30克，淡海藻15克，淡昆布15克，青皮15克，白芥子15克，甘草3克，山栀10克。

用法：水煎2次，分2次服。每日1剂。

功效：服药6剂后，心烦已除，包块肿痛减轻。上药减去山栀10克，服药30剂。去医院复查，肿块已消尽，病获痊愈。

此方亦可以用于男性乳腺增生治疗，可收捷效。

姚女士，先在右乳房生出一肿块，伴抽掣样疼痛，牵引至双侧手臂腋下，经某医院检查为“乳腺瘤”，需要动手术。患者害怕手术，等待自愈，一段时间后，发觉双侧乳房都不适，医院检查发现左乳房上方和右乳房中部可扪及椭圆形肿块各有一个，分别为7厘米×3.5厘米与3.5厘米×2.5厘米。外观隆起，表面不光滑，质硬，活动度差，患者有家属陪来，求我们治疗。

我治疗的方法如下：

1. 给患者讲病，找到病的原因。患者是因为生气的毒素聚集在乳房上，气血瘀凝，生成乳腺增生肿块。要想病好起来，不能再生气，并且要原谅对方，谅解对方，把自己的要求放低，多看对方的优点，不看对方的缺点，自然慢慢地就原谅了对方，并要找到初心——原来看到他好才和他结婚的，(乳房上的病与丈夫有很大关系)现在他有什么不好，多检查自己有没有做好，这样心情就开了，不纠结了，心结一开病就好了。可以念五句话：对不起，是我错，请原谅，谢谢你，我爱你。病就能好起来了。

2. 她会生乳腺癌肿块，是身体热能下降，抵抗力下降，才会发病的，有足够的抵抗力，是不会发病的。古人早告诉我们："正气存内，邪不可干。"现在要病赶快好起来的方法，就需要把身体热能补起来，抵抗力加强了，自然病就消失了。怎么补热能呢？可以吃热性的东西，不要吃寒凉的食物，水产品、水果、冷饮是寒凉的，生病期间不吃了，要吃可以加干姜、姜粉、辣椒等热性东西一起来吃，还要给身体补充一些热能，可以吃红参、生姜茶、干姜粉，怎么吃？吃多少？请看原始点疗法一章。

3. 病人的经脉绷紧了，气血运行不畅，病气排不出来，天地的清养之气吸收不足，人的精气神都下降了。所以我们给她做原始点按推，疏通他的经络，让她气血运行畅通，精气神振作起来，病就好起来了。

4. 我们的治疗条件差，不能让患者住在我们这里。所以许多患者来了，是住在旅店的，不能常住。住几天病好一点就要回去了。我们这里治疗一切免费，她们住在旅店得自己花钱，所以给她一个中药处方治病。

处方：疏肝消瘰汤

组成：苏木10克，西党参12克，白术12克，当归12克，云茯苓12克，白芍12克，青木香12克，玄参12克，乌药12克，甘草6克，莪术10克。

用法：水煎2次，分2次服。每日1剂。

功效：功在疏肝，软坚散结。此方曾治疗乳腺小叶增生及乳腺瘤多例，均获治愈。

这位姚女士服用本方28剂，病获痊愈，没有复发。

第四节 乳腺增生

本病起因多为气血不足，肝气郁结，经脉瘀阻，气血凝结而致。治疗当疏肝理气，活血化瘀，软坚散结。

处方：瓜蒌汤

组成：当归12克，全瓜蒌30克，乳香6克，没药6克，甘草6克，橘核15克，荔核15克，昆布15克，海藻15克。

用法：水煎2次，分2次服，每日1剂，1个月为1个疗程。病久气虚加当归30克，炒白术12克，黄芪15克，牡蛎30克，法半夏10克。

功效：治疗多例，多在15~40天治愈。

注意：月经期停服本药。

按语：乳腺增生病，属祖国医学乳癖范畴，多为七情内伤，肝气郁结，气滞痰凝所致。治宜疏肝理气解郁，化痰散结为主，久病气血虚弱者，应益气养营，化痰散结。治愈该病需用一定时间，患者必须树立信心，耐心配合治疗，才可以彻底治愈，切不可延误治疗而致癌变后悔。

第五节 急性乳腺炎

陈女士，29岁，产后3个月，婴儿吃乳，乳头破裂，继而左侧乳房结硬块，压痛明显，皮色红，全身感觉不适，尚未恶寒，脉滑。医院诊断为急性乳腺炎，注射青霉素4天，未见好转，故来求治。

处方：蒲王汤

组成：蒲公英15克，王不留行15克，金银花10克，连翘10克，穿山甲10克，柴胡6克，牛蒡子10克，生地10克，赤芍6克，全瓜蒌30克，党参15克，黄芪20克，乳香6克，没药6克，天花粉10克。

用法：水煎2次，分2次服。每日1剂。

功效：连服5剂，病获痊愈。

第六节 急性化脓性乳腺炎

有人介绍一位女士前来看化脓性乳腺炎，我对患者说：这病去医院治过吗？她说：治疗一周没有效果，所以介绍到您这里来了，寻求治疗。

我说：你放心，可以治好的。但是要你明白生病的原因是什么才可防止再生病，好吗？她说：好的。我说：你平时爱发脾气吧？爱不高兴吧？她说：是的。我说：我只想劝你不要生气，不要发脾气，只要多想好的事情，多看美好的事情，不让自己生烦恼，你就能心平气和，肝气调达，气血通畅，不结肿瘤，乳腺通美。她说：那我现在怎么办？我说：有两个办法，你能做到的话，病一周痊愈。她高兴地说：好啊，你说说什么办法？我说：第一，你要笑，要求每天笑七次；第二，我给你一个中药处方，照方服用一周治愈。

处方：瓜蒌天花汤

组成：全瓜蒌30克，天花粉10克，牛蒡子10克，柴胡10克，黄芩9克，栀子9克，连翘9克，金银花30克，青陈皮9克，陈皮9克，皂角刺9克，蒲公英24克，赤芍9克，生甘草3克。

用法：水煎2次，分2次服。每日1剂。

功效：1周病愈。

第七节 乳头裂

此病系肝火炽盛而致，由忧郁恼怒伤肝而生，治疗应清肝火，解郁毒，凉血止痛。

处方：乳裂膏（外用）

组成：当归10克，生地10克，浙贝母10克，白芷10克，制没药10克，制乳香10克，紫草6克，黄蜡12克，香油30克。

用法：将香油放入勺内，小火熬开，再一味一味下药，炸焦黑后捞出弃去，再下另一味药。最后只留香油，不要药渣，然后将黄蜡倒入热香油中，溶解后，装瓶。凉后成膏状，名叫"乳裂膏"。

患者取乳裂膏外涂患处，每天换药涂用，1周可痊愈。剩下的药膏可以给别的患者使用，都可治愈。

引自：邵宗鉴老师验方。

第八节　性机能障碍

苏某，女，30岁，来寻求治疗。患者自述：婚前多有夜间梦交，婚后性交时阴道分泌液少，阴道干涩，性交时疼痛难忍，久之，因为怕痛拒绝性生活。然而仍常有梦交，梦交时阴道分泌液增多而自遗。

医院妇科检查未发现其生殖器官异常，由于不愿意性交，乃至夫妇不和，患者也闷闷不乐，形体日渐消瘦，头晕目眩，心悸健忘，失眠多梦。此病乃阴阳失调，心肾不交，治宜调和阴阳，潜镇固摄。

处方：桂枝龙骨汤

组成：桂枝15克，白芍18克，龙骨18克，牡蛎18克，炙甘草6克，生姜3片，大枣3枚。

用法：水煎2次，分2次服。每日1剂。

功效：连服5剂治愈。

善后：再服3剂巩固疗效，不会复发。

第九节　洞房性交昏迷症

张某，女，25岁，由爱人陪同来求诊。说近三个月，每逢性交时，女方会突然不省人事，颈项及四肢强硬，呼之不应，需片刻后，才会渐渐清醒。已结婚两年，婚后无此病，病从产后出现，同房前无任何恐惧感。日常饮食、睡眠、大小便均正常。观其面色少华，形瘦，脉沉细。此乃心肝血亏，筋脉失养所致，治宜补血养肝。

处方：归脾汤加减

组成：党参15克，黄芪15克，当归10克，茯神木10克，炒酸枣仁15克，远志10克，杭白芍12克，熟地18克，白术10克，木香6克，陈皮6克，龙眼肉15克，甘草6克，生姜9克，大枣6枚。

用法：水煎2次，分2次服。每日1剂。

功效：服药6剂，精神转好，再服10剂诸症消除。

追访没有复发。

第十节 产后缺乳

孙女士，32岁，第二胎足月顺产后四天，乳汁甚少，乳房无胀感，饮食尚可，自觉头晕肢倦，心悸气短，脉细舌淡。此病乃气血不足，乳络不通，治宜补血通乳。

处方：补益通乳汤

组成：党参10克，炙黄芪12克，炒白术10克，当归身10克，川芎6克，炮山甲10克，王不留行10克，通草6克，陈皮6克。

用法：水煎2次，分2次服。每日1剂。

功效：服药4剂，乳汁通。

因夫妻口角，乳汁突然减少，故又来求诊，原方加柴胡6克，青皮5克，再服4剂，乳汁恢复正常。

第十一节 产后尿潴留(小便不通)

董女士,25岁,产后即小便不通,已四天,点滴全无。小腹虽鼓仅微胀,面色黄,神疲乏力,多汗,少纳,语声低而懒言,脉细弱,舌淡苔薄。此病为中气不足,小便不通也,治宜补中气,加官桂化膀胱之气,桔梗开肺气而通水道。

处方:补中益气汤加减

组成:党参12克,黄芪10克,白术10克,醋炒柴胡5克,炙升麻5克,当归身10克,陈皮10克,甘草3克,官桂3克,桔梗10克。

用法:水煎2次,分2次服。每日1剂。

功效:服药1剂,患者第二天来说一昼夜小便6次,但通而不畅。原方再服1剂,病告痊愈,事后当补虚损扶正散。

第十二节 产后子宫复原不全(含人流术后)

范女士,20岁,产后一个半月,恶露淋漓不净,医院检查,诊断为"子宫复原不全"。血量特多,故经人介绍前来看病。此乃气虚不固,治宜升提收固。

处方:缩宫汤

组成:益母草15克,贯众10克,炒蒲黄10克,五味子6克。

用法:水煎2次,分2次服。每日1剂。

功效:服药2剂,阴道出血全止。最多3剂愈。

说明：缩宫汤对子宫平滑肌有收缩作用，但是人流手术后有绒毛膜残留在子宫腔者，服本药后，出血不减少，反而增多，就是提示需去妇科作宫腔检查。

引自：胡延溢老师验方。

第十三节　产后出血不止

宋女士，32岁，产后两周阴道恶露不尽，血量少、腹痛、腰痛。西医行刮宫术后仍然不尽，头昏，四肢软弱无力，小腹坠胀畏冷，脉象沉细。证属产后瘀血未净，寒湿内滞。治宜活血祛瘀，温经散寒。

处方：当归活血汤

组成：当归12克，杭白芍12克，川芎10克，泽兰12克，丹参12克，续断12克，炮干姜10克，荆芥10克，艾叶10克，炙甘草10克。

用法：水煎2次，分2次服。每日1剂。

功效：服药3剂后，诸症全除，病获痊愈。

引自：黄云樵老师验方。

第十四节 习惯性流产

陈女士，28岁，21岁结婚，后怀孕6个月流产，以后又连续怀孕，都在怀孕5个月时流产。现在又怀孕4个月，又有流产的征兆，腰痛、少腹胀痛、坠感，伴胸闷不舒、厌食恶心。此为脾肾亏虚，胎气止遗。

处方：固肾安胎和胃汤

组成：当归12克，黄芪10克，白术12克，甘草6克，党参12克，杜仲15克，菟丝子12克，茯苓10克，续断10克，砂仁6克（后下，煎5分钟），熟地12克，白芍10克，川芎5克。

用法：水煎2次，分2次服。每日1剂。

功效：患者服药5剂，胎元得固，诸症尽除。嘱咐以后每月服上药2剂，患者又服药4个月至足月，顺产一男婴。其后又孕产一胎，均平安无恙。

说明：《产宝百问》说："胎动腹痛，急服益气安胎药。"《女科经验》说：胎前用药，多以补脾为要，此产后无气之本也。上方即照用之，故5剂得安。

从温州来一女子，对我说，她总是怀孕两三个月就会流产，医院也没办法治疗。我们那里已有人吃了您的药怀孕生子了，所以，我们来找您治病。我交代她必须保暖防寒，不要吃寒凉的东西，不要穿太露，所有流产与寒凉、肾气不固有关。

处方：固肾安胎汤

组成：当归12克，黄芩10克，白术12克，甘草6克，杜仲15克，菟丝子12克，黄芪15克，续断10克，砂仁6克（后下），紫苏子10克，党参20克，熟地15克，白芍10克，川芎6克，桑寄生15克，紫苏梗10克。

用法：水煎2次，分2次服，每日1剂（每月最多服3剂），每次月经干净后服上方（月经期间不能服此药方），连服5个月。夫妻分房3个月。

功效：第二年生一男婴。

第十五节　子宫内膜炎、经血瘀滞、不孕症

近日来了两位中青年女子，她们来自南北两个地区，一个云南，一个黑龙江，她们都患有严重的妇科病。怎么会病成这样？把她们的故事说出来，对青年女子都会有所启示，如果能从她们的生活中吸取教训，就不会患她们这样的病了，下面用化名来讲述她们的故事。

第一个女子叫小崔，老家是杭州的，因为父母双亡，被云南的姨妈接去抚养了。从小学到初中，她学习成绩都不太好，小崔总感觉到孤单，缺少爱。姨妈问她的打算：她说，我希望和朋友在一起开开心心地玩，别的我没想。她喜欢结交男生，终于交上了一个男生叫小军，父母在很远的部队工作，父母为他请来了一位阿姨照料小军的生活，有时阿姨不在家，小军就把小崔叫到家中来过夜。时间一长，也就不避开阿姨了，公开住在小军家了。小军听说父母要回家了，才叫小崔回她姨妈家住，姨妈虽然也骂过小崔，小崔也不听，最后知道小军家是高级干部家，也就随她去了。

就这样，小崔在小军家住了两年多，打胎三次。

这次小军父母来家，说要接儿子小军去部队，并且已经为小军选好了对象，是门当户对的高干子女，文化水平和长相都是非常好的。这时，小军才把自己和小崔同居已两年，并且已经打胎三次的事情说出来。由于小军父母不能接受小崔，最后决定把这栋房子补偿给小崔。阿姨辞退不用了，小军再给小崔一笔钱，作为安家费用。小军父母带上小军离开云南去部队了。

小崔不喜欢姨妈整天说她，决定把小军给的房子出租出去，自己离开云南到杭州来找她的亲弟弟，弟弟也是由另一位姨妈抚养的。弟弟目前在杭州开了一家小店，生活还过得去。弟弟对姐姐也不亲。一天小崔到酒吧饮闷酒，见一位50多岁男人独自饮酒，看他很烦恼的样子。不久这男子结了账，准备起身离去，脚没站稳倒在地上，小崔马上扶起男人，叫他坐一会儿休息下，要来一杯清水，叫他慢慢饮下。之后男人叫来服务员，把小崔的账结了。男人起身要走，小崔说：我送你回家。于是小崔护着男人到家，男人倒来茶水给小崔，俩人就坐在那里谈起话来。男人说他是某公司的老总，叫陈某，因为遇到烦心事，来酒吧饮闷酒，他说：幸亏遇到你，你叫什么？小崔说：我叫小崔，父母双亡，由云南的姨妈抚养，前几天刚从云南回到杭州，暂住弟弟家。因为心中烦闷，才到酒吧来饮酒散心，是上天的安排，让我遇到了先生。陈某问：你现在还没结婚？是一个人吗？小崔回答说是一个人。陈某说，你没地方住的话可以住在我这里，这是公司接待客人的地方，我家离这里还很远，于是小崔就住下了。生活费用也是陈某送来，她们生活得很幸福，一住又是三年多，又打胎三次，小崔也希望和陈某结婚，虽然他年龄比小崔大很多。但陈某说：我喜欢你，但不能结婚，因为我有家和老婆孩子，不能重婚呀。

结果陈某金屋藏娇的事情终于败露，家中老婆孩子知道了，要赶走小崔。陈某还算有良心，说了许多好话，决定另买一套房子给小崔，让小崔离开陈家住宅，再给一笔钱算了结关系。

小崔与人合伙做生意，挣了钱又买了一套房子，后来因为三角债，生意做不下去散伙了。这时候，她已经30多岁了，发现身体不好，去医院检查说她得了子宫内膜炎，经血瘀滞，不能生育了，到处求医，都医治无效。从最初的她喜欢和朋友们一起玩，不想念书，不想做事，结果变成现在这样，虽然现在有房产两处用于出租，另外一处自己住，生活可以靠租金维持，但是没老公没儿女孤单一个人，老来怎么办？病倒了怎么办？但愿她未来有一个好的归宿，有一个家。经人介绍，她来找我治病，我投如下处方治疗。

处方：固冲清宫汤加味

组成：炙黄芪30克，熟地30克，山萸肉10克，当归15克，败酱草15克，连翘衣15克，蚤休10克，炒白术15克，大黄6克（后下），炒白芍10克，红花6克，柴胡6克，炒山药30克，石菖蒲6克，川芎6克，升麻6克，茺蔚子10克，红藤20克，砂仁6克（后下），茯苓10克，紫苏梗10克，桑寄生15克，炒杜仲15克，干姜6~10克，肉桂3克。

用法：水煎2次，分2次服。每日1剂。

功效：经净时服7~30剂治愈。

注意：一有怀孕，须服固肾安胎汤以防滑胎。

第十六节　性交时血崩，女子干血痨，顽固性闭经

一位女子也是经人介绍来找我看病，她也姓崔，今年30多岁，家住黑龙江某某县某某村。她从小学习很好，长得也好，在学校被称为校花。班里有个同班同学刘某，家长是企业家，要求把小崔早早地娶回家。刘某跟他父亲做生意学会了喝酒吸烟，学了一身的霸脾气，晚上对他老婆不管来不来月经，要想过性生活就必须过性生活，不管女方同不同意，强行进行性生活，曾发生性交时血崩。此病虽可治疗，必须严禁房事三个月，以利修复破损的子宫口颈，不至加重损伤危及生命。

性交时血崩时的治疗方法是补气补精，温经止血，利水通窍调经。

处方：引精止血汤

组成：党参15克，炒白术30克，茯苓9克，熟地30克，山萸肉15克，黑姜3克，黄柏2克，荆芥穗9克，炒车前子9克。

用法：水煎2次，分2次服。每日1剂。

功效：服4剂崩漏愈，连服10剂痊愈。

注意：必须严禁房事3个月。

第二次又血崩，故换一个处方，用“固本止崩汤”治疗。

处方：固本止崩汤

组成：熟地30克，炒白术30克，生黄芪10克，酒洗当归15克，黑姜6克，人参10克。

用法：水煎2次，分2次服。每日1剂。

功效：连服10剂，血崩不再复发。

此方补血、补气、补火，用黑姜归经而收敛，可治愈崩漏。

又过了几个月，小崔来电话说：病重，要求来杭州找我治疗。

这天由小崔老公、母亲陪同来找我看病。只见小崔肌瘦如柴，仅存皮骨，背驼腹胀，按之甚痛，呻吟不绝。她母亲说：月经不来三个月时曾去医院治疗，服药3个月，病情反而加重，现在病已奄奄。

我问小崔：是否月经不尽时过上性生活？小崔说：是的，此后月经不来了。我告诉她们：闭经之后，瘀血内积，元气大伤。

治疗方法：瘀积要攻，否则病不能除，但是元气已伤，攻又不能胜任，若先补，又会留下病邪，故先攻一下，再补。开1剂“抵当汤”治疗。

治女子干血痨，顽固性闭经，可用下面处方。

处方：抵当汤

组成：虻虫3克，水蛭3克，大黄15克，桃仁50克。

用法：水煎2次，分2次服。每日1剂。

第二天来复诊时说，泻下很多黑色物，腹部胀痛已平息，脉仍虚弱，不宜再攻，故开下方。

处方：健脾生化汤

组成：党参12克，白术12克，茯苓15克，黄芪15克，当归12克，甘草10克，炒鸡内金20克，柴胡6克，赤芍10克，川芎10克，香附10克，枳实12克，川牛膝15克，桃仁15克，红花12克，熟地12克，白芍10克，陈皮10克，茺蔚子10克。

用法：水煎2次，分3次服。每日1剂。

患者服药7~30剂，月经转为正常，病获痊愈。

我曾问小崔老公刘某：你爱你老婆吗？他说：当然爱她。我说：光爱不保护她这是爱吗？这是在害她，所以爱必须是爱护，这才是真爱，才能长久地爱。

他们在杭州住了10多天，说病好了，然后高高兴兴地回黑龙江去了。

这两个故事，对于青年男女有什么教育作用呢？大家能吸取什么生活教训呢？希望有点作用。

第十八章

儿科疾病

第一节　小儿淋巴肉芽肿（淋巴恶性肿瘤）

表现为小儿左颈部及左下颌之淋巴结肿大，质硬，属中医“瘰疬”“瘿瘤”范畴。医院检查报告为“淋巴肉芽肿”，给予放射治疗。同时家属又来要求中医治疗。

见左侧颈部及下颌淋巴结多个肿大，弥漫连成一片，头部转侧不利。舌苔薄白，脉弦滑，系湿热、痰阻血络，结聚成块，治宜清热解毒，活血消肿。

处方：解毒散结汤加味

组成：板蓝根30克，马勃5克，薄荷10克，蒲公英30克，瓜蒌15克，玄参15克，桔梗10克，生地12克，赤芍12克，草河车12克，郁金10克，蜂房3克，杏仁10克，生枇杷叶10克，昆布10克，海藻10克，银花10克，鸡内金10克。

用法：水煎服，每日1剂。

功效：连服上药3个月，肿块消失，小儿颈部活动自如。

引自：北京关幼波老师验方。

第二节　小儿慢性肾炎

余某，男，8岁，来求诊时，其两下肢浮肿。医院检查尿蛋白(+++)，诊断为慢性肾炎，已住院治疗半年多，没有治愈。经人介绍特来求治。

患儿食欲不振，腰痛，小便频数，脉沉无力，舌淡无苔。病系脾肾两虚，治宜健脾补肾。

处方：健脾补肾汤

组成：党参15克，茯苓10克，山药15克，薏苡仁15克，扁豆12克，芡实10克，莲子10克，姜半夏10克，陈皮6克，砂仁6克，制香附9克，炙甘草9克，肉苁蓉10克，菟丝子10克。

用法：水煎2次，分2次服。每日1剂。

功效：服28剂，病告痊愈。水肿消尽，饮食正常，去医院尿检各项结果完全转阴。

第三节　小儿尿频

孙X，男，7岁。家长说：小儿患尿频已四年多，久治不愈。每天小便数十次，量少，本市各大医院治疗无效，只好停学。来治疗时小便每天7~8次，无痛。小便色黄，化验无异常。入睡后小便自遗。口渴、汗出、不发热，大便正常。

此病为肺热郁结，宣降失常，膀胱失约，治宜清宣肺气。

处方：麻杏汤

组成：麻黄4.5克，生石膏12克，杏仁9克，桔梗9克，怀山药18克，甘草3克。

用法：水煎2次，分2次服。每日1剂。

功效：服上药12剂，病获治愈。

善后处方：缩泉汤

组成：台乌药9克，怀山药18克，益智仁9克，五味子6克，桑螵蛸12克，熟地9克，甘草3克。

用法：水煎2次，分2次服，每日1剂，服2剂。

功效：巩固疗效，不会复发。

第四节　小儿屏气发作综合征

此病发生在小儿出生数天至1~2岁。一声哭出去，良久才有回声，或一吃奶，就没有气，继而颜面、口唇、爪甲发青，手脚久温，1~2分钟才缓过气来。民间有叫“气死病”。

此病乃元气不足，肝气郁滞，性情暴躁所致，治宜补气、疏肝、解郁。

处方：黄芪香附汤

组成：生黄芪6克，制香附5克，柴胡3克，白芍4克。

用法：上药研细粉，分20包，早晚各服1包，开水送服。

功效：上药量为4~5岁小儿量，依年龄大小，药量可做增减。此方须两剂40包治愈，即20天时间。

另有一个处方也可治疗本病。

处方：行气活血立苏汤

组成：陈皮5克，枳壳5克，香附5克，丹参10克，赤芍10克。

用法：水煎2次，分2次服。每日1剂。

功效：共服上方7剂，完全治愈。

第五节　小儿外感发热

此病系内有郁热，又外感六淫所致发热，治宜清热解表。

处方：退热汤

组成：蝉蜕10克，苇根30克，霜桑叶10克，生石膏20克，甘草6克。

用法：上药加水600~700毫升，煎沸后，再煎15~20分钟，滤去药渣，加白糖适量。2岁以下，徐徐温服，2~5岁，分4次服，5岁以上，分3次服。

功效：此方退热快，稳定，无副作用，一般1剂治愈，也有2剂治愈。

注意：该药煎熬时间不宜过长；咳嗽者加百部15克；头痛者加天花粉20克；欲呕吐加竹茹10克。

此药不苦，小儿容易接受。

一位6岁女孩的母亲说：3岁时开始不断发热，体温40℃左右，西药治疗要4天才降温。这次来你这里，她还咳嗽、气急，你1剂药就治好，真是太感谢了！

第六节　小儿舞蹈病

张X，男，12岁。年前不规则发热，咽痛，汗多，其后关节疼痛，行动不便，伴手足及面部肌肉频发性不自主的小动作，颤动。去医院诊断为“小儿舞蹈病”。

治疗有好转，三个月后又复发，再治疗，没有效果，故经人介绍来求治。

此病乃肝阳不足，肝风内动，气血耗伤，筋脉失养所致。治宜养肝熄风，营筋通络。

处方：

组成：杭白菊25克，生甘草10克，大生地25克，苍术13克，薏米仁25克，怀牛膝10克，嫩钩藤10克，嫩桂枝6克，宣木瓜10克，西秦艽13克，威灵仙13克，生龙骨20克（先煎）。

用法：水煎2次，分2次服。每日1剂。

功效：连服6剂，诸症得除，再服3剂，巩固治疗，未再复发。

第七节　小儿哮喘

陈XX，女，8岁。从3岁起患哮喘，久治不愈，近日又发，经久不愈，邀余诊治。

此乃痰热阻肺，肺失宣降，治宜清热化痰，止咳平喘。

处方：麻甘汤

组成：生麻黄2克，生甘草2克（打碎），法半夏6克（打碎），杏仁6克（打碎），豆腐一小块。

用法：豆腐放碗内，加水至豆腐平，不超过豆腐面，然后将麻黄插入豆腐内，其余的药放在豆腐面上，隔水蒸半小时，取出，将药去掉，豆腐可以加点少量酱油调味，连汤带豆腐，1天分3次服用。

功效：2剂咳喘平，再2剂诸症除尽。不复发。

有一个家庭，三岁的儿子得了哮喘，到处花钱看病，后来到我这里，我问：孩子的父母对长辈好吗？爷爷奶奶说：他妈妈不理我们，像欠她似的，也不管孩子，把我们当保姆。我对爷爷奶奶说：你们不要来，叫他们带孩子来，孩子的哮喘我可以治好。

第二天，夫妻俩带孩子来了，我说：杭州某某公司总调度员爱人也是哮喘，哮喘发作时被救护车接到浙医二院门口断气了，没有抢救回来。他儿子也是哮喘，来找我治病治好了，没有复发。

你们三岁的孩子得了哮喘，不是孩子的病，是你们父母的病感应在孩子身上了。要想孩子的病好起来，你们做父母的要认错，特别是对你们的父母公婆认错。没有尽孝道，做得不够好，要立即改正过来，这样你们孩子的病才会好起来，这是宇宙间的因果规律，一定要顺应宇宙规律，否则你们会后悔的。

他们回去向父母公婆认错忏悔改过了，加上孩子吃了我开的中药6剂，哮喘彻底痊愈了，没有复发。这就是没有治不好的病，只怕不肯改过的人。

处方：宣肺平喘化痰驱邪汤（小儿药量）

组成：炙麻黄6克（有汗不用），射干9克，炙地龙6克，炙紫菀9克，炙百部9克，炙苏子6克，黄芩6克，桑白皮6克，姜半夏6克，苍耳子6克，辛夷5克，瓜蒌10克，鲜竹沥15克（2次冲服），甘草3克。

用法：水煎服，每日1剂。

功效：连服3剂，诸症减轻，再服3剂痊愈。

注意：若要预防今后复发，有两个方法：一是再服本方，每周1剂，连服3个月；二是再开一个巩固哮喘药丸处方。

处方：巩固哮喘丸

组成：炙黄芪50克，党参60克，炒白术50克，防风40克，炙甘草40克，炙紫菀60克，射干50克，蛤蚧30克（去头足），炙地龙50克，枸杞子50克，苍耳子20克，胡桃肉50克，熟地60克，山药60克，陈皮25克。

用法：上药研细粉（先烘干）；①制蜜丸服；②散粉加蜜拌服。①与②两种方法都是每次5克，每日3次，冰糖水送服。

功效：宣肺清热、化痰、止咳平喘、抗过敏。1剂服后治愈不复发。

人心决定药的功效。有一位老太太来看失眠症，本来服用医院张医生开的药可以睡着，后来换了李主任开的药就是没效果。我看了一下她的病历本，发现两位医生开的药一样。为什么功效不同呢？老太太说不喜欢李主任。

这就说明“药力”没有“心力”强啊。

只要人心愿力强，即便是很严重的病不吃或者少吃药也能治愈。

例如重症肌无力是难治之病，有一位患者从16岁开始患病，花尽家中所有的钱财，变卖了鱼塘和鸭场，吃了多年的中药和西药，病仍然没有痊愈。到30岁来找我们治疗，从农村来，无钱吃药也不想吃药，他认为药无法治好他的病。所以我告诉他：①心想事成，想自己的病会好起来。②每天锻炼身体，爬山运动，但也不可太累。③补充身体热能，每天喝姜茶、吃姜粉，不吃生冷的东西，防止消耗身体热能。④每天给他做全身原始点按推，以疏通全身经络，活血化瘀，帮助他恢复体力。

经过一年多的锻炼治疗，他不但病好了，还学会了原始点的按推治疗方法。他每天也给其他患者按推治疗，我规定他每天不超过三个人，也就是不可太累了。现在他回到家乡办起了农家乐，招待八方来客，他多次要求我过去看看住几天，我非常感谢他，但是我没时间去。

第八节　小儿癔病

陆某某，男，4岁。睡后突然惊叫而醒，随后时哭时笑，咬衣嚼被，躁动不安。1个月发作20多次。医院诊断为小儿癔病。

经人介绍前来求治。此病乃阴血不足，心肝失调，治宜补养心肝之血。

处方：甘麦汤

组成：粉甘草8克，大红枣8克，淮小麦30克。

用法：水煎服，每日1剂。

功效：连服8剂，已可彻夜安睡。建议再服5剂，巩固疗效。不再复发。

第九节　小儿血管瘤

去年有一个小孩子被奶奶抱来让我看一下，整个屁股红肿，来之前已经在上海某医院被查出是“小儿血管瘤”。西药吃了一年多没有治愈，他爸爸说还要去上海看病。

我说没有治不好的病，就怕不肯改过的人。小孩子的病不是孩子的病，14岁以下孩子患重病怪病都是父母造成的。你去问一下就知道基本上都是儿子儿媳对长辈不好，感应在孩子身上，生的重病怪病。孝敬父母了，认错了，孩子的病百分之百就好了。

血管瘤孩子的母亲是怎样对待公婆的？举一个例子就可知道，来人告诉我的。有一天婆婆抱着孙子，见儿媳妇回来，不理公婆，直往楼上走，婆婆主动打招呼道：回来了，今天回来得早。媳妇回头说：你想让全世界都知道我回来得早？婆婆什么话也不敢说了。这样的儿媳妇不改过，她儿子的血管瘤或其他的病都很难好。他们没有来找我治病，但是我把药方附在这里。

处方：理气消瘤汤（4个月小儿药量）

组成：阿魏1.5克，柴胡1.5克，甘草1.5克，当归尾4.5克，赤芍4.5克，桔梗3克。

用法：水煎2次，分2次服。每日1剂。

功效：服药8剂，瘤体缩小，服药29剂血管瘤消失。（这是治疗别的孩子处方）追访不复发。

适用：头顶血管瘤，乳房血管瘤，目眶血管瘤。

注意：随年龄增加药量。忌油腻、生冷食物。

服药后会有便泻、疲乏，为正常反应，若加白术止泻，瘤体就停止缩小，故不能止泻。

附录：常用中药功效

（引自《中药大辞典》）

一画

一枝黄花（野黄菊）

性味：辛、苦，凉。有记录为性平。归肝、胆经。

功效：疏风清热，解毒消肿。

主治：风热感冒，咽喉肿痛，肺热咳嗽，黄疸热淋，痈肿疮疖，毒蛇咬伤，跌打损伤，皮肤瘙痒。

用法用量：内服煎汤9~15克，鲜品用20~30克。

二画

二色补血草（血见愁）

性味：甘、微苦，平。

功效：补益气血，散瘀止血。

主治：病后体虚，胃脘痛，消化不良，妇女月经不调，崩漏带下，尿血，痔血，宫颈癌。

用法用量：内服煎汤15~30克。

七叶一枝花（白重楼）

药性：苦，微寒，小毒。归肝经。

功效：清热解毒，消肿止痛，凉肝定惊。

主治：疔疮痈肿，咽喉肿痛，毒蛇咬伤，跌打伤痛，惊风高热抽搐。

用法用量：内服煎汤6~9克。外用研末敷。

丁香（公丁香）

药性：辛，温。归脾、胃、肾经。

功效：温中止呕，降逆暖肾。

主治：胃寒，呕吐，反胃，泻痢，脘腹冷痛，疝气，癣症，内外痔，奶头开花。止心腹痛、补肝、润命门，暖胃祛寒，泻肺散风湿，开九窍，舒郁气，祛风行水。

用法用量：内服水煎2~5克。外用研末外敷。

七叶莲（鹅掌藤）

药性：辛、甘、微苦，温。

功效：祛风止痛，清血消肿。

主治：风湿痹痛，头痛牙痛，脘腹疼痛，产后腹痛，跌打肿痛，骨折，疮肿，外伤出血，各种痛经。

用法用量：内服水煎9~15克，或泡酒。外用水煎洗泡患处。

七星剑

药性：香、辛，温。

功效：发汗解暑，利湿解毒。

主治：感冒，中暑，呕吐，泄泻，水肿，湿疹，疮疡，肿毒，带状疱疹，跌打伤痛，毒蛇咬伤。

用法用量：内服煎汤9~15克。外用捣敷患处。

八月札（预知子）

药性：微苦，平。归肝、胃、膀胱经。

功效：舒肝和胃，活血止痛，软坚，化结，利小便。

主治：肝胃气滞，脘腹胁肋胀痛，饮食不化，痢疾疝气，腰痛，月经不调，痛经，瘿瘤，恶性肿瘤。

用法用量：内服水煎9~15克，大剂量为30~60克，亦可浸酒。

八角莲

药性：苦、辛，温。归肺、肝经。

功效：化痰解毒，祛瘀散结。

主治：咳嗽，咽喉肿痛，瘿瘤，无名肿毒，带状疱疹，毒蛇咬伤，跌打损伤，风湿痹痛。

用法用量：内服水煎3~12克。

八角茴香

药性：辛、甘，温。归肝、肾、脾、胃经。

功效：散寒、理气、止痛。

主治：寒疝，腹痛，腰膝冷痛，胃寒呕吐，脘腹疼痛，寒湿脚气，命门不足。

用法用量：内服3~6克。外用研末调敷。

人尿

药性：咸，寒。归心、肺、膀胱、肾经。

功效：滋阴降火，止血散瘀。

主治：虚劳骨蒸，咳血吐血，衄血，产后血晕，跌打损伤。

用法用量：内服，取新鲜温尿30~50毫升饮服，每日2~3次。

人参

药性：甘、微苦，微温。归肺、脾、心、肾经。

功效：大补元气，固脱，生津，安神。

主治：气虚欲脱，劳伤虚损，倦怠纳呆，呕吐，大便滑泄，气短自汗，久咳虚喘，消渴，失眠，惊悸，健忘，阳痿，尿频，崩漏等一切气虚津伤之证。

用法用量：内服煎汤3~10克，大剂量10~30克。宜另煎或研粉吞服，每次吞1~3克。

人乳汁

药性：甘、咸，平。归心、肺、胃经。

功效：滋阴养血，润燥止渴。

主治：虚劳羸瘦，骨蒸盗汗，噎膈，消渴，血虚经闭，大便燥结，目赤昏暗。

用法用量：内服趁热饮服。外用点眼治红眼病。

人手指甲

药性：甘、咸，平。

功效：止血，利尿，去翳，明目。

主治：鼻衄，尿血，咽喉肿痛，小便不利，目生翳障，骨鲠。

用法用量：内服入丸散1~2克。外用研粉点眼。

三画

三七（金不换）

药性：甘、微苦，温。归肝、胃、心、大肠经。

功效：止血，消瘀，消肿，定痛。

主治：吐血，咳血，尿血，便血，血痢，崩漏，产后出血，外伤出血，跌打损伤，胸痹心痛，脘胁久痛，积块，血瘀闭经，痛经，产后瘀滞，腹痛疮痈肿痛，月事不调。

用法用量：内服煎汤3~9克。研末吞服1~3克，外用调敷。

禁忌：孕妇慎用。吞服1次不可超过5克，否则有害。

大蒜（独头蒜）

药性：辛，温。归脾、胃、肺、大肠经。

功效：温中行滞，解毒，杀虫。

主治：脘腹冷痛，痢疾，泄泻，肺痨，百日咳，感冒，痈疖肿毒，肠痈，癣疮，蛇虫咬伤，钩虫病，蛲虫病，带下阴痒，疟疾，喉痹，水肿。

用法用量：内服煎汤5~10克。外用捣敷患处。

三棱

药性：辛、苦，平。归肝、脾经。

功效：破血行气，消积止痛。

主治：痞块，心腹痛，食积胀痛，瘀滞闭经，痛经，跌打伤痛。

用法用量：内服煎汤5~10克。

干姜

药性：辛、热。归脾、胃、心、肺经。

功效：温中散寒，回阳通脉，温肺化饮。

主治：脘腹冷痛，呕吐泄泻，亡阳厥逆，寒湿痹痛，寒饮喘咳。

用法用量：内服煎汤3~10克。外用研末调敷。

注意：久服令人眼暗。

干地黄（生地、生地黄）

药性：甘、苦，微寒。归心、肝、肾经。

功效：清血热，益阴血，通血脉。

主治：温病发热，黄疸，吐血，衄血，崩漏，尿血，便血，消渴，骨蒸，劳热，经闭，产后腹痛，跌打损伤。

用法用量：内服煎汤10~15克，大剂量用30克。外用捣敷。

土木香（青木香）

药性：辛、苦，温。归脾、肝经。

功效：健脾和胃，行气止痛，祛虫。

主治：胃脘、胸腹胀痛，呕吐腹泻，痢疾，食积，虫积。

用法用量：内服煎汤3~9克。

大枣（红枣）

药性：甘，温。归心、脾、胃经。

功效：补脾胃，益气血，安心神，调营卫，和药性。

主治：脾胃虚弱，气血不足，食少便溏，倦怠无力，心悸失眠，妇人脏躁，营卫不和。

用法用量：内服煎汤9~15克。

大黄（将军）

药性：苦，寒。归胃、大肠、肝、脾经。

功效：攻积滞，清湿热，泻火凉血，祛瘀解毒。

主治：便秘，热结胸痞，湿热泻痢，黄疸，淋病，水肿，腹满，小便不利，目赤，咽喉肿痛，口舌生疮，胃热呕吐，吐血，咯血，衄血，便血，尿血，闭经，产后瘀滞腹痛，积聚，跌打损伤，热毒痈疡，丹毒，烫伤。

用法用量：内服煎汤3~12克。治便秘，须后下。

山药（怀山药）

药性：甘，平。归脾、肺、肾经。

功效：补脾，养肺，固肾，益精。

主治：脾虚，泄泻，食少浮肿，肺虚咳喘，消渴，遗精，带下，肾虚，尿频。外治痈肿、瘰疬。

用法用量：内服煎汤15~30克，大剂量为60~250克。健脾、止泻宜炒黄用。

山楂

药性：酸、甘，微温。归脾、胃、肝经。

功效：消食健胃，行气散瘀。

主治：饮食积滞，脘腹胀痛，泄泻痢疾，血瘀痛经，闭经，产后腹痛，恶露不尽，疝气，睾丸肿痛，高脂血症。

用法用量：内服煎汤3~10克。

川乌

药性：辛、苦，热，大毒。归心、肝、脾、肾经。

功效：祛风除湿，温经，散寒，止痛。

主治：风寒湿痹，肢体麻木，半身不遂，头风头痛，心腹冷痛，寒疝作痛，跌打瘀痛，阴疽肿毒。亦可麻醉止痛。

用法用量：内服煎汤3~9克，研末吞服1~2克。外用研末敷。

注意：孕妇禁服。

山羊角

药性：咸，寒。

功效：清热镇惊，散瘀止痛。

主治：小儿发热，惊痫，头痛，产后腹痛，痛经。

用法用量：内服煎汤30~50克。外用研末，取0.6~0.9克吹耳中。

山茱萸（山萸肉）

药性：酸，微温。归肝、肾经。

功效：补益肝肾，收敛固脱。

主治：头晕目眩，耳聋耳鸣，腰膝酸软，遗精滑精，小便频数，虚汗不止，妇女崩漏。

用法用量：内服煎汤5~10克。

山慈姑

药性：甘、微辛，寒，有小毒。归肝、胃、肺经。

功效：清热解毒，消肿散结。

主治：痈疽恶疮，结核，咽痛，喉痹，肺热咳嗽，蛇虫咬伤。

用法用量：内服煎汤3~6克。外用研末调敷。

川贝母（贝母）

药性：甘、苦，微寒。归肺、心经。

功效：止咳化痰，润肺散结。

主治：肺虚久咳，虚劳咳嗽，燥热咳嗽，痈肿，瘰疬，乳痈。

用法用量：内服煎汤3~9克。外用研末调敷。

注意：脾胃虚寒及寒痰、湿痰者慎用。反乌头。

川牛膝

药性：甘、微苦，平。归肝、肾经。

功效：活血祛瘀，祛风利湿。

主治：血瘀闭经，难产，胞衣不下，产后瘀血，腹痛，热淋，石淋，痛经，风湿，腰膝疼痛，跌打损伤。

用法用量：内服煎汤6~10克。

注意：月经过多者及孕妇禁用。

广藿香（藿香、海藿香）

药性：辛、微温。归脾、胃、肺经。

功效：芳香化湿，和胃止呕，祛暑解表。

主治：湿阻中焦，脘腹痞闷，食欲不振，呕吐，泄泻，外感暑湿，寒热头痛，湿温初起的发热身困，胸闷恶心，鼻渊，手足癣痒。

用法用量：内服煎汤5~10克，不宜久煎。

小茴香（茴香子）

药性：辛，温。归肝、肾、膀胱、胃经。

功效：温肾，暖肝，行气止痛，和胃。

主治：寒疝腹痛，睾丸偏坠，脘腹冷痛，食少吐泻，胁痛，肾虚腰痛，痛经。

用法用量：内服煎汤3~6克。外用研末调敷。

注意：阴虚火旺者慎用。

马齿苋（马齿草、马齿菜、酱瓣豆草）

药性：酸，寒。归大肠、肝经。

功效：清热解毒，凉血消肿。

主治：热毒泻痢，热淋血淋，赤白带下，崩漏，痔血痈肿，丹毒，瘰疬，湿癣，白秃。

用法用量：内服煎汤10~15克，鲜品30~60克。外用捣敷或煎水洗。

注意：孕妇禁用。

马铃薯（阳芋、山药蛋、土豆）

药性：甘，平，无毒。

功效：和胃健中，解毒消肿益气。加苹果捣服可以抗癌。

主治：胃痛，痄腮，痈肿，湿疹，烫伤。

用法用量：内服煮食或煎汤。外用捣敷或磨汁涂。

马钱子（马前、番木鳖）

药性：苦，寒，大毒。归肝、脾经。

功效：通络止痛，散结解毒。

主治：风湿痹痛，肌肤麻木，肢体瘫痪，跌打损伤，痈疽疮毒，喉痹，牙痛，疠风，顽癣，恶性肿瘤。

用法用量：内服炮制后入丸散，每次服0.2~0.6克，大剂量服0.9克。外用研末撒敷。

注意：内服必须炮制后用，且要严格控制剂量。

四画

王不留行（奶米、麦蓝菜、剪金花）

药性：苦，平。归肝、胃经。

功效：活血通经，下乳消痈。

主治：妇女经行腹痛，闭经，乳汁不通，乳痈，痈肿。

用法用量：内服煎汤6~10克。

注意：孕妇禁用。

天麻（神草、定风草）

药性：甘、辛，平。归肝经。

功效：熄风止痉，平肝阳，祛风通络。

主治：急、慢惊风，抽搐拘挛，半身不遂，肢麻，风湿痹痛。

用法用量：内服煎汤3~10克，研末吞服每次1~2克。

天门冬（天冬）

药性：甘、苦，寒。归肺、肾经。

功效：滋阴润燥，清肺降火。

主治：燥热咳嗽，阴虚劳咳，热病伤阴，内热消渴，肠燥便秘，咽喉肿痛。

用法用量：内服煎汤6~15克。外用鲜品捣敷。

天花粉（栝楼根）

药性：甘、微苦，微寒。归肺、胃经。

功效：清热生津，润肺化痰，消肿排脓。

主治：热病口渴，消渴多饮，肺热燥咳，疮疡肿毒。

用法用量：内服煎汤9~15克。外用研末调敷。

注意：脾胃虚寒者慎用。

天南星（南星）

药性：苦、辛，温，有毒。归肝、肺、脾经。

功效：祛风止痉，化痰散结。

主治：中风痰壅，口眼㖞斜，半身不遂，手足麻痹，风痰眩晕，癫痫，惊风，破伤风，咳嗽多痰，痈肿，跌打损伤，毒蛇咬伤。

用法用量：内服煎汤3~9克。外用研末调敷。

天葵子（天葵根、散血珠）

药性：甘、微苦、微辛，寒，小毒。归肝、脾、膀胱经。

功效：清热解毒，消肿散结。

主治：小儿热惊，癫痫，痈肿，疔疮，乳痈，皮肤痒疮，目赤肿痛，咽痛，蛇虫咬伤。

用法用量：内服煎汤3~9克。

注意：脾胃虚寒者慎用。

天山雪莲花（雪莲花）

药性：苦、辛，热，有毒。

功效：温肾助阳，祛风活血。

主治：阳痿，腰膝软弱，风湿痹痛，月经不调，闭经，宫冷腹痛，寒饮咳嗽，治一切寒症。

用法用量：内服煎汤2~5克。

注意：孕妇禁服。过量服易中毒。

无花果（文仙果、挣桃）

药性：甘，凉。归肺、胃、大肠经。

功效：清热生津，健脾开胃，解毒消肿。

主治：咽喉肿痛，燥咳声嘶，乳汁稀少，肠热便秘，食欲不振，消化不良，痢疾，痈肿，癣疾。

用法用量：内服煎汤9~15克，大剂量30~60克。

云母（云华、千层波）

药性：甘，温。归心、肝、肺经。

功效：安神镇惊，敛疮止血。

主治：心悸失眠，眩晕，癫痫，久泻，带下，外伤出血，湿疹。

用法用量：内服煎汤10~15克。外用研末调敷。

木瓜（铁脚梨）

药性：酸，温。归肝、脾、胃经。

功效：舒筋活络，和胃化湿。

主治：风湿痹痛，肢体酸重，筋脉拘挛，吐泻转筋，脚气，水肿，痢疾。

用法用量：内服煎汤5~10克。外用煎汤洗。

木耳（云耳、黑木耳）

药性：甘，平。归肺、脾、大肠、肝经。

功效：补益气血，润肺止血，止咳。

主治：虚劳咳血，衄血，血痢，痔疮出血，妇女崩漏，跌打伤痛。

用法用量：内服煎汤3~10克。

注意：虚寒溏泻者慎用。

木香（蜜香、南木香、广木香）

药性：辛、苦，温。归脾、胃、肝、肺经。

功效：行气止痛，调中导滞。

主治：胸胁胀满，脘腹胀痛，呕吐泄泻，痢疾后重，肺中滞气。

用法用量：内服煎汤3~10克。

木贼（木贼草、节节草）

药性：甘、微苦，平。归肺、肝、胆经。

功效：疏风散热，明目退翳止血。

主治：风热目赤，目生云翳，迎风流泪，肠风下血，痔血，血痢，妇女月水不断，脱肛，积块。

用法用量：内服煎汤3~10克。

木通（通草、活血藤）

药性：苦，寒。归心、小肠、膀胱经。

功效：清热利尿，活血通脉。

主治：小便短赤，淋浊水肿，胸中烦热，口舌生疮，风湿痹痛，乳汁不通，经闭，痛经。

用法用量：内服煎汤3~6克。

注意：孕妇慎用。

木防己（白木香）

药性：苦、辛，寒。归膀胱、肾、脾经。

功效：祛风除湿，通经活络，解毒消肿。

主治：风湿痹痛，水肿，小便淋痛，闭经，跌打损伤，咽喉肿痛，疮肿毒，毒蛇咬伤。

用法用量：内服煎汤5~10克。外用捣敷。

木蝴蝶（千张纸）

药性：微苦、甘，微寒。归肺、肝、胃经。

功效：润肺利咽，疏肝和胃，敛疮生肌，定喘消痰。

主治：咽痛，声音嘶哑，咳嗽，肝胃气痛，疮疡久不收口。

用法用量：内服煎汤6~9克。研末吞服3克。外用贴敷。

木鳖子（木蟹）

药性：苦、微甘，温，有毒。归肝、脾、胃经。

功效：消肿散结，追风止痛。

主治：痈肿疔疮，无名肿痛，痔疮，癣疮，乳腺炎，淋巴结核，痢疾，风湿，筋脉拘挛，牙龈肿痛，粉刺。

用法用量：内服煎汤0.6~1.2克。外用研末调敷。

注意：孕妇禁用。

五加皮

药性：辛、苦、微甘，温。归肝、肾经。

功效：祛风湿，补肝肾，强筋骨，活血脉。

主治：风湿，腰膝疼痛，筋骨痿软，小儿行迟，身体虚弱，跌打损伤，骨折，水肿，脚气，阴下湿痒。

用法用量：内服煎汤6~9克。外用煎洗或研末敷。

五灵脂

药性：苦、甘，温。归肝、脾经。

功效：活血止痛，化瘀止血，消积解毒。

主治：心腹气血诸痛，妇女闭经，产后瘀滞腹痛，崩漏下血，小儿疳积，蛇虫咬伤。

用法用量：内服煎汤5~10克。外用研末调敷。

注意：孕妇慎用。

五味子

药性：酸，温。归肺、心、肾经。

功效：收敛固涩，益气生津，宁心安神。

主治：久咳虚喘，梦遗滑精，尿频，遗尿，久泻不止，自汗盗汗，津伤口渴，心悸失眠。

用法用量：内服煎汤3~6克，研末吞服每次1~3克。

注意：敛肺止咳，用量宜小；滋补，安神，救脱，用量宜大。

五倍子

药性：酸、涩，寒。归肺、大肠、肾经。

功效：敛肺，止汗，涩肠，固肾，止血，解毒。

主治：肺虚久咳，自汗盗汗，久痢，久泻，脱肛，遗精，白浊，各种出血，痈肿疮疖。

用法用量：内服煎汤3~10克。外用研末调敷。

太子参（孩儿参）

药性：甘、微苦，微寒。归脾、肺经。

功效：益气生津，补脾润肺。

主治：脾虚体倦，食欲不振，气阴两伤，干咳痰少，自汗气短，内热口渴，神经衰弱，心悸失眠，头昏健忘，小儿夏季热。

用法用量：内服煎汤10~15克。

车前子

药性：甘、淡，微寒。归肺、肝、肾、膀胱经。

功效：清热利尿，明目祛痰。

主治：小便不通，淋浊带下，水肿，暑湿泻痢，目赤翳障，痰热咳喘。

用法用量：内服煎汤5~15克（包煎）。外用研末调敷。

注意：遗精者慎用。

车前草（牛舌草）

药性：甘，寒。归肝、小肠、膀胱经。

功效：清热利尿，明日解毒。

主治：热淋，石淋，血淋，尿血，白浊，带下，暑湿泻痢，衄血，肝热目赤，咽喉肿痛，痈肿疮毒。

用法用量：内服煎汤10~15克，鲜品15~30克。

瓦楞子（蚶子壳、毛蚶皮）

药性：甘、咸，平。归肝、肺、胃经。

功效：消痰化瘀，软坚散结，制酸止痛。

主治：瘰疬，瘿瘤，痞块，顽痰久咳，胃痛吐酸，牙疳，外伤出血，冻疮，烫火伤。

用法用量：内服煎汤（须打碎先煎）9~15克。外用煅后研末调敷。

注意：无瘀勿用。

牛黄

药性：苦、甘，凉。归心、肝经。

功效：清心凉肝，豁痰开窍，清热解毒。

主治：热病神昏，中风窍闭，惊痫抽搐，小儿急惊，咽喉肿烂，口舌生疮，痈疽疔毒。

用法用量：内服研末吞服，每次1.5~3克。外用研末调敷。

注意：孕妇慎用。

牛膝（怀牛膝）

药性：苦、酸，平。归肝、肾经。

功效：补肝肾，强筋骨，活血通经，引血（火）下行，利尿通淋。

主治：腰膝酸痛，下肢痿软，血滞经闭，痛经，产后血瘀腹痛，胞衣不下，热淋，血淋，跌打损伤，痈肿恶疮，咽喉肿痛。

用法用量：内服煎汤5~15克。

注意：梦遗滑精、月经过多者及孕妇禁用。

牛蒡子（大力子、黑风子）

药性：辛、苦，寒。归肺、胃经。

功效：疏散风热，宣肺利咽，透疹解毒，通便。

主治：风热感冒，温病初起，咳嗽，咽喉肿痛，麻疹不透，风疹瘙痒，痈肿疮毒，便秘。

用法用量：内服煎汤5~10克。外用煎汤含漱。

注意：脾虚便溏者慎用。

牛蹄甲

药性：甘，温。

功效：烧灰水服，治疗牛皮癣。拌上油涂治臁疮。研末贴脐，可以止小儿夜啼。

用法用量：内服烧灰研末，每次吞服3~9克。外用烧灰调油外敷治疗。例如：治牛皮癣，治损伤接骨（牛蹄甲1个烧灰，乳香、没药各3克，共研末敷治）。

毛冬青（山冬青）

药性：苦、涩，凉。

功效：清热解毒，活血通络。

主治：风热感冒，肺热喘咳，咽痛，乳蛾，牙龈肿痛，中风偏瘫，血栓闭塞性脉炎，丹毒，烧烫伤，痈疽，中心性视网膜炎。

用法用量：内服煎汤10~30克，外用煎汤浸泡。

注意：孕妇慎用。

升麻（周升麻）

药性：辛、甘，微寒。归肺、脾、大肠、胃经。

功效：发表透疹，清热解毒，升阳举陷。

主治：外感风热，头痛寒热，咽痛，麻疹透发不畅，时疫火毒，口疮痈肿，疮毒，中气下陷，脾虚泄泻，久痢后重，脱肛，内脏下垂，妇女带下，崩中，主解百毒。

用法用量：内服煎汤：①用于升阳，须蜜炙或酒炒升麻3~6克；②用于清热解毒，需生升麻15克。外用需研末调敷，或煎汤含漱。

注意：阴虚阳升者，喘满气逆者，麻疹已透者禁用升麻。

分心木（胡桃夹、胡桃隔）

药性：苦、涩，平。归脾、肾经。

功效：涩肾缩尿，止血止带，止泻痢。

主治：遗精滑泄，尿频遗尿，崩漏带下，泄泻，痢疾。

用法用量：内服煎汤3~9克。

月季花（四季花、月月红）

药性：甘、微苦，温。归肝经。

功效：活血调经，解毒消肿。

主治：月经不调，痛经，闭经，跌打损伤，瘀血肿痛，痈肿，烫伤。

用法用量：内服煎汤或开水泡服3~6克，鲜品9~15克。

丹参（紫丹参）

药性：苦，微寒。归心、心包、肝经。

功效：活血祛瘀，调经止痛，除烦安神，凉血消痈。

主治：妇女月经不调，痛经，闭经，产后瘀滞，腹痛，心腹疼痛，跌打伤痛，心烦失眠，痈疮肿毒，治百邪鬼魅，能定精。

用法用量：内服煎汤5~15克，大剂量用30克。

乌药（天台乌药）

药性：辛，温。归脾、胃、肝、肾、膀胱经。

功效：行气止痛，温肾散寒。

主治：胸胁满闷，脘腹胀痛，头痛，寒疝疼痛，痛经，产后腹痛，尿频，遗尿。

用法用量：内服煎汤3~10克。外用捣敷。

乌梢蛇（黑花蛇）

药性：甘，平。归肺、脾、肝经。

功效：祛风湿，通经络，止痉。

主治：风湿顽痹，肌肤麻木，筋脉拘紧，肢体瘫痪，破伤风，麻风，风疹疥癣。

用法用量：内服煎汤6~12克，研末吞服3克。

凤凰衣（鸡卵中白皮）

药性：甘、淡，平。归肺经。

功效：养阴清肺，敛疮，消翳，接骨。

主治：久咳气喘，咽痛失音，淋巴结核，溃疡不敛，目生翳障，头目眩晕，创伤骨折。

用法用量：内服煎汤3~9克。外用敷贴。

火麻仁（大麻仁）

药性：甘，平。归脾、胃、大肠经。

功效：润燥滑肠，利水活血。

主治：肠燥便秘，风痹，消渴，脚气，热淋，痢疾，月经不调，疮癣，丹毒。

用法用量：内服煎汤10~15克。外用捣敷或煎洗。

巴戟天（八吉天、鸡眼藤）

药性：辛、甘，微温。归肝、肾经。

功效：补肾助阳，强壮筋骨，祛风除湿。

主治：肾虚阳痿，遗精早泄，小腹冷痛，小便不禁，宫冷不孕，风寒湿痹，腰膝酸软，风湿脚气。

用法用量：内服煎汤6~15克。

水蛭（蚂蟥）

药性：咸、苦，平，有毒。归肝经。

功效：破血祛瘀，通经消癥。

主治：血瘀闭经，痞块，跌打损伤。

用法用量：内服煎汤3~9克。

注意：体虚、孕妇、月经期、出血者全禁服。

水牛角（沙牛角）

药性：苦、咸，寒。归心、肝经。

功效：清热，解毒，凉血，定惊。

主治：热病头痛，高热神昏，发斑发疹，吐血衄血，瘀热发黄，小儿惊风，咽喉肿痛，口舌生疮。

用法用量：内服煎汤15~30克，大剂量60~120克；研末吞服3~9克。

五画

玉竹（女萎、女草）

药性：甘，平。归肺、胃经。

功效：滋阴润肺，养胃生津。

主治：燥咳，劳嗽，热病阴伤，咽干口渴，消渴，阴虚外感，头昏眩晕，筋脉挛痛（挛：痉挛，手脚不能伸开）。

用法用量：内服煎汤6~12克。

注意：痰湿气滞者禁服，脾虚便溏者慎服。

玉米须（棒子毛）

药性：甘、淡，平。归肾、胃、肝、胆经。

功效：利尿消肿，清肝利胆。

主治：水肿，白浊，淋症，消渴，黄疸，胆囊炎，胆石症，高血压，乳痈，乳汁不通。

用法用量：内服煎汤15~30克，大剂量60~90克。

功劳木（十大功劳叶）

药性：苦，寒。归肝、胃、大肠经。

功效：清热，燥湿，解毒。

主治：肺热咳嗽，黄疸，泄泻，痢疾，目赤肿痛，疮疡，湿疹，烫伤。

用法用量：内服煎汤5~10克。

甘草（美草、国老）

药性：甘，平。归脾、胃、心、肺经。

功效：和中缓急，润肺解毒，调和诸药。

主治：炙用可治脾胃虚弱，倦怠食少，腹痛便溏，四肢挛急疼痛，心悸，脏躁，肺痿咳嗽；生用可治咽喉肿痛，痈疮肿毒，小儿胎毒，药物或食物中毒。

用法用量：内服煎汤2~6克。

注意：调和诸药用量宜少，可用3~6克；作为主治用药用量宜稍大，可用10~30克；中毒抢救，用30~60克。外用水煎洗或研敷。

甘遂（甘藁）

药性：苦、寒，有毒。归肺、肾、大肠经。

功效：泻水逐饮，破积通便。

主治：水肿腹水，留饮积胸，大小便不通，积聚，癥瘕。

用法用量：内服丸散0.5~1克，内服应炮制。外用研末调敷。

艾叶

药性：辛、苦，温。归脾、肝、肾经。

功效：温经止血，安胎，祛寒湿，理气血。

主治：衄血，下血，崩漏，月经不调，痛经，带下，胎动不安，心腹冷痛，泄泻久痢，霍乱转筋，疮疡，疥癣。

用法用量：内服煎汤3~10克。

石斛（千年竹、林兰）

药性：甘，微寒。归胃、肺、肾经。

功效：生津益胃，养阴清热。

主治：热病伤津，烦渴，阴虚胃痛，病后虚热，阴伤目暗。

用法用量：内服煎汤6~15克。

石膏（细理石、软石膏）

药性：辛、甘，寒。归胃、肺经。

功效：清热泻火，除烦止渴。

主治：热病高烧，烦渴神昏，谵语发狂，发斑，肺热咳喘，中暑，胃火头痛，牙痛，口舌生疮。煅用生肌敛疮，治痈疽疮疡不收口，烧伤。

用法用量：内服煎汤15~60克。外用煅研调敷。

石上柏（地侧柏）

药性：甘、微苦、涩，凉。

功效：清热，除湿，解毒。

主治：咽喉肿痛，目赤肿痛，肺热咳嗽，湿热黄疸，风湿痹痛。

用法用量：内服煎汤3~10克。外用研末调敷。

石见穿（紫参、小丹参）

药性：辛、苦，微寒。

功效：化痰散结，清热利湿。

主治：噎膈痰喘，瘰疬痈肿，痛经，闭经，湿热黄疸，痢疾，带下。

用法用量：内服煎汤6~15克。外用捣敷。

石决明（千里光）

药性：咸，寒。归肝、肾经。

功效：平肝潜阳，明目祛翳。

主治：头痛，眩晕，目赤翳障，视物昏花，青盲雀目。

用法用量：内服煎汤10~30克。

注意：胃虚寒者慎用。

石菖蒲（菖蒲、九节菖蒲）

药性：辛、苦，微温。归心、肝、脾经。

功效：豁痰开窍，化湿和胃，宁心益志。

主治：热病神昏，痰厥，健忘，失眠，耳鸣，下痢，癫痫，健忘，耳聋。

用法用量：内服煎汤3~6克。外用研敷。

龙骨（五花龙骨）

药性：甘、涩，平。归心、肝、肾、大肠经。

功效：镇心安神，平肝潜阳，收敛固涩。

主治：心悸，失眠，健忘，惊痫，癫狂，眩晕，自汗盗汗，遗精遗尿，崩漏带下，久泻，久痢，溃疡久不收口，湿疮。

用法用量：内服煎汤10~15克。外用研末调敷。

注意：安神平肝宜生用，收涩敛疮宜煅用。

龙胆草（龙胆、草龙胆）

药性：苦，寒。归肝、胆经。

功效：清肝胆实火，泻下焦湿热。

主治：目赤肿痛，头胀头痛，耳聋耳肿，口苦胁痛，湿热黄疸，小便淋痛，阴肿阴痒，带下，热病惊风抽搐。

用法用量：内服煎汤3~6克。外用煎洗。

龙眼肉（桂圆、元眼肉、龙眼干）

药性：甘，温。归心、脾经。

功效：补心脾，益气血，安神。

主治：虚劳，惊悸，失眠，健忘，血虚萎黄，月经不调，崩漏。

用法用量：内服煎汤10~15克，大剂量用30~60克。

龙眼壳（桂圆壳）

药性：甘，温。归肺经。

功效：祛风解毒，敛疮生肌，聪耳明目，补心息风。

主治：眩晕耳聋，痈疽，久溃不敛，烫伤，作刀伤药收口最快。

用法用量：内服煎汤6~9克。外用研细末外敷收口。

平地木（老不大、叶下红）

药性：辛、微苦，平。归肺、肝经。

功效：化痰止咳，利湿，活血。

主治：新久咳嗽，黄疸水肿，淋病，白带，闭经，痛经，风湿痹痛，跌打损伤，咯血吐血，偏坠疝气，牙痛。

用法用量：内服煎汤6~15克。外用捣敷煎洗。

沙参（真北沙参、辽沙参）

药性：甘，凉。归肺、胃经。

功效：养阴清肺，益胃生津。

主治：肺燥咳，虚劳咳血，胃阴不足，津伤口干，久咳肺痿。

用法用量：内服煎汤5~10克。

注意：肺胃虚寒禁用。

生姜（鲜生姜、鲜姜）

药性：辛，温。归肺、脾、胃经。

功效：散寒解表，降逆止呕，化痰止咳，解诸毒。

主治：风寒感冒，恶寒发热，头痛鼻塞，呕吐，反胃，咳喘。

用法用量：内服煎汤3~10克。外用捣敷。

代赭石（血师、赤赭石）

药性：苦、甘，微寒。归肺、胃、心经。

功效：潜阳，镇逆，止血。

主治：头痛，眩晕，心悸，癫狂，惊痫，呕吐，呃逆，噎膈，咳喘，吐血，鼻衄，崩漏，便血，尿血。

用法用量：内服煎汤15~30克。外用研末调敷。止血煅用。

仙茅（独茅根）

药性：辛、温，小毒。归肾、肝经。

功效：温肾壮阳，祛寒除湿，清安五脏，明耳目。

主治：阳痿精冷，小便失禁，脘腹冷痛，腰膝酸痛，筋骨软弱，下肢拘挛。

用法用量：内服煎汤3~10克。

注意：阴虚火旺者禁用。

仙人掌（观音掌）

药性：苦，寒。

功效：行气活血，凉血止血，解毒消肿。

主治：胃痛，痞块，痢疾，喉痛，肺热咳嗽，肺痨咯血，吐血，痔血，疮疡，疔疮，乳痈，痄腮，癣疾，蛇虫咬伤，烫伤，冻伤，腮腺炎，乳腺炎。

用法用量：内服煎汤10~30克。外用鲜品捣敷。

注意：孕妇及虚寒者慎用。

仙鹤草（脱力草、瓜香草、龙牙草）

药性：苦、涩，平。归肺、肝、脾经。

功效：收敛止血，消积，止痢，解毒消肿。

主治：咯血，吐血，衄血，尿血，便血，崩漏，外伤出血，腹泻痢疾，脱力劳伤，疔疮痈肿，滴虫性阴道炎。

用法用量：内服煎汤10~15克，大剂量30~60克。外用捣敷。

白及（甘根、连及草）

药性：苦、甘、涩，微寒。归肺、肾经。

功效：收敛止血，消肿生肌。

主治：咯血，吐血，便血，外伤出血，痈疮肿毒，烫伤，肛裂。

用法用量：内服煎汤3~10克，吞服粉剂，每次3克。外用调敷。

白术（山蓟、天蓟、冬白术）

药性：苦、甘，温。归脾、胃经。

功效：健脾益气，燥湿利水，止汗安胎。

主治：脾气虚弱乏力，食少腹胀，泄泻便秘，小便不利，水肿眩晕，寒湿身痛，气虚自汗，胎动不安。

用法用量：内服煎汤3~15克。

注意：利水止汗除湿宜生用；健脾和胃宜炒用；健脾止泄宜炒焦用。

禁忌：阴虚津亏者慎用。

白芍（白芍药、金芍药）

药性：苦、酸，微寒。归肝、脾经。

功效：养血和营，缓急止痛，敛阴平肝。

主治：血虚寒热，脘腹疼痛，胁痛，肢体痉挛疼痛，痛经，月经不调，崩漏，自汗盗汗，下痢泄泻，头痛眩晕。

用法用量：内服煎汤5~12克，大剂量15~30克。外用捣敷。

注意：平肝阳宜生用；养肝柔肝宜炒用。

白芷（香白芷）

药性：辛，温。归肺、脾、胃经。

功效：祛风除湿，通窍止痛，消肿排脓。

主治：风寒感冒，头痛，眉棱骨痛，牙痛，鼻塞，湿胜久泻，赤白带下，痈疽疮疡。

用法用量：内服煎汤3~10克。外用研末调敷。

白果（佛指甲、灵眼、鸭脚子）

药性：甘、苦、涩，平，小毒。归肺、肾经。

功效：敛肺定喘，止带缩尿。

主治：哮喘痰咳，白带白浊，遗精尿频，无名肿毒，癣疮。

用法用量：内服煎汤3~9克。外用捣敷。

注意：本品有小毒，用量过多易中毒。解毒可用白果壳，或白鲞头（用大黄鱼加工制成的咸干品）煎汤服，可解白果中毒。

白前（竹叶白前、草白前、嗽药）

药性：辛、甘，微温。归肺经。

功效：泻肺，降气，祛痰止咳。

主治：肺气壅实之咳嗽痰多，气逆喘促，胃脘疼痛，小儿疳积，肺气烦闷。

用法用量：内服煎汤5~15克。

注意：肺虚慎用。生品用量过大，对胃有刺激。

白石英

药性：甘、辛，微温。归肺、肾、心经。

功效：温肺肾，安心神，利小便。

主治：虚寒咳喘，肾虚阳痿（宜煅用），消渴，心神不安，惊悸善忘，小便不利，水肿。

用法用量：内服煎汤10~15克。

注意：虚汗咳喘和肾虚阳痿均宜煅用。

白头翁（野丈人、白头公）

药性：苦，寒。归胃、大肠经。

功效：清热解毒，凉血，止痢，燥湿，杀虫。

主治：赤白痢疾，崩漏，血痔，寒热温疟，带下阴痒，瘰疬，湿疹痈疮，眼目赤痛。

用法用量：内服煎汤15~30克。外用研末敷。

注意：虚寒者慎用。

白芥子（辣菜子）

药性：辛，温。归肺、胃经。

功效：利气燥痰，散结消肿。

主治：咳喘痰多，胸满胁痛，肢体麻木，关节肿痛，湿痰，阴疽，肿毒。

用法用量：内服煎汤3~10克。外用研末调敷。

注意：阴虚火旺者慎用。

白豆蔻（壳蔻、豆蔻）

药性：辛、温。归肺、脾、胃经。

功效：化湿行气，温中止呕，开胃消食。

主治：湿阻气滞，脾胃不和，脘腹胀痛，不思饮食，胸闷不饥，胃寒呕吐，食积不消，酒毒。

用法用量：内服煎汤3~6克（后下）。

注意：阴虚血燥者慎用。

白附子（禹白附、牛奶白附）

药性：辛、甘，大温，有毒。归胃、肝经。

功效：祛风痰，通经络，解毒镇痛。

主治：中风痰壅，口眼㖞斜，偏头痛，破伤风，毒蛇咬伤，瘰疬结核，痈肿，淋巴结结核。

用法用量：内服煎汤3~6克，炮制后用。研末服0.5~1克，宜炮制后用。外用捣敷。

注意：孕妇禁用。

白茅根（茅根、甜草根、地筋）

药性：甘，寒。归心、肺、胃、膀胱经。

功效：清热生津，凉血，止血，利尿通淋。

主治：热病烦渴，肺热喘咳，胃热呕逆，血热出血，小便淋沥涩痛，水肿，黄疸。

用法用量：内服煎汤10~30克，鲜品30~60克。

白僵蚕（僵蚕、天虫）

药性：辛、咸，平。归肝、肺、胃经。

功效：祛风止痉，化痰散结，解毒利咽。

主治：惊痫抽搐，中风，口眼㖞斜，偏正头痛，咽喉肿痛，瘰疬痄腮，风疹，疮毒。

用法用量：内服煎汤3~10克，研末吞1~3克。外用研敷。

注意：一般炙用，散风热宜生用。

白花蛇舌草（蛇舌草）

药性：苦、甘，寒。归心、肺、肝、大肠经。

功效：清热解毒，活血消肿，利湿退黄。

主治：肺热喘咳，肺痈，肠痈，咽喉肿痛，毒蛇咬伤，水肿，痢疾，肠炎，湿热黄疸，癌肿。

用法用量：内服煎汤15~30克，大剂量60克。外用捣敷。

注意：孕妇慎用。

冬虫夏草（虫草）

药性：甘，温。归肺、肾经。

功效：补肺，固表，补肾益精。

主治：肺虚咳喘，劳嗽痰血，自汗盗汗，肾亏阳痿，遗精，腰膝酸痛。

用法用量：内服煎汤5~10克。

玄参（重台、玄台、元参）

药性：甘、苦、咸，微寒。归肺、胃、肾经。

功效：凉血，滋阴，降火，解毒。

主治：温热病，热入营血，身热烦渴，舌绛，发斑，骨蒸劳嗽，虚烦失眠，津伤便秘，目涩昏花，咽喉肿痛，痈疽疮毒。

用法用量：内服煎汤9~15克。外用捣敷。

半夏（水玉、地文）

药性：辛，温，有毒。归脾、胃、肺经。

功效：燥湿化痰，降逆止呕，消痞散结。

主治：咳喘痰多，头痛眩晕，夜卧不安，瘿瘤痰核，痈疽肿毒。

用法用量：内服煎汤3~9克。外用调敷。

半枝莲（通经草、四方草）

药性：辛、苦，寒。归肺、肝、肾经。

功效：清热解毒，止血，消肿。

主治：热毒痈肿，咽喉疼痛，肺痈肠痈，毒蛇咬伤，跌打损伤，各种出血，水肿，腹水，癌症。

用法用量：内服煎汤15~30克。外用捣敷，点眼。

注意：孕妇慎用。

六画

老鹳草（五叶草、天罡草）

药性：苦、微辛，平。归肝、大肠经。

功效：祛风活血，清热利湿。

主治：风湿痹痛，肌肤麻木，筋骨酸楚，跌打损伤，泄泻，痢疾，疮毒。

用法用量：内服煎汤9~15克。外用加酒炒热敷。

地龙（蚯蚓、曲蟮）

药性：咸，寒。归肝、肺、肾经。

功效：止痉，熄风，通络，平喘。

主治：热病发热，狂躁，惊痫，抽搐，肝阳头痛，目赤肿痛，中风偏瘫，风湿痹痛，小儿疝气，肺热咳喘，咽喉红肿，鼻衄，小便不通。

用法用量：内服煎汤5~10克，外用鲜品捣敷。

注意：孕妇慎用。

芒硝（马牙消、英消）

药性：咸、苦，寒。归胃、大肠经。

功效：泻火通便，软坚消肿。

主治：实热积滞，大便秘结，腹胀腰痛，肠痈，乳痈，丹毒，目赤翳障，咽喉肿痛，口疮。

用法用量：内服煎汤10~15克。外用研末调敷或化水点眼。

西洋参（花旗参、广东人参）

药性：甘、微苦，寒。归肺、胃、心、肾经。

功效：补气养阴，清火生津。

主治：气虚阴亏火旺，咳嗽痰血，虚热烦倦，内热消渴，口燥咽干。

用法用量：内服煎汤（另煎取汁和服）3~6克，或制丸服。

百部（百部根、玉箫）

药性：苦、微甘，微温。归肺经。

功效：润肺止咳，杀虫，灭虱。

主治：新久咳嗽，肺痨，百日咳，蛲虫病，体虱，癣疥。

用法用量：内服煎汤3~10克。外用煎水洗。

当归（干归、马尾归、西当归）

药性：甘、辛、苦，温。归肝、心、脾经。

功效：补血活血，调经止痛，润燥滑肠。

主治：血虚诸症，月经不调，闭经，痛经，结聚，崩漏，虚寒腹痛，痿痹，肌肤麻木，肠燥便秘，赤痢后重，痈疽疮疡，跌扑损伤。

用法用量：内服煎汤6~12克。

注意：补血用当归身，破血用当归尾，和血用全当归，止血用当归炭，酒制当归能增强活血功能。

宜忌：出血者禁服当归。

肉桂（菌桂、牡桂、玉桂）

药性：辛、甘，大热。归肾、脾、心、肝经。

功效：补火助阳，散寒止痛，温经通脉，引火归元。

主治：肾阳不足，命门火衰之畏寒肢冷，腰膝酸软，阳痿遗精，小便不利或频数，气短喘促，浮肿尿少诸症；命门火衰，火不归源，上热下寒，面赤足冷，头晕耳鸣，口舌糜破；脾肾虚寒，脘腹冷痛，食减便溏；肾虚腰痛；寒疝疼痛；宫冷不孕，痛经经闭，产后瘀滞腹痛；虚寒痈疡，脓成不溃，或脓溃不敛。

用法用量：内服煎汤2~5克，不宜久煎，研末吞0.5~1.5克。外用研末调敷。

肉苁蓉（肉松蓉、黑司令）

药性：甘、咸，温。归肾、大肠经。

功效：补肾阳，益精血，润肠道。

主治：肾阳虚衰，精血不足之阳痿，遗精，白浊，尿频，腰痛脚弱，耳鸣目花，月经延期，宫寒不孕，肠燥便秘。

用法用量：内服煎汤10~15克。

注意：大便滑泻者慎用。

肉豆蔻（顶头肉、玉果、豆蔻）

药性：辛、微苦，温。归脾、胃、大肠经。

功效：温中涩肠，行气消食。

主治：虚泻，冷痢，脘腹胀痛，食少呕吐，宿食不消。

用法用量：内服煎汤1.5~6克。

注意：火旺者禁用；过量饮服会引起中毒、神昏；超过7.5克可引起眩晕、昏睡。

竹叶

药性：甘、淡，寒。归心、肺、胃经。

功效：清热除烦，生津利尿。

主治：热病烦渴，小儿惊痫，咳逆吐衄，小便短赤，口糜舌疮。

用法用量：内服煎汤6~12克。

延胡索（延胡、玄胡索、元胡索）

药性：辛、苦，温。归心、肝、脾经。

功效：活血散瘀，行气止痛。

主治：胸痹心痛，脘腹疼痛，腰痛，疝气痛，痛经，闭经，产后瘀滞腹痛，跌打损伤。

用法用量：内服煎汤3~10克，研末吞服1.5~3克。

自然铜（方块铜）

药性：辛，平。归肝、肾经。

功效：散瘀止痛，续筋接骨。

主治：跌打损伤，筋断骨折，瘀滞肿痛。

用法用量：内服煎汤10~15克。外用研末调敷。

血余（乱发、发灰、人发灰）

药性：苦、涩，平。归肝、胃、肾经。

功效：止血化瘀，利尿，生肌。

主治：咳血，吐血，衄血，便血，尿血，崩漏，小便淋痛，痈肿，溃疡，流火，烫伤。

用法用量：内服煎汤5~10克，研末吞服1.5~3克。外用研末加油调敷。

血竭（麒麟竭、木血竭）

药性：甘、咸，平，小毒。归心、肝经。

功效：散瘀定痛，止血，生肌，敛疮。

主治：跌打损伤，内伤瘀痛，痛经，产后瘀阻腹痛，外伤出血不止，臁疮溃久不合，痔疮。

用法用量：内服研末吞服1~1.5克。外用研末调敷。

全蝎（全虫、蝎子）

药性：咸、辛，平，有毒。归肝经。

功效：息风止痉，通络止痛，攻毒散结。

主治：小儿惊风抽搐，癫痫，中风，半身不遂，口眼㖞斜，偏正头痛，风湿顽痹，破伤风，瘰疬痰核，风疹肿毒。

用法用量：内服煎汤2~5克，研末吞服每次0.5~1克。外用研末加油调敷。

合欢皮（夜合皮、合欢木皮）

药性：甘，平。归心、肝经。

功效：安神解郁，和血消痈。

主治：心神不安，忧郁，不眠，肺痈，痈肿，跌打损伤。

用法用量：内服煎汤10~15克。外用研末调敷。

注意：孕妇慎用。

刘寄奴（金寄奴、九里光）

药性：苦、辛，温。归心、肝、脾经。

功效：破血通络，消积，止血，消肿。

主治：血滞闭经，痛经，产后瘀滞腹痛，食积，腹痛，跌打损伤，金疮出血，尿血，痈毒，烫伤。

用法用量：内服煎汤5~10克。外用捣敷。

决明子（草决明、羊明、还瞳子）

药性：苦、甘、咸，微寒。归肝、肾、大肠经。

功效：清肝，明目，利水，通便。

主治：目赤肿痛，羞明泪多，青盲，雀目，头痛头晕，视物昏暗，臌胀，习惯性便秘，肿毒，癣疾。

用法用量：内服煎汤6~15克。外用研末调敷。

灯心草（虎须草、灯草、碧玉草）

药性：甘、淡，微寒。归心、肺、小肠经。

功效：利水通淋，清心降火。

主治：热淋水肿，小便不利，湿热黄疸，心烦不眠，小儿夜啼，喉痹，口舌生疮。

用法用量：内服煎汤1~3克。外用适量煅研敷上。

注意：下焦虚寒、小便失禁者禁用。虚人慎用。

阳起石

药性：咸，温。归肾经。

功效：温肾壮阳。

主治：肾阳虚衰，腰膝冷痹，男子阳痿遗精，寒疝腹痛，女子宫冷不孕，崩漏，带下腹痛。

用法用量：内服煎汤3~5克。外用研末调敷。

注意：阴虚火旺者禁服。不宜久服。

说明：阳起石，味咸气温，入右肾命门，补助阳气，可除积寒宿血留滞下焦，为圣药也，故能主崩中漏下，破子脏中血，癥瘕结气，寒热腹痛，男子茎头寒，阳痿不起，阴下湿痒。

防己（汉防己、瓜防己）

药性：苦、辛，寒。归膀胱、肾经。

功效：利水消肿，祛风除湿。

主治：水肿，臌胀，历节痛风，风寒湿痹，脚气肿痛，疥癣疮肿。

用法用量：内服煎汤6~10克。

注意：食欲不振，阴虚无湿热者禁服。

说明：防己大苦寒，能泻血中大热之滞，亦能泻大便。与大黄同气味。能泻血中湿热，通血中滞塞，散痈肿恶结，治口眼㖞斜，手足拘痛。善走下行，除湿、通窍、利道，泻下焦血分湿热，为疗风水之要药。

防风（铜芸、回云、百枝）

药性：辛、甘，微温。归膀胱、肺、脾经。

功效：祛风解表，胜湿止痛，止痉止痒。

主治：外感风寒，偏正头痛，风湿痹痛，腹痛泄泻，肠风下血，破伤风，小儿惊风，风疹瘙痒，疮疡初起。

用法用量：内服煎汤5~10克。外用适量煎洗。

红景天（大花红景天）

药性：甘、涩，寒。归肺经。

功效：清肺止血，散瘀，消肿。

主治：肺热咳嗽，咯血，胸脾心痛，类风湿关节炎，白带，腹泻，跌打损伤，烫伤，神经痹症，高原反应。

用法用量：内服煎汤3~9克。外用研末调敷。

七画

麦门冬（不死药、麦冬、寸冬）

药性：甘、微苦，微寒。归肺、胃、心经。

功效：滋阴润肺，益胃生津，清心除烦。

主治：肺燥干咳，肺痈，阴虚，劳咳，津伤口渴，消渴，心烦失眠，咽喉疼痛，肠燥便秘，血热吐衄。

用法用量：内服煎汤6~15克。外用研末调敷。

麦芽（大麦芽、大麦毛）

药性：甘，平。归脾、胃经。

功效：消食化积，回乳。

主治：食积，腹满泄泻，恶心呕吐，食欲不振，乳汁瘀积，乳房胀痛。

用法用量：内服煎汤10~15克，大剂量用30~120克。

远志（细草、小鸡腿）

药性：辛、苦，微温。归心、肺、肾经。

功效：宁心安神，祛痰开窍，解毒消肿。

主治：心神不安，惊悸失眠，健忘，惊痫，咳嗽痰多，痈疽发背，乳房肿痛。

用法用量：内服煎汤3~10克。外用研末酒调敷。

赤小豆（赤豆、红小豆）

药性：甘、酸，微寒。归心、小肠、脾经。

功效：利水消肿，退黄，清热解毒，消痈。

主治：水肿，脚气，黄疸，淋病，便血，肿毒，疮疡，癣疹。

用法用量：内服煎汤10~30克。外用生研调敷或煎汤洗。

赤石脂（赤符、红高岭、赤石土）

药性：甘、酸、涩，温。归大肠、胃经。

功效：涩肠固脱，止血，收湿敛疮。

主治：久泻久痢，脱肛，便血，崩漏，带下，遗精，疮疡久溃不敛，湿疹，外伤出血。

用法用量：内服煎汤10~15克（先煎），外用研末调敷。

芫花（头痛花、九龙花）

药性：辛、苦，温，有毒。归肺、脾、肾经。

功效：泻水逐饮，祛痰止咳，解毒杀虫。

主治：水肿，臌胀，痰饮胸水，喘咳，痈疖疮癣。

用法用量：内服煎汤1.5~3克。外用研末调敷。

花椒（大椒、汉椒、点椒）

药性：辛，温，小毒。归脾、胃、肾经。

功效：温中止痛，除湿止泻，杀虫止痒。

主治：脾胃虚寒，脘腹冷痛，蛔虫腹痛，呕吐，泄泻，肺寒咳喘，龋齿牙痛，阴痒带下，湿疹，皮肤瘙痒。

用法用量：内服煎汤3~6克。外用煎洗、含漱，或研末调敷。

苍术（山精、赤术、仙术）

药性：辛、苦，温。归脾、胃、肝经。

功效：燥湿健脾，祛风明目。

主治：湿困脾胃，倦怠嗜卧，胸痞腹水，食欲不振，呕吐泄泻，痰饮湿肿，头身重痛，肢节酸痛，痿躄，夜盲。

用法用量：内服煎汤3~9克。

注意：阴虚内热、气虚多汗者禁服。

苍耳子（苍耳实）

药性：苦、甘、辛，温，小毒。归肺、肝经。

功效：散风寒，通鼻窍，祛风湿，止痒。

主治：鼻渊，风寒头痛，风湿痹痛，风疹，湿疹，疥癣。

用法用量：内服煎汤3~10克。外用捣敷。

注意：本品有毒，不宜过量服用。

芡实（鸡头实、黄实）

药性：甘、涩，平。归脾、肾经。

功效：固肾涩精，补脾止泻。

主治：遗精，白浊，带下，小便不禁，大便泄泻。

用法用量：内服煎汤15~30克。亦可适量煮粥吃。

苎麻根（苎根、苎麻茹）

药性：甘，寒。归肝、心、膀胱经。

功效：凉血止血，清热安胎，利尿解毒。

主治：血热妄行所致咯血、吐血、衄血、血淋、便血、崩漏、紫癜，胎动不安，胎漏下血，小便淋沥，痈疮肿毒，虫蛇咬伤。

用法用量：内服煎汤5~30克。外用鲜品捣敷，或煎汤熏洗。

芦荟（卢会、讷会、象胆）

药性：苦，寒。归肝、大肠经。

功效：泻下，清肝，杀虫。

主治：热结便秘，肝火头痛，目赤惊风，虫积腹痛，疥癣，痔瘘。

用法用量：内服入丸、散，或研末入胶囊，每次服胶囊0.6~1.5克，不入汤剂。外用研末外敷。

苏木（苏枋、苏方木、赤木、红苏木）

药性：甘、咸、微辛，平。归心、肝、大肠经。

功效：活血祛瘀，消肿定痛。

主治：妇人血滞经闭，痛经，产后瘀阻，心腹痛，产后血晕，痈肿，跌打损伤，破伤风。

用法用量：内服煎汤3~9克，或研末。外用研敷。

注意：血虚无瘀者、月经过多者及孕妇均禁服。

苏合香（帝膏、苏合油）

药性：辛、微甘、苦，温。归心、脾经。

功效：开窍辟秽，开郁豁痰，行气止痛。

主治：中风，痰厥，气厥之寒闭症；温疟，惊痫，湿浊吐利，心腹卒痛，冻疮，疥癣。

用法用量：内服0.3~1克，入丸、散，或泡汤，不入煎剂。

杜仲（思仙、木绵、扯丝皮）

药性：甘、微辛，温。归肝、肾经。

功效：补肝肾，强筋骨，安胎。

主治：腰膝酸痛，阳痿，尿频，小便余沥，风湿痹痛，胎动不安，习惯性流产。

用法用量：内服煎汤6~15克，或浸酒，或入丸、散。

杜鹃花（映山红、报春花）

药性：甘、酸，平。

功效：和血，调经，止咳，祛风湿，解疮毒。

主治：吐血，衄血，崩漏，月经不调，带下，咳嗽，风湿痹痛，痈疥疮毒，头癣。

用法用量：内服煎汤9~15克。外用捣敷。

杏仁（苦杏仁、杏梅仁）

药性：苦，微温，小毒。归肺、大肠经。

功效：降气化痰，止咳平喘，润肠通便。

主治：外感咳嗽，喘满，肠燥便秘。

用法用量：内服煎汤3~10克，或入丸、散。

注意：杏仁用时须打碎，外用须捣敷。

连翘（旱连子、大翘子）

药性：苦，微寒。归肺、心、胆经。

功效：清热解毒，消肿散结。

主治：风热感冒，温病，热淋尿闭，痈疽，肿毒，瘿瘤，喉痹。

用法用量：内服煎汤6~15克，或入丸、散。

注意：脾胃虚弱者慎用。

吴茱萸（食茱萸、吴萸）

药性：辛、苦，热，小毒。归肝、脾、胃经。

功效：散寒，温中，解郁，燥湿。

主治：脘腹冷痛，厥阴头痛，疝痛，痛经，脚气肿痛，呕吐吞酸，寒湿泄泻。

用法用量：内服煎汤1.5~5克，或入丸、散。止呕吐，黄连水炒用；治疝气，盐水炒用；外用捣敷或水煎洗。

牡蛎（蛎蛤、海蛎子壳）

药性：咸，微寒。归肝、肾经。

功效：平肝潜阳，重镇安神，软坚散结，收敛固涩。

主治：眩晕耳鸣，惊悸失眠，瘰疬瘿瘤，痞块，自汗盗汗，遗精，崩漏，带下。

用法用量：内服煎汤15~30克（先煎）。外用研末调敷。

牡丹皮（丹皮、丹根）

药性：苦、辛，微寒。归心、肝、肾经。

功效：清热凉血，活血散瘀。

主治：温热病，热入血分，发斑，吐衄，热病后期，热伏阴分发热，骨蒸潮热，血滞经闭，痛经，痈肿疮毒，跌打伤痛，风湿热痹。

用法用量：内服煎汤6~9克，或入丸、散。

注意：虚寒者、孕妇、妇女月经过多者禁用。

何首乌（首乌、地精、山翁、夜交藤根）

药性：苦、甘、涩，微温。归肝、心、肾经。

功效：养血滋阴，润肠通便，祛风解毒。

主治：头昏目眩，心悸，失眠，腰膝酸软，须发早白，耳鸣，遗精，肠燥便秘，久疟体虚，风疹瘙痒，疮痈，瘰疬，痔疮。

用法用量：内服煎汤10~20克。

注意：大便溏泄者慎用；忌铁器。

伸筋草（宽筋藤、分筋草）

药性：苦、辛，平。归肝、脾、肾经。

功效：祛风除湿，舒筋活血，止咳解毒。

主治：风寒湿痹，关节酸痛，皮肤麻木，四肢软弱，黄疸，咳嗽，跌打损伤，疮疡，疱疹，烫伤。

用法用量：内服煎汤9~15克，或泡酒。外用捣敷。

皂荚（鸡栖子、大皂角）

药性：辛、咸，温，有毒。归肺、肝、胃、大肠经。

功效：祛痰止咳，开窍通闭，杀虫散结。

主治：痰咳喘满，中风口噤，痰涎壅盛，神昏不语，癫痫，喉痹，二便不通，痈肿疥癣。

用法用量：内服1~3克，多入丸、散。外用研末鼻吸或煎水洗，或研末调敷。

谷芽（稻芽）

药性：甘，平。归脾、胃经。

功效：消食化积，健脾开胃。

主治：食积停滞，胀满泄泻，脾虚少食，脚气浮肿。

用法用量：内服煎汤10~15克，大剂量30克。

龟甲（神屋、龟壳、龟板）

药性：咸、甘，微寒。归肝、肾、心经。

功效：滋阴潜阳，补肾健骨，补心安神，固经止血。

主治：阴虚潮热，骨蒸盗汗，头晕目眩，虚风内动，手足蠕动，筋骨痿弱，小儿囟门不合，惊悸失眠，健忘，月经过多，崩漏带下。

用法用量：内服煎汤10~30克（先煎）。

龟甲胶（龟板膏、龟胶）

药性：甘、咸，平。归肝、肾经。

功效：滋阴补血。

主治：阴虚血亏，劳热骨蒸，盗汗，心悸，肾虚腰痛，腰膝痿弱，吐血衄血，崩漏带下。

用法用量：内服烊化冲服3~15克。

辛夷（毛辛夷、木笔花、姜朴花）

药性：辛，温。归肺、胃经。

功效：散风寒，通鼻窍。

主治：风寒头痛，鼻塞鼻渊，鼻流浊涕。

用法用量：内服煎汤（包煎）3~10克。外用研末搐鼻。

羌活（羌青、退风使者）

药性：辛、苦，温。归膀胱、肾经。

功效：散表寒，祛风湿，利关节，止痛。

主治：外感风寒，头痛无汗，风寒湿痹，风水浮肿，疮疡肿毒。

用法用量：内服煎汤3~10克，或入丸、散。

注意：气血亏虚者慎用。

沙参（南沙参、泡沙参）

药性：甘、微苦，微寒，归肺，胃经。

功效：养阴清热，润肺化痰，益胃生津。

主治：阴虚久咳，劳嗽痰血，燥咳痰少，虚热喉痹，津伤口渴。

用法用量：内服煎汤10~15克，鲜品15~30克。

注意：风寒者禁服。

没药（末药）

药性：苦，平。归心、肝、脾经。

功效：祛痰，消肿，定痛。

主治：胸腹痛，痛经，闭经，跌打肿痛，臃肿疮疡，目赤肿痛。

用法用量：内服煎汤3~10克。外用研敷。

沉香（密香、沉水香、奇南香）

药性：辛、苦，温。归肾、脾、胃经。

功效：温中降逆，暖肾纳气。

主治：脘腹冷痛，呕吐，呃逆，气逆，喘息，腰膝冷痛，大肠虚秘，小便气淋，精冷早泄。

用法用量：内服煎汤2~5克（后下）。

诃子（随风子）

药性：苦、酸、涩，平。归肺、大肠、胃经。

功效：涩肠下气，敛肺利咽。

主治：久泻，久痢，脱肛，喘咳痰嗽，久咳失音。

用法用量：内服煎汤3~6克。

注意：敛肺清火宜生用，涩肠止泻宜煨用（炙用）。

补骨脂（胡韭子、破故纸）

药性：辛、苦，温。归肾、脾经。

功效：补肾助阳，固精缩尿，暖脾止泻。

主治：虚寒腰痛，阳痿滑精，遗尿，尿频，久泻虚喘，白癜风，斑秃，银屑病。

用法用量：内服煎汤6~15克，或入丸、散。

注意：阴虚内热者禁用。

灵芝（三秀、灵芝草）

药性：甘，平。归肺、心、脾经。

功效：益气强壮，养心安神。

主治：虚劳羸弱，食欲不振，心悸失眠，头晕，神疲乏力，久咳气喘，冠心病，高血压，高脂血症，矽肺。亦治肿瘤放化疗后体虚。

用法用量：内服煎汤10~15克。研末每次吞服2~6克，每日2次，或浸酒饮服。

阿胶（驴皮胶）

药性：甘，平。归肝、肺、肾经。

功效：补血止血，滋阴润肺。

主治：血虚眩晕，吐血，衄血，便血，血痢，妊娠下血，崩漏，虚烦失眠，肺虚燥咳。

用法用量：内服烊化冲服5~10克。

阿魏（哈昔泥、五彩魏）

药性：辛、苦，温。归肝、脾、胃经。

功效：化癥消积，杀虫，截疟。

主治：痞块，食积，虫积，小儿疳积，疟疾，痢疾。

用法用量：内服入丸、散，1~1.5克。外用研末入膏药内敷贴。

注意：孕妇禁用。

陈皮（橘皮、贵老、广橘皮）

药性：辛、苦，温。归脾、胃、肺经。

功效：理气调中，降逆止呕，燥湿化痰。

主治：胸膈满闷，脘腹胀痛，不思饮食，呕吐，咳嗽痰多，乳痈初起。

用法用量：内服煎汤3~10克，或入丸散。

注意：气虚阴虚者慎用。

附子

药性：辛、甘，热，有毒。归心、肾、脾经。

功效：回阳救逆（强心温阳），散寒除湿。

主治：阴盛阻阳，大汗亡阳，吐泻厥逆，心腹冷痛，冷痢，脚气水肿，风寒湿痹，阴疽疮漏，一切沉寒痼冷之疾。

用法用量：内服煎汤3~9克制附子，或入丸、散。回阳救逆，可用制附子18~30克。

忍冬藤（老翁须、千金藤）

药性：甘，寒。归心、肺经。

功效：清热解毒，通络。

主治：温病发热，痈疽肿毒，肠痈，乳痈，热毒血痢，风湿热痹。

用法用量：内服煎汤10~30克，或入丸、散，或泡酒。

鸡内金（鸡肫皮、化石胆）

药性：甘、涩，平。归脾、胃、膀胱经。

功效：健脾胃，消食积，化石。

主治：食积，泄泻，小儿疳积，胆石症，石淋，砂淋，经闭，喉痹，乳蛾，牙疳，口疮，消食化痰，理气利湿。

用法用量：内服煎汤3~10克，研末吞服1.5~3克。

鸡血藤（血风藤、活血藤）

药性：苦、微甘，温。归肝、肾经。

功效：活血舒筋，养血调经。

主治：手足麻木，肢体瘫痪，风湿痹痛，贫血，月经不调，痛经，闭经。

用法用量：内服煎汤10~15克，大剂量30克，或泡酒。

八画

青皮（青橘皮、青柑皮）

药性：苦、辛，温。归肝、胆、胃经。

功效：疏肝破气，消积化滞。

主治：胁肋、乳房、胃脘胀痛，乳核，乳痈，疝气，食积，癥瘕积聚，久疟痞块。

用法用量：内服煎汤3~10克，或入丸散。

青木香（马兜铃根、独行根、土木香）

药性：辛、苦，寒，小毒。归肺、胃、肝经。

功效：行气，解毒，消肿。

主治：脘腹胀痛，疝气，泄泻，痢疾，咳喘，高血压，蛇虫咬伤，痈肿疔疮，秃疮，湿疹，皮肤瘙痒，肺热咳嗽，痰结喘促，气凝诸痛。

用法用量：内服煎汤3~9克；研末吞服1.5~2克，每日2~3次。

青葙子（草决明、野鸡冠花子）

药性：苦，寒。归肝经。

功效：散风热，清肝火，明目退翳。

主治：目赤肿痛，眼生翳膜，视物昏花，高血压，鼻衄，皮肤瘙痒，疮癣。

用法用量：内服煎汤3~15克。外用研末调敷，捣汁灌鼻。

青礞石（礞石）

药性：甘、咸，平。归肺、心、肝、胃经。

功效：坠痰下气，平肝定惊，消食攻积。

主治：顽痰咳喘，癫痫发狂，烦躁胸闷，惊风抽搐，宿食癖积。

用法用量：内服煎汤10~15克（布包）。

注意：脾胃虚者及孕妇禁服。

玫瑰花（徘徊花、笔头花、刺玫花）

药性：甘、微苦，温。归肝、脾经。

功效：理气解郁，和血调经。

主治：肝气郁结，脘胁胀痛，乳房作胀，月经不调，痢疾，泄泻，带下，跌打损伤，痈肿。

用法用量：内服煎汤3~10克。泡酒或泡茶饮服。

苹果（天然子、频婆、奈子）

药性：甘、酸，凉。

功效：生津除烦，益胃，醒酒。

主治：津少口渴，脾虚泄泻，食后腹胀，饮酒过度。苹果果胶具有抑癌、抗癌作用。苹果加土豆，各等分，去皮生捣，拌匀频服生品，1~3个月，可治愈食管癌。

枇杷叶（巴叶）

药性：苦，凉。归肺、胃经。

功效：清肺，和胃，降气，止渴。

主治：肺热咳嗽，阴虚劳咳，胃热呕吐，妊娠恶阻，消渴，肺风面疮，鼻赤，痔疮。

用法用量：内服煎汤9~15克，大剂量30克，鲜品用15~30克。

板蓝根（蓝靛根）

药性：苦，寒。归心、肺、肝、胃经。

功效：清热解毒，凉血，利咽。

主治：风热感冒，流感，流脑，乙脑，大头瘟疫，烂喉丹痧，丹毒，痄腮，咽喉肿痛，黄疸，水痘，麻疹。

用法用量：内服煎汤15~30克，大剂量60~120克。

注意：脾胃虚寒者慎用。

松节（黄松节、油松节）

药性：苦，温。归肝、肾经。

功效：祛风，燥湿，舒筋，活络，止痛。

主治：风湿寒痹，历节风痛，转筋挛急，脚痹痿软，鹤膝风，跌打伤痛。

用法用量：内服煎汤10~15克。外用浸酒涂搽。

松叶（松毛、松针）

药性：苦，温。归心、脾经。

功效：祛风燥湿，杀虫止痒。

主治：风湿痿痹，历节风痛，湿疮，疥癣，风疹瘙痒，预防流脑。

用法用量：内服煎汤6~15克，鲜品30~60克，或泡酒。外用煎洗，鲜品可捣敷。

刺五加（刺拐棒）

药性：辛，温。归肝、肾经。

功效：益气，补肾，安神，活血。

主治：脾虚乏力，气虚浮肿，失眠多梦，健忘，腰膝酸软，小儿行迟，胸痹疼痛，久咳，风湿痹痛。

用法用量：内服煎汤6~15克，可以入丸、散、或泡酒。

刺蒺藜（蒺藜、白蒺藜、硬蒺藜）

药性：苦、辛，平。归肝、肺经。

功效：平肝解郁，明目祛风。

主治：头痛，眩晕，胸胁胀痛，乳房胀痛，目赤翳障，风疹，瘙痒，白癜风，痈疽，瘰疬。

用法用量：内服煎汤6~9克，可入丸、散。

注意：孕妇慎用。

郁金（黄郁、五帝足）

药性：辛、苦，寒。归心、肝、胆经。

功效：活血止痛，行气解郁，清新凉血，利胆。

主治：胸腹胁肋诸痛，痛经，热病神昏，癫狂，吐血，衄血，血淋，砂淋，黄疸。

用法用量：内服煎汤3~10克，可入丸、散。

郁李仁（李仁肉、郁子）

药性：辛、苦、甘，平。归脾、大肠、小肠经。

功效：润肠通便，下气利水。

主治：肠燥便秘，小便不利，水肿腹满，脚气。

用法用量：内服煎汤3~10克，可入丸、散。

虎杖（大接骨）

药性：苦，微寒。归肝、胆、肺经。

功效：活血祛瘀，利湿退黄，清热解毒。

主治：经闭，痛经，产后恶露不下，癥瘕积聚，风湿痹痛，湿热黄疸，淋浊带下，跌打损伤，疮疡肿毒，水火烫伤。可续筋接骨，去骨节血瘀。

用法用量：内服煎汤10~15克。外用研末调敷。

注意：孕妇禁用。

虎骨

药性：辛，温。归肝、肾经。

功效：追风定痛，健骨镇惊。

主治：历节风痛，四肢拘挛，腰脚不随，惊悸癫痫，痔瘘，脱肛。

用法用量：内服煎汤9~15克。可浸酒或入散。

知母

药性：苦，寒。归肺、胃、肾经。

功效：清热泻火，滋阴润燥。

主治：高热烦渴，肺热咳嗽，骨蒸潮热，遗精，盗汗，虚烦不眠，消渴。

用法用量：内服煎汤6~12克，可入丸、散。清热泻火宜生用，滋阴降肾火宜盐水炒用。

使君子（留求子、五棱子）

药性：甘，温，小毒。归脾、肾经。

功效：杀虫，消积，健脾。

主治：虫积腹痛，小儿疳积，乳食停滞，泻痢。

用法用量：内服煎汤6~15克，捣碎入煎。小儿去壳炒香嚼服，1岁每日1粒，亦可以加到1粒半。1天总量不超过20粒。

注意：服过量或与热茶同服，可引起呃逆、眩晕、呕吐等反应。

侧柏叶（扁柏叶）

药性：苦、涩，微寒。归肺、肝、大肠经。

功效：凉血止血，祛痰止咳，祛风解毒。

主治：吐血，衄血，尿血，血痢，肠风，崩漏，咳嗽痰多，风湿，痹痛，脱发，丹毒，痄腮，烫伤。

用法用量：内服煎汤6~15克，可入丸、散。外用煎水洗。

佩兰（兰草、大泽兰）

药性：辛，平。归脾、胃经。

功效:解暑化湿,醒脾和中。

主治:湿温初起,发热头重,胸闷腹胀,脘痞不饥,恶心呕吐,口中甜腻,消渴。

用法用量:内服煎汤6~10克,鲜品15~30克。

注意:阴虚血燥、气虚者慎用。

金银花(忍冬花、双花)

药性:甘,寒。归肺、胃经。

功效:清热解毒。

主治:外感风热,发热中暑,热毒血痢,痈肿疔疮,喉痹,多种感染性疾病。

用法用量:内服煎汤10~20克,或入丸散。

乳香(乳头香、天泽香)

药性:辛、苦,温。归心、肺、脾经。

功效:活血,行气,止痛。

主治:心腹疼痛,闭经,痛经,产后瘀滞腹痛,跌打瘀痛,痈疽肿毒,疮溃不收。

用法用量:内服煎汤3~10克,或入丸、散。外用研末调敷。

鱼腥草(九节莲、肺形草)

药性:辛,微寒。归肺、膀胱、大肠经。

功效:清热解毒,排脓消痈,利尿通淋。

主治：肺痈吐脓，肺热咳喘，喉蛾，痈肿疮毒，痔疮，热痢，热淋，水肿，带下，疥癣。

用法用量：内服煎汤15~25克。

狗脊（金毛狗脊、百枝）

药性：苦、甘，温。归心、甘、肾经。

功效：强腰膝，祛风湿，利关节。

主治：肾虚，腰痛，脊强，足膝软弱无力，风湿痹痛，小便过多，遗精，妇女白带过多。

用法用量：内服煎汤10~15克，或泡酒。

夜交藤（首乌藤）

药性：甘、微苦，平。归心、肝经。

功效：养心安神，祛风通络。

主治：失眠多梦，血虚身痛，肌肤麻木，风湿痹痛，风疹瘙痒。

用法用量：内服煎汤10~20克。外用煎水洗或捣敷。

夜明砂（黑砂星）

药性：辛，寒。归肝经。

功效：清肝明目，散瘀消积。

主治：青盲，目赤肿痛，白睛溢血，内外翳障，小儿疳积，瘰疬，疟疾。

用法用量：内服煎汤3~10克（布包煎），或研末吞服，每次1~3克，每日2~3次。外用研末调涂患处。

泽泻

药性：甘、淡，寒。

功效：利水渗湿，泄热通淋。

主治：小便不利，热淋涩痛，水肿，胀满，泄泻，痰饮眩晕，遗精。

用法用量：内服煎汤6~12克，可以入丸、散。

贯众

药性：苦、涩，微寒，小毒。归肝、胃经。

功效：清热解毒，凉血止血，杀虫。

主治：风热感冒，温热斑疹，吐血，衄血，咳血，便血，崩漏，血痢，带下及钩、蛔、绦虫等肠寄生虫病。

用法用量：内服煎汤5~15克。外用研末调敷。

细辛

药性：辛、温，小毒。归肺、肾、心经。

功效：散寒祛风，止痛，温肺化饮，通窍。

主治：风寒头痛，牙痛，风湿痛，痰饮咳喘，鼻塞，口疮。

用法用量：内服煎汤1.5~9克。外用研末吹鼻、塞耳、敷脐、煎水含漱。

九画

玳玳花

药性:辛、甘、微苦,平。

功效:理气宽胸,和胃止呕。

主治:胸中痞闷,脘腹胀痛,不思饮食,恶心呕吐。

用法用量:内服煎汤1.5~2.5克,或泡茶饮。

珍珠母

药性:甘、咸,寒。归肝、心经。

功效:平肝潜阳,安神定惊,清肝明目。

主治:头痛眩晕,心悸失眠,癫狂惊痫,肝热目赤,翳膜遮睛。

用法用量:内服煎汤10~30克(打碎先煎)。

注意:脾胃虚寒者慎用。

荆芥

药性:辛、微苦,微温。归肺、肝经。

功效:祛风解表,透疹,止血。

主治:感冒发热,头痛目痒,咳嗽,咽喉肿痛,麻疹,痈肿,疮疥,衄血,吐血,便血,崩漏,产后血晕。

用法用量:内服煎汤3~10克。外用煎洗或捣敷。

荜茇

药性：辛，热。归胃、脾、大肠经。

功效：温中散寒，下气止痛。

主治：脘腹冷痛，呕吐，泄泻，头痛，牙痛，鼻渊，冠心病，心绞痛。

用法用量：内服煎汤1~3克。外用研末鼻吸或浸酒擦患处。

草乌头（草乌）

药性：辛、苦，热，大毒。归心、肝、脾经。

功效：祛风除湿，温经散寒，消肿止痛。

主治：风寒湿痹，关节疼痛，头风头痛，中风不遂，心腹冷痛，寒疝作痛，跌打损伤，瘀血肿痛，亦可麻醉止痛。

用法用量：内服煎汤3~6克。外用研敷。

注意：阴虚火旺者、孕妇禁用。

茵陈蒿

药性：微苦、微辛，微寒。归脾、胃、膀胱经。

功效：清热利湿，退黄。

主治：黄疸，小便不利，湿疮瘙痒。

用法用量：内服煎汤10~15克。外用水煎洗。

注意：脾虚血亏所致的虚黄、萎黄者不宜使用。

茯苓

药性：甘、淡，平。归心、脾、肺、肾经。

功效：利水渗湿，健脾和胃，宁心安神。

主治：小便不利，水肿胀满，痰饮咳逆，呕吐，脾虚食少，泄泻，心悸不安，失眠健忘，遗精白浊。

用法用量：内服煎汤10~15克。需宁心安神者，宜朱砂拌用。

茯神

药性：甘、淡，平。归心、脾经。

功效：宁心，安神，利水。

主治：惊悸，健忘，失眠，惊痫，小便不利。

用法用量：内服煎汤9~15克。

茺蔚子

药性：甘、辛，微寒，有小毒。归肝经。

功效：活血，调经，清肝明目。

主治：妇女月经不调，痛经，闭经，产后瘀滞，腹痛，肝热头痛，头晕，目赤肿痛，目生翳障。

用法用量：内服煎汤6~9克。

注意：瞳孔散大者及孕妇禁用。

胡桃仁（核桃仁）

药性：甘、涩，温。归肾、肝、肺经。

功效：补肾益精，温肺定喘，润肠通便。

主治：腰痛脚弱，尿频，遗尿，阳痿，遗精，久咳喘促，肠燥便秘，石淋，疮疡。

用法用量：内服煎汤9~15克。

南藤（丁公藤、石楠藤）

药性：辛、甘，温。归肝、肾经。

功效：祛风湿，强腰膝，补肾壮阳，止咳平喘，活血止痛。

主治：风寒湿痹，腰膝酸痛，阳痿，咳嗽，气喘，痛经，跌打肿痛。

用法用量：内服煎汤6~15克。外用捣烂炒热敷或泡酒外搽。

枳实

药性：苦、辛，微寒。归脾、胃、大肠经。

功效：破气消积，化痰除痞。

主治：积滞内停，痞满胀痛，大便秘结，泻痢后重，胸痹，胃下垂，子宫脱垂，脱肛。

用法用量：内服煎汤3~10克。外用研末调敷。

柏子仁（侧柏子）

药性：甘，平。归心、肾、大肠经。

功效：养心安神，敛汗，润肠，通便。

主治：惊悸，失眠，健忘，盗汗，肠燥便秘。

用法用量：内服煎汤10~15克。外用研末调敷。

栀子（黄栀子）

药性：苦，寒。归心、肝、肺、胃、三焦经。

功效：泻火除烦，清热利湿，凉血解毒。

主治：热病心烦，肝火目赤，头痛，湿热黄疸，淋病，吐血，衄血，血痢，尿血，口舌生疮，疮疡，肿毒，扭伤肿毒。

用法用量：内服煎汤5~10克。外用研末调敷。

枸杞子

药性：甘，平。归肝、肾、肺经。

功效：养肝，滋肾，润肺。

主治：肝肾亏虚，头晕目眩，目视不清，腰膝酸软，虚劳咳嗽，消渴引饮。

用法用量：内服煎汤5~15克。

柿叶

药性：苦，寒。专入肺经。

功效：止咳，定喘，生津，止血。

主治：咳嗽，消渴，各种内出血，臁疮。

用法用量：内服煎汤3~9克，或泡茶饮服。外用研末敷。

柿寄生

药性：苦，平。

功效：祛风湿，强筋骨，止咳嗽。

主治：风湿痹痛，腰腿酸痛，咳嗽，慢性支气管炎，咯血，胃痛，胎动不安，乳痈，痹疬疖肿，高血压病。

用法用量：内服煎汤9~15克，大剂量60克。外用研末调敷。

威灵仙

药性：辛、咸、微苦，温，小毒。归膀胱、肝经。

功效：祛风除湿，通络止痛。

主治：风湿痛，肢体麻木，筋脉拘挛，屈伸不利，脚气肿痛，疟疾，骨鲠咽喉，痰饮积聚。

用法用量：内服煎汤6~9克，治骨鲠咽喉用30克。外用捣敷。

厚朴（川朴）

药性：苦、辛，温。归胃、大肠经。

功效：行气导滞，燥湿，降逆平喘。

主治：食积气滞，腹胀便秘，湿阻中焦，脘痞吐泻，痰痈气逆，胸满喘咳。

用法用量：内服煎汤3~10克。止呕用姜汁炒用；燥湿宜生用。

注意：气虚津伤血枯者及孕妇慎用。

砂仁

药性：辛，温。归脾、胃、肾经。

功效：化湿，行气，温脾，安胎。

主治：湿阻气滞，脘腹胀满，不思饮食，恶心呕吐，腹痛泄泻，妊娠恶阻，胎动不安，血崩，一切食毒。

用法用量：内服煎汤3~6克。

注意：阴虚有热者禁用。

牵牛子（黑、白二丑）

药性：苦、辛，寒，有毒。归肺、肾、大肠经。

功效：利水泻下，消积杀虫。

主治：水肿，腹水，脚气，痰壅，咳喘，大便秘结，食滞虫积，腰痛，阴囊肿胀，痈疽肿毒，痔漏便毒。

用法用量：内服煎汤3~10克。炒用药性减缓。

注意：孕妇禁用。不宜久用。

韭菜子

药性：辛、甘，温。归肝、肾经。

功效：补益肝肾，壮阳固精。

主治：肾虚阳痿，腰膝酸软，遗精，尿频，尿浊，带下清稀，顽固性呃逆。

用法用量：内服煎汤6~12克。

省藤（红藤、赤藤）

药性：苦，平。

功效：驱虫，通淋，祛风止痛。

主治：蛔虫、蛲虫、绦虫病，小便淋痛，齿痛。

用法用量：内服煎汤5~10克。

虻虫（牛虻、牛蚊子）

药性：苦、微咸，凉，有毒。归肝经。

功效：破血通经，逐瘀消癥。

主治：血瘀经闭，产后恶露不尽，干血痨，少腹蓄血，积块，跌打伤痛，痈肿，喉痹，月水不通。

用法用量：内服煎汤2~3克。外用研末敷搽。

注意：气血虚者、孕妇或月经期妇女禁用。

蚂蚁（马蚁）

药性：咸，平，有毒。

功效：补肾，通络，消肿毒。

主治：肾虚头昏耳鸣，失眠多梦，阳痿早泄，遗精，风湿痹痛，中风偏瘫，手足麻木，红斑性狼疮，硬皮病，皮肌炎，痈肿疔疮，毒蛇咬伤。

用法用量：内服研末吞服2~5克。外用捣烂涂敷。

案例：据《上海中医药杂志》等部门的报道：治疗“手足麻木，全身窜痛，类风湿关节炎等，用白酒500毫升，浸泡大蚂蚁60克，半个月后，成人每次口服15~30毫升，早晚各服1次。或用广西产大黑蚂蚁的干燥粉末，加蜂蜜，制成丸药服，成人每次口服：药酒15~30毫升，早晚各1次；服药丸，每次1丸，每日3次。停其他的药。30天为1个疗程。都有非常好的疗效，优于其他疗法。”

骨碎补

药性：苦，温。归肝、肾经。

功效：补肾强骨，活血止痛。

主治：肾虚腰痛，足膝痿弱，耳鸣，耳聋，牙痛，久泄，遗尿，跌打骨折，斑秃。

用法用量：内服煎汤10~20克。外用捣敷。

钟乳石

药性：甘，温。归肺、肾、胃经。

功效：温肺助阳，利窍通乳。

主治：寒痰喘咳，虚劳气喘，阳痿早泄，滑精遗梦，腰脚冷痹，乳汁不通，伤食纳少，疮疽痔瘘。补五劳七伤，补髓添精。

用法用量：内服煎汤9~15克（打碎煎）。外用研末调敷。

注意：不可久服。肺热火旺者禁服。

钩藤

药性：甘、微苦，微寒。归肝、心包经。

功效：熄风止痉，清热平肝。

主治：小儿惊风，夜啼，热盛动风，子痫，肝阳眩晕，肝火头胀痛，伤寒头痛壮热，鼻衄不止。

用法用量：内服煎汤6~30克。外用不宜久煎。

注意：脾胃虚寒者慎用。

鬼针草（婆婆针、一包针）

药性：苦，微寒。

功效：清热解毒，祛风活血。

主治：咽喉肿痛，泻痢，黄疸，肠痈，疔疮肿毒，蛇虫咬伤，风湿痹痛，跌打损伤，烫火伤，金疮出血。

说明：我师父说：鬼针草为救荒草，可以调整血压为正常，低压升到正常，高压降到正常，又可活血通经，强壮身体，对糖尿病、黄疸、肝炎、前列腺病均有治疗作用。

用法用量：内服煎汤15~30克，鲜品30~60克。外用捣敷。

鬼箭羽（卫矛、鬼见愁）

药性：苦、辛，寒。归肝、脾经。

功效：破血通经，解毒，消肿，杀虫。

主治：心腹疼痛，闭经，崩中漏下，产后瘀滞，腹痛，恶露不下，产后无乳，疝气，腹内结块，历节痹痛，疮肿，跌打损伤，虫积腹痛，烫火之伤，毒蛇咬伤，风湿痛，干咳感冒，全身时痛时痒。辟瘟驱邪气，治狂犬伤。

用法用量：内服煎汤4~9克。外用捣敷或煎洗。

注意：孕妇及崩漏者禁用。

案例：全身时痛时痒

处方：鬼箭羽12克，穿山甲6克，大蒜500克。

用法：水煎2次，分2次服，每日1剂，1~3天治愈。

案例：月经不调

处方：鬼箭羽15克，红糖适量。

用法：水煎2次，分2次服，每日1剂，3~6剂治愈。

炮姜（黑姜）

药性：苦、辛，温。归脾、胃、肝经。

功效：温中止泻，温经止血。

主治：虚寒性脘腹寒痛，呕吐泻痢，吐血，便血，崩漏。

用法用量：内服煎汤3~6克。外用研末调敷。

注意：孕妇禁用。

穿山甲

药性：咸，微寒。归肝、胃经。

功效：活血通经，下乳，消痈。

主治：血瘀经闭，风湿痹痛，乳汁不下，痈肿瘰疬。

用法用量：内服煎汤3~9克。外用研末调敷。

注意：孕妇禁用。

穿心莲（一见喜）

药性：苦，寒。归心、肺、大肠、膀胱经。

功效：清热解毒，泻火，燥湿。

主治：风热感冒，温病发热，肺热咳喘，百日咳，咽喉肿痛，鼻窦炎，中耳炎，结膜炎，胃炎牙痛，急性菌痢，湿热黄疸，淋病，丹毒，疮疡痈肿，湿疹，毒蛇咬伤，烫火伤。

用法用量：内服煎汤9~15克，大剂量30~60克。外用捣敷。

注意：胃虚寒者慎用。

神曲（六神曲）

药性：甘、辛，温。归脾、胃经。

功效：消食化积，健脾和胃。

主治：饮食停滞，消化不良，脘腹胀满，食欲不振，呕吐，泻痢。

用法用量：内服煎汤10~15克。

注意：孕妇慎用。

绞股蓝（七叶胆）

药性：苦、微寒，凉。归肺、脾、肾经。

功效：清热，补虚，解毒。

主治：体虚乏力，虚劳失精，白细胞减少症，高脂血症，病毒性肝炎，慢性胃肠炎，慢性气管炎。

用法用量：内服煎汤15~30克。外用捣烂涂搽。

络石藤

药性：苦、辛，微寒。归心、肝、肾经。

功效：通络止血，凉血消肿。

主治：风湿痹痛，腰膝酸痛，筋脉拘挛，咽喉肿痛，咳嗽喘息，疔疮肿毒，跌打损伤，外伤出血，蛇犬咬伤。

用法用量：内服煎汤6~15克。单味用30克，泡酒用60克。外用研末调敷。

注意：大便溏者禁服。

前胡

药性：苦、辛，微寒。归肺、脾、肝经。

功效：疏散风热，降气化痰。

主治：外感风热，肺热痰郁，咳喘痰多，痰黄黏稠，呕逆食少，胸膈满闷。

用法用量：内服煎汤5~10克。

洋地黄（地钟花）

药性：苦，温。归心经。

功效：强心，利尿。

主治：心力衰竭，心脏性水肿。

用法用量：内服粉剂，每次0.1~0.2克，极量为0.4克。

胆星（胆南星）

药性：苦、微辛，凉。归肝、胆、肺经。

功效：清火化痰，熄风定惊。

主治：中风，惊风，癫痫，头痛，眩晕，咳喘。

用法用量：内服煎汤3~6克。

胖大海

药性：甘、淡，凉。归肺、大肠经。

功效：润肺利咽，清热通便。

主治：干咳无痰，咽喉肿痛，喑哑，牙痛，热结便秘。

用法用量：内服煎汤或开水泡，每次2~4枚，大剂量10枚。

注意：胃寒者慎用。

独活（长生草）

药性：苦、辛，微温。归肾、膀胱经。

功效：祛风升温，散寒止痛。

主治：风寒胜湿，腰膝疼痛，久服轻身耐老，治诸风湿冷，奔喘逆气。

用法用量：内服煎汤3~10克。外用水煎洗。

注意：阴虚血燥者慎用。

急性子（凤仙子、凤仙花子）

药性：辛、微苦，温，小毒。归肝、脾经。

功效：行瘀降气，软坚散结。

主治：经闭腹痛，痛经，难产，产后胞衣不下，产后瘀血不尽，噎嗝痞块，骨鲠，龋齿，疮疡肿毒。

用法用量：内服煎汤3~5克。外用研末调敷。

注意：孕妇禁用。

姜炭

药性:苦、辛、涩,温。归脾、肝、肾经。

功效:温经止血,温脾止泻。

主治:虚寒性吐血,便血,崩漏,阴虚泄泻。

用法用量:内服煎汤1~6克。外用研末调敷。

十画

莱菔子(萝卜子)

药性:辛、甘,平。归脾、胃、肺、大肠经。

功效:消食导滞,降气化痰。

主治:食积气滞,脘腹胀满,腹泻下痢后重,咳嗽多痰,气逆喘满。

用法用量:内服煎汤5~10克;散剂宜炒用。外用研末调敷。

秦艽

药性:苦、辛,微寒。归胃、肝、胆经。

功效:祛风湿,清虚热,退黄。

主治:风湿痹痛,筋骨拘挛,手足不遂,骨蒸潮热,小儿疳热,湿热黄疸。

用法用量:内服煎汤5~10克。外用研末调敷。

莲子

药性：甘、涩，平。归脾、肾、心经。

功效：补脾止泻，益肾固精。

主治：脾虚久泻、久痢，肾虚遗精、滑精，小便不禁，妇人崩漏、带下，心神不宁，惊悸，不眠。

用法用量：内服煎汤6~15克。

莲子心

药性：苦、寒。归心、肾经。

功效：清心，平肝，止血，固精。

主治：神昏谵语，烦躁不眠，眩晕目赤，吐血，遗精。

用法用量：内服煎汤2~3克。

注意：脾胃虚寒者慎用。

莪术

药性：辛、苦，温。归肝、脾经。

功效：行气破血，消积止痛。

主治：血气心痛，饮食积滞，脘腹胀痛，血滞经闭，痛经，痞块，跌打损伤。

用法用量：内服煎汤3~10克。外用煎洗或研末调敷。

注意：行气止血须生用；破血祛瘀宜醋炒用；月经过多者及孕妇禁用。

桂枝

药性：辛、甘，温。归膀胱、心、肺经。

功效：散寒解表，温经通阳。

主治：风寒表证，寒湿痹痛，四肢厥冷，经闭痛经，癥瘕结块，胸痹，心悸，痰饮，小便不利。

用法用量：内服煎汤2~6克，大剂量15~30克。

桔梗

药性：苦、辛，平。归肺、胃经。

功效：宣肺祛痰，利咽排脓。

主治：咳嗽痰多，咽喉肿痛，肺痈吐脓，胸满胁痛，痢疾，腹痛，小便癃闭。

用法用量：内服煎汤3~10克。外用烧灰研末调敷。

注意：内服过量会引起恶心呕吐。

栝楼（瓜蒌）

药性：甘、微苦，寒。归肺、胃、大肠经。

功效：清热化痰，宽胸散结，润燥滑肠。

主治：肺热咳嗽，胸痹，结胸，消渴，便秘，痈肿疮毒。治咳要药。

用法用量：内服煎汤9~20克。外用研末调敷。

注意：胃寒者慎用。

栝楼子（瓜蒌仁）

药性：甘、微苦，寒。归肺、胃、大肠经。

功效：清肺化痰，滑肠通便。

主治：痰热咳嗽，肺虚燥咳，肠燥便秘，痈疮肿毒。

用法用量：内服煎汤9~15克。外用研末调敷。

注意：脾胃虚寒者禁用。

栝楼皮（瓜壳）

药性：甘、微苦，寒。归肺、胃经。

功效：清肺化痰，宽胸散结。

主治：肺热咳嗽，胸胁痞痛，咽喉肿痛，乳癖乳痈，润肺定喘。

用法用量：内服煎汤9~12克。外用烧存性，研末调敷。

桃仁

药性：苦、甘，平，小毒。归心、肝、大肠经。

功效：活血化瘀，润肠通便。

主治：痛经，血滞经闭，产后瘀滞腹痛，癥瘕结块，跌打伤痛，瘀血肿痛，肺痈，肠痈，肠燥便秘。

用法用量：内服煎汤6~10克（打碎）。

注意：孕妇禁用。过量会引起中毒。

桃叶

药性：苦、辛，平，归脾、肾经。

功效：祛风清热，燥湿，解毒，杀虫。

主治：外感风邪，头风头痛，风痹，湿疹，痈肿疮毒，癣疮，疟疾，阴道滴虫。

用法用量：内服煎汤3~6克。外用煎洗敷。

桃枝

药性：苦，平。

功效：心腹疼痛，风湿关节痛，腰痛，跌打损伤，疮癣。

用法用量：内服煎汤9~15克。外用煎汤含漱、洗。

桃金娘

药性：甘、涩，平。归肝、脾经。

功效：养血止血，涩肠固精。

主治：血虚体弱，吐血，鼻衄，劳伤咳血，便血，崩漏，遗精，带下，痢疾，脱肛，烫伤，外伤出血。

用法用量：内服煎汤6~15克，鲜品15~30克。外用烧存性研末调敷。

夏枯草

药性：苦、辛，寒。归肝、胆经。

功效：清肝明目，散结解毒。

主治：目赤羞明，目珠疼痛，头痛眩晕，耳鸣，瘰疬，瘿瘤，乳痈，痄腮，痈疖，肿毒，急慢性肝炎，高血压。

用法用量:内服煎汤6~15克,大剂量30克。外用煎洗或捣敷。

注意:胃虚寒者慎用。

柴胡

药性:苦、辛,微寒。归肝、胆经。

功效:解表退热,疏肝解郁,升举阳气。

主治:外感风热,寒热往来,疟疾,肝郁胁痛,乳胀,头痛头眩,月经不调,气虚下陷之脱肛、子宫脱垂、胃下垂。

用法用量:内服煎汤3~10克。外用水煎洗或捣敷。

注意:解热宜生用,量大;疏肝宜醋炒,量中等;升阳宜生用,量小。

党参

药性:甘,平。归脾、肺经。

功效:健脾补肺,益气生津。

主治:脾胃虚弱,食少便溏,四肢乏力,肺虚喘咳,气短自汗,气血两亏诸证。

用法用量:内服煎汤6~15克。

注意:生津养血宜生用;补脾益肺宜炙用。

铁树(苏铁)

药性:苦、酸、涩,平。

功效:化湿理气,清热解毒。

主治：慢性肝炎，急性黄疸型肝炎，高血压，难产，痈疮，肿毒。

用法用量：内服煎汤9~15克。

透骨草

药性：辛，温。归肝、肾经。

功效：祛风除湿，舒筋活血，散瘀消肿，解毒止痛。

主治：风湿痹痛，筋骨挛缩，寒湿脚气，腰部扭伤，瘫痪，闭经，阴囊湿疹，疮疖肿毒。

用法用量：内服煎汤9~15克。外用水煎洗或捣敷。

注意：孕妇禁用。

射干

药性：苦、辛，寒，有毒。归肺、肝经。

功效：清热解毒，祛痰利咽，消瘀散结。

主治：咽喉肿痛，痰壅喘咳，瘰疬结核，痈肿疮毒。

用法用量：内服煎汤5~10克。外用水煎洗，或研末吹喉或捣敷。

注意：孕妇禁用。

徐长卿

药性：辛，温。归肝、胃经。

功效：祛风除湿，行气活血，去痛止痒。

主治：风湿痹痛，腰痛，脘腹疼痛，牙痛，跌扑伤痛，小便不利，泄泻，痢疾，湿疹，麻疹，毒蛇咬伤。

用法用量：内服煎汤3~10克，不宜久煎。外用水煎洗或捣敷。

高粱根

药性：甘，平。

功效：平喘，利水，止血，通络。

主治：咳嗽喘满，小便不利，产后出血，血崩，足膝疼痛。

用法用量：内服煎汤15~30克。

益母草

药性：辛、苦，微寒。归肝、肾、心包经。

功效：活血调经，利尿消肿，清热解毒。

主治：月经不调，经闭，胎漏，难产，胞衣不下，产后血晕，瘀血腹痛，跌打损伤，小便不利，水肿，痈肿疮疡。

用法用量：内服煎汤10~15克。外用煎洗或捣敷鲜品。

注意：月经过多、阴虚血少者禁服。

益智仁

药性：辛，温。归脾、肾经。

功效：温脾，止泻，摄涎，暖肾，缩尿，固精。

主治：脾胃虚寒，呕吐，泄泻，腹中冷痛，口多唾液，肾虚遗尿，尿频遗精，白浊。

用法用量：内服煎汤3~9克。

注意：阴虚火旺者慎用。

浙贝母

药性：苦，寒。归肺、心经。

功效：清热化痰，降气止咳，散结消肿。

主治：风热或痰热咳嗽，肺痈吐脓，瘰疬瘿瘤，疮痈肿毒。

用法用量：内服煎汤3~10克。外用研末敷。

注意：寒痰、湿痰、虚寒者慎用。反乌头。

海螵蛸

药性：咸、涩，温。归肝经。

功效：收敛止血，固精止带，制酸止痛，收湿敛疮。

主治：吐血，呕血，崩漏，便血，衄血，创伤出血，肾虚遗精滑精，赤白带下，胃痛嘈杂，嗳气泛酸，湿疹溃疡。

用法用量：内服煎汤10~30克；研末吞服1~3克。外用研末，调敷，吹耳、鼻。

注意：生用制酸、止痛、收湿、敛疮；炒用收敛止血，固精止带；阴虚多热不宜多服；久便秘者需配润肠药。

消石（芒消、火消）

药性：苦、微咸，温，小毒。归心、脾、肺经。

功效：攻坚破积，利水泻下，解毒消肿。

主治：中暑伤冷，痧胀吐泻，心腹疼痛，黄疸，诸淋涩痛，喉痹，目赤，痈肿疔毒。

用法用量：内服1.5~3克。外用研末点眼、吹喉。

注意：体弱者及孕妇禁用。

海金沙

药性：甘、淡，寒。归膀胱、小肠、脾经。

功效：利水通淋，清热解毒。

主治：热淋，血淋，砂淋，白浊，女子带下，水湿肿痛，湿热泻痢，湿热黄疸，兼治吐血衄血，外伤出血。

用法用量：内服煎汤5~9克（包煎），研末吞2~3克。

注意：肾阴亏虚者慎用。

海桐皮

药性：苦、辛，平。归肝、脾、经。

功效：祛风除湿，舒筋通络，杀虫止痒。

主治：风湿痹痛，肢节拘挛，跌打损伤，疥癣湿疹。

用法用量：内服煎汤6~12克。外用煎洗或研末调敷。

注意：血虚者慎用。

桑叶

药性：苦、甘，寒。归肺、肝经。

功效：疏散风热，清肺润燥，清肝明目。

主治：风热感冒，风温初起，发热头痛，汗出恶风，咳嗽胸痛，肺燥干咳无痰，咽干口渴，风热及肝阳上扰，目赤肿痛。

用法用量：内服煎汤5~9克。外用煎洗或捣敷。

注意：肝燥者慎用。

桑枝

药性：苦，平。归肝经。

功效：祛风湿，通经络，行水气。

主治：风湿痹痛，中风半身不遂，水肿脚气，肌体风痒。

用法用量：内服煎汤15~30克。

外用：煎汤洗。

桑白皮

药性：苦、甘、辛，寒。归肺、脾经。

功效：泻肺平喘，利水消肿。

主治：肺热或胸满喘咳，咳血，水肿，脚气，小便不利。

用法用量：内服煎汤9~15克。外用捣汁涂或煎洗。

注意：生用泻肺利水；蜜炙用治肺虚咳嗽。肺寒禁用。

桑寄生

药性：苦、甘，平。归肝、肾经。

功效：补肝肾，强筋骨，祛风湿，安胎。

主治：腰膝酸痛，筋骨痿弱，肢体偏枯，风湿痹痛，头昏目眩，便血，胎动不安，崩漏下血，产后乳汁不下。

用法用量：内服煎汤10~15克。外用捣烂外敷。

桑椹子

药性：甘、酸，寒。归肝肾经。

功效：滋阴养血，生津，润肠。

主治：肝肾不足，血虚精亏，头晕目眩，耳鸣，须发早白，失眠，消渴，腰酸，肠燥，便秘，秃疮。

用法用量：内服煎汤10~15克。外用浸水洗。

注意：脾胃虚寒者慎用。

桑螵蛸

药性：甘、咸，平。归肝、肾、膀胱经。

功效：固精缩尿，补肾助阳。

主治：遗精早泄，阳痿遗尿，尿频，小便失禁，白浊，带下。

用法用量：内服煎汤5~10克，研末吞服3~5克或入丸。外用研末调敷。

十一画

黄芩

药性：苦，寒。归肺、心、肝、胆、大肠经。

功效：清热泻火，燥湿解毒，止血安胎。

主治：肺热咳嗽，热病高烧神昏，肝火头痛，目赤肿痛，湿热黄疸，泻痢，热淋，吐衄，崩漏，胎热不安，痈肿疔疮。

用法用量：内服煎汤3~9克。外用煎水洗或研末调敷。

注意：清热泻火解毒应生用；治上部热证酒炒用，泻肝胆火应猪胆汁炒黄芩用；止血，用炒黄芩炭。

黄芪（黄耆）

药性：甘，温。归肺、脾经。

功效：益气升阳，固表止汗，利水消肿，托毒生肌。

主治：一切气虚血亏，脾虚泄泻，肺虚咳嗽，脱肛，子宫下垂，自汗盗汗，水肿，血痹，痈疽难溃或久溃不敛。

用法用量：内服煎汤10~15克，大剂量30~60克。

注意：阴虚阳亢者慎用。

黄连（川连）

药性：苦，寒。归心、肝、胃、大肠经。

功效：清热泻火，燥湿解毒。

主治：热病邪入心经之高热，烦躁，谵妄或热盛迫血妄行之吐衄，湿热胸痞，泄泻，痢疾，心火亢盛之心烦失眠，胃热呕吐，消谷善饥，肝火目赤肿痛，热毒疮盛。

用法用量：内服煎汤2~3克，研末吞服每次0.3~0.6克。外用研末调敷或煎洗。

注意：胃虚泻者慎用。

黄柏

药性：苦，寒。归肾、膀胱、大肠经。

功效：清热燥湿，泻火解毒。

主治：湿热痢疾、泄泻、黄疸，梦遗、淋浊、带下，骨蒸劳热，痿躄，口舌生疮，目赤肿痛，痈疽疮毒，皮肤湿疹。

用法用量：内服煎汤3~9克。外用研末调敷。

注意：降实火者生用；清虚热者盐水炒用；止血者炒炭研末用；脾胃虚弱者禁用。

黄精

药性：甘，平。归脾、肺、肾经。

功效：养阴润肺，补脾益气，滋肾填精。

主治：阴虚劳咳，肺燥咳嗽，脾虚乏力，食少口干，消渴，肾亏，腰膝酸软，阳痿遗精，耳鸣目暗，须发早白，体虚羸瘦，风癞癣疾。

用法用量：内服煎汤10~15克，鲜品30~60克。外用煎水洗。

注意：中寒泄泻，痰湿痞满气滞者慎用。

黄药子

药性：苦，寒，小毒。归肺、肝经。

功效：散结消瘿，清热解毒，凉血止血。

主治：瘿瘤，喉痹，痈肿疮毒，毒蛇咬伤，肿瘤，吐血，衄血，咯血，百日咳，肺热咳喘。

用法用量：内服煎汤3~9克，研末吞服1~2克。内服不宜过量。

外用研敷。

注意：痈疽已溃者不宜服，可外敷；痈疽初发色淡，脾胃作泻者，此为阴证，当内补为急，解毒次之；黄药子宜少服，只可外敷治疗。

菟丝子

药性：辛、甘，平。归肝、肾、脾经。

功效：补肾益精，养肝明目，固胎止泻。

主治：腰膝酸痛，遗精，阳痿，早泄，不育，消渴，淋浊，遗尿，目昏耳鸣，胎动不安，流产泄泻。

用法用量：内服煎汤6~15克。外用炒研调敷。

注意：阴虚火旺，阳强不痿，大便燥结者禁用。

萤火虫（萤火）

药性：辛，微温。归肺、肝经。

功效：明目，乌发，解毒。

主治：青盲，目暗，头发早白，水火烫伤。

用法用量：内服煎汤7~14只。外用研末点眼。

银耳（白木耳）

药性：甘、淡，平。

功效：滋阴生津，润肺养胃。

主治：虚劳咳嗽，肺燥干咳，津少干咳，病后体虚，肺痿，慢性肝炎。

用法用量：内服煎汤3~10克。

注意：风寒咳嗽者慎用。

接骨木（接骨丹）

药性：甘、苦，平。归肝经。

功效：祛风利湿，活血止血。

主治：风湿痹痛，痛风，大骨节病，急慢性肾炎，风疹，跌打损伤，骨折肿痛，外伤出血。

用法用量：内服煎汤15~30克。外用捣敷。

注意：接骨宜生用，炒用药力减半。多敷易引起呕吐。孕妇禁用。

蛇床子（野茴香）

药性：辛、苦，温。归肝、肾经。

功效：温肾壮阳，燥湿杀虫，祛风止痒。

主治：男子阳痿，女子宫寒不孕，湿痹腰痛，湿疮，带下，疥癣。

用法用量：内服煎汤3~9克。外用煎洗或捣敷。

猪蹄甲

药性：咸，微寒。归胃、大肠经。

功效：化痰定喘，解毒生肌。

主治：咳嗽喘息，肠痈，痔漏，白秃疮，冻疮。

用法用量：内服烧灰研末，每次吞服3~9克，每日吞3次。外用研末调敷。

麻黄（龙沙）

药性：辛、微苦，温。归肺、膀胱经。

功效：发汗解表，宣肺平喘，利水消肿。

主治：风寒表实，咳嗽气喘，小便不利，风湿痹痛，肌肤不仁，风疹瘙痒，阴疽痰核。

用法用量：内服煎汤1.5~10克，或入丸、散。外用研末敷。炙用润肺止咳，平喘力强，发汗力小。

注意：体虚自汗盗汗者，虚喘者禁用，用了会更虚。

麻黄根

药性：甘、微涩，平。归肺经。

功效：止汗。

主治：自汗，盗汗。消肺气、梅核气。

用法用量：内服煎汤3~10克。

案例：杨某大虚，汗不止，欲死状，家人来求治。即投麻黄根15克，煅牡蛎30克，煅龙骨15克，黄芪30克，制附子10克，当归10克。

用法：水煎2次服，每日1剂。

功效：当天汗止、清醒，3天痊愈。

鹿角

药性：咸，温。归肾、肝经。

功效：温肾益精，强筋骨，行血消肿。

主治：腰脊冷痛，阳痿，遗精，崩漏，带下，尿频，阴疽疮疡，乳痈，跌打损伤，瘀肿，筋骨疼痛。

用法用量：内服煎汤5~10克，研末吞服1~3克。外用研末调敷。

注意：补肾益精宜熟用；散血消肿宜生用；阴虚火旺者禁用。

鹿茸

药性：甘、咸，温。归肾、肝经。

功效：壮肾阳，益精血，强筋骨，祛疮毒。

主治：肾阳虚，阳痿滑精，宫冷不孕，虚劳羸瘦，神疲畏寒，眩晕，耳鸣耳聋，腰背酸痛，筋骨痿软，小儿五迟，女子崩漏带下，阴疽。

用法用量：内服研粉冲服1~3克。

注意：阳亢、血热、胃火、肺热及外感热病者禁用。

鹿鞭

药性：甘、咸，温。归肝、肾、膀胱经。

功效：补肾精，壮肾阳，强腰膝。

主治：肾虚劳损，腰膝酸痛，耳聋耳鸣，阳痿遗精，滑精早泄，宫寒不孕，带下清稀。

用法用量：内服煎汤6~15克，或煮食。

注意：素体阳盛者慎用。

鹿角胶

药性：甘、咸，温。归肾、肝经。

功效：温肾益精，养血安胎，止血。

主治：虚劳羸瘦，头晕耳鸣，腰膝酸软，阳痿滑精，宫寒不孕，胎动不安，崩漏带下，吐血，衄血，尿血，阴疽。

用法用量：内服5~10克（烊化冲服）。

注意：阴虚阳亢、内热出血者禁服。

鹿角霜

药性：湿、涩，温。归肾、肝经。

功效：补肾助阳，收敛止血。

主治：肾虚遗精，盗汗食少，便溏，久泻，久痢，崩漏带下，小便频繁，遗尿，尿后余沥，疮疡久不愈合，创伤出血。

用法用量：内服煎汤5~10克。

注意：阴虚火旺者禁用。

鹿衔草

药性：甘、苦，平。归肾、肝经。

功效：补肾强骨，祛风除湿，止咳止血。

主治：肾虚腰痛，风湿痹痛，筋骨痿软，泄泻痢疾，新久咳嗽，吐血，衄血，崩漏，外伤出血。

用法用量：内服煎汤15~30克。外用捣敷或煎汤洗。

注意：孕妇慎用。

旋覆花

药性：苦、辛、咸，微温。归肺、胃、大肠经。

功效：消痰行水，降气止咳呕。

主治：咳喘痰黏，呕吐噫气，胸痞胁痛。

用法用量：煎汤3~10克（纱布包煎）。

注意：阴虚风热、咳嗽者禁用。

清风藤

药性：苦、辛，温。归肝经。

功效：祛风利湿，活血解毒。

主治：风湿痹痛，鹤膝风，水肿脚气，跌打肿痛，骨折，骨髓炎，化脓性关节炎，脊椎炎，疮疡肿毒，皮肤瘙痒。

用法用量：内服煎汤9~15克，大剂量30~60克。可泡酒。外用煎水洗。

淫羊藿（仙灵脾）

药性：辛、甘，温。归肾、肝经。

功效：补肾壮阳，强筋健骨，祛风除湿。

主治：阳痿遗精，虚冷不育，尿频失禁，肾虚喘咳，腰膝酸软，风湿痹痛，半身不遂，四肢不仁。

用法用量：内服煎汤3~9克，大剂量15克。

注意：阴虚阳强者禁用。

淡竹叶

药性：甘、淡，寒。归心、胃、小肠经。

功效：清热，除烦，利尿。

主治：烦热口渴，口舌生疮，牙龈肿痛，小儿惊啼，小便赤涩，淋浊。

用法用量：内服煎汤9~15克。

注意：湿热者慎用，虚寒者禁用。

淡豆豉

药性：苦、辛，平。归肺、胃经。

功效：解肌发表，宣郁除烦。

主治：外感表证，寒热头痛，心烦胸闷，不眠。

用法用量：内服煎汤5~15克。外用炒研调敷。

注意：胃虚泛恶者禁用。

密陀僧

药性：咸、辛，平，有毒。归肝、脾经。

功效：燥湿，杀虫，解毒，收敛，防腐。

主治：疮疡溃烂久不收敛，口疮，湿疹，疥癣，狐臭，汗斑，酒渣鼻，烧烫伤。

用法用量：内服研末服吞0.2~0.5克。外用研末调敷。

注意：本品外用为主，长期服易引起中毒。孕妇、儿童及体虚者禁用。

续断（川断、接骨草）

药性：苦、辛，微温。归肝、肾经。

功效：补肝肾，强筋骨，调血脉，止崩漏。

主治：腰背酸痛，肢节痿痹，跌扑创伤，损筋折骨，胎动漏红，血崩遗精，带下，痈疽疮肿。

用法用量：内服煎汤6~15克。外用捣敷。

十二画

琥珀（血琥珀）

药性：甘，平。归心、肝、膀胱经。

功效：镇惊安神，散瘀止血，利水通淋，去翳明目，安五脏，定魂魄。

主治：惊悸失眠，惊风癫痫，瘀血闭经，产后腹痛，血淋血尿，目生翳障。

用法用量：内服研末吞服1~3克。外用研末点眼。

注意：阴虚内热及无瘀滞者慎用。

款冬花

药性：辛、微甘，温。归肺经。

功效：润肺下气，化痰止咳。

主治：新久咳嗽，气喘，劳嗽咳血。

用法用量：内服煎汤3~10克。外用研末调敷。

葛根

药性：甘、辛，平。归脾、胃经。

功效：解肌发表，生津止渴，升阳止泻。

主治：外感发热，头项强痛，麻疹初起，疹出不畅，温病口渴，消渴病，泄泻，痢疾。

用法用量：内服煎汤10~15克。外用捣敷。

注意：解表、透疹、生津宜生用；止泻宜烘用；表虚多汗者慎用。

葶苈子

药性：辛、苦，寒。归肺、膀胱、大肠经。

功效：泻肺平喘，利水消肿。

主治：痰涎壅肺，喘咳痰多，肺痈，胸腹积水，水肿，痈疽恶疮，结核。

用法用量：内服煎汤3~9克。外用煎洗或研末调敷。

注意：脾虚肿满者慎用。久服令人虚。

落花生（花生、长生果）

药性：甘，平。归脾、肺经。

功效：健脾养胃，润肺化痰。

主治：脾虚反胃，乳妇奶少，脚气，肺燥咳嗽，大便燥结。

用法用量：内服煎汤30~100克，炒熟食30~60克。

注意：肠滑慎用。

紫菀（青菀、关公须）

药性：苦、辛，温。归肺经。

功效：润肺下气，化痰止咳。

主治：咳嗽，肺虚劳咳，肺痿，肺痈，咳脓血，小便不利。

用法用量：内服煎汤5~10克。

注意：润肺宜蜜炙用。阴虚干咳慎用。

紫石英

药性：甘、辛，温。归心、肝、肺、肾经。

功效：镇心定惊，温肺降逆，散寒暖宫。

主治：心悸惊痫，肺寒咳逆，上气，女子宫寒不孕。

用法用量：内服煎汤10~15克（打碎先煎）。

注意：阴虚火旺者慎用；不宜久服。

紫苏子

药性：辛，温。归肺、大肠经。

功效：降气消痰，平喘润肠。

主治：痰壅气逆，咳嗽气喘，肠燥便秘。

用法用量：内服煎汤5~10克。

注意：脾虚便溏者慎用。

紫河车（胞衣）

药性：甘、咸，温。归肺、肝、肾经。

功效：益气养血，补肾益精，补阴阳两虚，返本还元，补血补阴。紫河车禀受精血结孕之余液，得母之气血，故能补营血，生精。

主治：虚劳羸瘦，虚喘劳咳，气虚无力，血虚面黄，阳痿遗精，不孕少乳。

用法用量：内服研末吞服，每次1~3克，重症吞6克。

注意：凡有表邪者禁服。

紫花地丁

药性：苦、辛，寒。归心、肝经。

功效：清热解毒，燥湿凉血。

主治：疔疮，痈疽，丹毒，痄腮，乳痈，肠痈，瘰疬，湿热泻痢，黄疸，目赤肿痛，毒蛇咬伤。

用法用量：内服煎汤10~30克，鲜品30~60克。外用捣敷。

注意：阴疽漫肿无头及脾胃虚寒者慎用。

紫金血藤（香血藤）

药性：辛、涩，温。归肝、脾经。

功效：行气活血，祛风除湿。

主治：心胃气痛，痨伤吐血，闭经，月经不调，跌打损伤，风湿痹痛，金疮肿毒。

用法用量：内服煎汤15~30克，或泡酒服。

注意：孕妇禁服。

跌打草（十万错）

药性：淡，凉。

功效：散瘀消肿，接骨止血。

主治：跌打肿痛，骨折，外伤出血。

用法用量：内服煎汤15~30克。外用捣敷。

案例：①治骨折：鲜跌打草枝叶60克，捣烂，温敷患处。②治子宫脱垂，脱肛：跌打草捣烂热敷外阴或肛门（先将脱出物推入）。

蛤蚧

药性：咸，平。归肺、肾经。

功效：益肾补肺，定喘止咳。

主治：肺肾两虚，气喘咳嗽，虚劳咳嗽，咯血，肾虚阳痿，遗精，小便频繁，消渴。

用法用量：内服煎汤3~6克；研末吞服，每次1~1.5克。1天吞服2次。重症1天吞服6克。

注意:外感风寒及阴虚火旺者禁服。

黑大豆(黑豆)

药性:甘,平。归脾、肾经。

功效:活血利水,祛风解毒,健脾益肾。

主治:水肿,黄疸,脚气,风痹筋挛,产后风痉,肾虚腰痛,遗尿,痈肿,疮毒,药物、食物中毒。

用法用量:内服煎汤9~30克。外用研末敷。

黑芝麻(黑脂麻、胡麻、巨胜)

药性:甘,平。归肝、脾、肾经。

功效:养血,益精,润肠,通便。

主治:肝肾精血不足所致的头晕耳鸣,腰脚痿软,须发早白,肌肤干燥,肠燥便秘,妇人乳少,痈疮湿疹,风癞,疬疡,烫火伤,痔疮。

用法用量:内服煎汤9~15克。

注意:便溏者慎用。

锁阳(不老药)

药性:甘,温。归肾、肝、大肠经。

功效:补肾阳,益精血,润肠。

主治:肾虚阳痿,遗精早泄,下肢痿软,虚人便秘。

用法用量:内服煎汤5~15克。

注意：阴虚火旺者慎用。

鹅管石

药性：甘，平。

功效：温肺，壮阳，通乳。

主治：肺寒久咳，虚劳咳喘，阳痿早泄，梦遗滑精，腰脚冷痹，乳汁不通。

用法用量：内服煎汤9~15克（打碎先煎）。

注意：阴虚火旺者慎用。

鹅不食草

药性：辛，温。归肺、肝经。

功效：祛风通窍，解毒，消肿。

主治：感冒，头痛，鼻渊，鼻息肉，咳嗽，哮喘，喉痹，耳聋，目赤翳膜，疟疾，痢疾，风湿痹痛，跌打损伤，肿毒，疥癣。

用法用量：内服煎汤5~9克。外用捣敷塞鼻。

注意：气虚胃弱者慎用。

隔山消

药性：甘、微苦，微温。归肝、肾、脾经。

功效：补肝肾，强筋骨，健胃。

主治：肝肾两虚，头昏眼花，失眠健忘，须发早白，阳痿遗精，腰膝酸软，脾虚不运，脘腹胀满，食欲不振，泄泻，产后乳少，鱼口疮毒。

用法用量：内服煎汤9~15克。外用鲜品捣敷。

十三画

蓖麻子（大麻子）

药性：甘、辛，平，小毒。归肝、脾、肺、大肠经。

功效：拔毒，导滞，通络，利窍。

主治：痈疽肿毒，瘰疬，乳痈，喉痹，疥癞，癣疮，烫伤，水肿胀满，大便燥结，口眼㖞斜，跌打损伤。

用法用量：内服制丸药服1~5克，生研或炒食。外用捣敷。

注意：孕妇及便滑者禁服。防止中毒。

蒲黄

药性：甘、微辛，平。归肝、心、脾经。

功效：止血，祛瘀，利尿。

主治：吐血，咯血，衄血，血痢，便血，崩漏，外伤出血，心腹疼痛，经闭腹痛，痛经，产后瘀痛，跌扑肿痛，血淋涩痛，带下，重舌，口疮，阴下湿痒。

用法用量：内服煎汤5~10克（包煎）。外用研末调敷。

注意：散瘀止痛宜生用；止血宜炒用；血瘀出血宜生熟各半用。孕妇及极虚人应慎用。

蒲公英

药性：苦、甘，寒。归肝、胃经。

功效：清热解毒，消痈散结。

主治：乳痈，肺痈，肠痈，痄腮，瘰疬，疔毒，疮肿，目赤肿痛，感冒发热，咳嗽，咽喉肿痛，胃炎，肠炎，痢疾，肝炎，胆囊炎，尿路感染，蛇虫咬伤，烧烫伤。

用法用量：内服煎汤10~30克，大剂量60克。外用捣敷。

注意：非热证勿用。

路路通

药性：苦，平。归肝、膀胱经。

功效：祛风活络，利水除湿。

主治：风湿痹痛，肢痿筋结，脘腹疼痛，经闭，乳汁不通，水肿湿疹。

用法用量：内服煎汤3~10克。外用研敷。

注意：凡经水过多的妇女及孕妇禁用。

蜈蚣（天龙）

药性：辛，温，有毒。归肝经。

功效：祛风定惊，攻毒，散结。

主治：中风，惊痫，破伤风，风湿顽痹，疮疡，瘰疬，毒蛇咬伤，骨节疼痛，牙痛，偏正头风。

用法用量：煎汤2~5克（1~2条）。

蜂胶

药性:苦、辛,寒。

功效:润肤生肌,消炎止痛。

主治:胃溃疡,口腔溃疡,宫颈糜烂,带状疱疹,牛皮屑,银屑病,皮肤裂痛,鸡眼,烧烫伤。

用法用量:内服煎汤1~2克。外用涂敷。

蜂蜜

药性:甘,平。归脾、胃、肺、大肠经。

功效:补中止咳,润燥解毒。

主治:脘腹虚痛,肺燥咳嗽,肠燥便秘,疮疡风疹,烫伤,手足皲裂。

用法用量:内服15~30毫升。外用涂敷。

十四画

碧桃干

药性:酸、苦,平。归肺、肝经。

功效:敛汗涩精,活血止血,止痛。

主治:盗汗,遗精,心腹痛,吐血,妊娠下血。

用法用量:内服煎汤6~9克。外用研末调敷。

蔓荆子

药性：辛、苦，微寒。归肺、肝、胃经。

功效：疏散风热，清利头目。

主治：外感风热，头昏头痛，偏头痛，牙龈肿痛，目赤肿痛，多泪，目睛内痛，昏暗不明，湿痹拘挛。

用法用量：内服煎汤6~10克，或泡酒。外用煎洗。

注意：胃虚者慎用。

酸枣仁

药性：甘，平。归心、肝经。

功效：宁心安神，养肝敛汗。

主治：虚烦不眠，惊悸怔忡，体虚自汗、盗汗。

用法用量：内服煎汤6~15克，研末吞服每次3~5克。

磁石

药性：咸，平。归肾、肝经。

功效：平肝潜阳，安神镇惊，聪耳明目，纳气平喘。

主治：眩晕，目花，耳聋，耳鸣，惊悸，失眠，肾虚喘逆。

用法用量：内服煎汤10~30克（打碎先煎）。

注意：脾胃虚者不宜多服久服。

豨莶

药性：苦、辛，寒，小毒。归肝、肾经。

功效：祛风湿，通经络，清热毒。

主治：风湿痹痛，筋骨不利，腰膝无力，半身不遂，高血压，疟疾，黄疸，痈肿疮毒，风疹湿疹，虫兽咬伤。

用法用量：内服煎汤9~12克，大剂量30~60克。外用捣敷。

蝉蜕（蝉壳、知了皮）

药性：甘、咸，凉。归肺、肝经。

功效：宣散风热，透疹利咽，祛风止咳。

主治：风热感冒，咽喉肿痛，咳嗽音哑，麻疹不透，风疹瘙痒，目赤翳障，惊痫抽搐，破伤风。

用法用量：煎汤3~6克。

注意：孕妇慎用。

罂粟壳

药性：酸、涩，微寒。归肺、肾、大肠经。

功效：敛肺涩肠，固肾止痛。

主治：久咳劳嗽，喘息，泄泻，痢疾，脱肛，遗精，白带，心腹痛，筋骨痛。

用法用量：内服煎汤3~10克。

注意：止咳宜蜜炙用；止泻痢醋炙用；婴幼儿禁用。

十五画

蕲蛇（白花蛇）

药性：甘、咸，温，有毒。归肝、脾经。

功效：祛风通络，止痉。

主治：风湿顽痹，筋脉拘挛，中风口歪，半身不遂，小儿惊风，破伤风，杨梅疮，麻风，疥癣。

用法用量：内服煎汤3~10克，研末吞服1~1.5克，可浸酒。

注意：阴虚内热者禁用。

樟树叶（香樟树叶）

药性：香、辛，温。

功效：祛风除湿，杀虫解毒。

主治：风湿痹痛，胃痛，水火烫伤，疮疡肿毒，慢性下肢溃疡，疥癣，皮肤瘙痒，毒虫咬伤。

用法用量：内服煎汤3~10克。外用煎洗捣敷。

注意：孕妇禁用。

醋（苦酒、米醋）

药性：酸、甘，温。归肝、胃经。

功效：散瘀，消积，止血，安蛔，解毒。

主治：产后血晕，癥瘕积聚，吐血，衄血，便血，虫积，腹痛，鱼肉菜毒，痈肿疮毒。

用法用量：内服煎汤10~30克，或浸或拌。外用含漱或调敷。

蝼蛄（拉拉蛄、土狗、仙姑）

药性：咸，寒，小毒。归膀胱、小肠、大肠经。

功效：利水通淋，消肿解毒。

主治：小便不利，水肿石淋，瘰疬，恶疮。

用法用量：内服煎汤3~5克，研末吞服1~2克。外用研末调涂。

注意：孕妇禁用，体虚慎用。

蝙蝠

药性：咸，平。归肝经。

功效：止咳平喘，利水通淋，平肝明目，解毒。

主治：咳嗽，喘息，淋证带下，目昏，目翳，瘰疬。

用法用量：内服入丸、散1~3克。外用研末调敷。

案例：治疗哮喘：蝙蝠焙焦，研粉，冰糖水送服，每次服3克，每日服2次。（引自《中国动物药》）

墨旱莲（旱莲草）

药性：甘、酸，凉。归肝、肾经。

功效：补益肝肾，头晕目眩，须发早白，吐血，咯血，衄血，便血，血痢，崩漏，外伤出血。

用法用量：内服煎汤9~30克。外用捣敷或研末塞鼻。

注意：脾肾虚寒者慎用。

熟地黄（熟地）

药性：甘，温。归肝、肾经。

功效：补血滋阴，益精填髓。

主治：血虚萎黄，眩晕心悸，月经不调，崩漏不止，肝肾阴亏，潮热盗汗，遗精阳痿，不孕不育，腰膝酸软，耳鸣耳聋，头昏眼花，须发早白，消渴便秘，肾虚喘促。

用法用量：内服煎汤10~30克。

注意：勿犯铜、铁。腹满便溏者慎用。

十六画

燕麦灵（接骨一支箭、倒吊花）

药性：辛、苦，平。

功效：祛风湿，续筋骨，消积，驱虫。

主治：风湿关节痛，跌打损伤，消化不良，疳积，虫积。

用法用量：内服煎汤10~15克。外用捣敷。

燕麦草（乌麦、野麦草）

药性：甘，平。

功效：收敛止血，固表止汗。

主治：吐血，便血，血崩，自汗，盗汗，白带。

用法用量：内服煎汤15~30克。

薤白（野蒜、小独蒜）

药性：辛、苦，温。归肺、心、胃大肠经。

功效：理气宽胸，通阳散结。

主治：胸痹心痛，彻背，胸脘痞闷，咳喘痰多，脘腹疼痛，泻痢后重，白带，疮疖痈肿。

用法用量：内服煎汤5~10克，鲜品30~60克，亦可煮粥食。外用捣敷。

注意：阴虚发热者慎用。

薏苡仁（米仁）

药性：甘、淡，微寒。归脾、胃、肺经。

功效：利湿健脾，舒筋除痹，清热排脓。

主治：水肿脚气，小便淋沥，湿温病，泄泻，带下，风湿痹痛，筋脉拘挛，肺痈，肠痈，扁平疣。

用法用量：内服煎汤10~30克。

注意：健脾益胃，宜炒用；利水渗湿、清热排脓，宜生用。本品力缓，可以多服久服。孕妇慎用。

橘核

药性：苦，平。归肝、肾经。

功效：理气，散结，止痛。（与橘络同功效）

主治：疝气，睾丸肿痛，乳痈，腰痛。

用法用量：内服煎汤3~9克，或入丸、散吞服。

橘红

药性：苦、辛，温。归肺、脾经。

功效：散寒燥湿，理气化痰，宽中健胃。

主治：风寒咳嗽，痰多气逆，恶心呕吐，胸脘痞胀。

用法用量：内服煎汤3~9克，或制丸、散吞服。

壁虎（守宫）

药性：咸，寒，小毒。归肝经。

功效：祛风定惊，解毒散结。

主治：中风惊痫，历节风痛，破伤风，痈疮，瘰疬，风癣，噎膈。

用法用量：内服煎汤2~5克，研末吞服，每次1~2克。

注意：便秘者慎用。

十七画

藁本

药性：辛，温。归膀胱经。

功效：祛风胜湿，散寒止痛。

主治：风寒头痛，巅顶疼痛，风湿痹痛，疥癣，寒湿泄泻，腹痛，疝瘕。

用法用量：内服煎汤3~10克。外用煎洗调涂。

䗪虫（土鳖虫）

药性：咸，寒，小毒。归肝经。

功效：破血逐瘀，续筋接骨。

主治：血瘀经闭，癥瘕积块，跌打瘀肿，筋伤骨折，木舌重舌。

用法用量：内服煎汤3~10克，研末吞服1~1.5克。外用煎汤含漱，或鲜品捣敷。

注意：妇女月经期或老年体弱者慎用，孕妇禁用。

十八画

藕节

药性：甘、涩，平。归肝、肺、胃经。

功效：散瘀止血。

主治：吐血，咳血，尿血，便血，血痢，血崩。

用法用量：内服煎汤10~30克，鲜品60克。

覆盆子

药性：甘、酸，微温。归肝、肾经。

功效：补肝益肾，固精缩尿，明目。

主治：阳痿早泄，遗精滑精，宫冷不孕，带下清稀，尿频遗溺，目视昏暗，须发早白。

用法用量：内服煎汤5~10克，或制丸、散，亦可浸酒。

翻白草（鸡腿儿、天藕儿）

药性：甘、微苦，平。归肝、胃、大肠经。

功效：清热解毒，凉血止血。

主治：肺热咳喘，泻痢，疟疾，咳血，吐血，便血，崩漏，痈肿疮毒，瘰疬结核。我师父经验：可将血糖调为正常，故可以治疗糖尿病，为特效药。

用法用量：内服煎汤10~15克，治糖尿病用30~60克。

十九画

蟾皮

药性：苦，凉，有毒。

功效：清热解毒，利水消肿。

主治：痈疽，肿毒，瘰疬，湿疹，疳积腹胀，慢性气管炎。

用法用量：内服煎汤3~9克，或研末吞服。外用敷贴。

蟾酥（蟾蜍眉脂、癞蛤蟆浆）

药性：辛，温，有毒，归心经。

功效：消肿止痛，解毒辟秽。

主治：痈疽疔疮，咽喉肿痛，风虫牙痛，牙龈肿烂，痧症腹痛。

用法用量：内服入丸散，每次0.015~0.03克吞服。外用研末调敷。

注意：孕妇禁用；不可入目。

蟾蜍（癞蛤蟆）

药性：辛，凉，有毒。归心、肝、脾、肺经。

功效：解毒散结，消积利水，杀虫消疳。

主治：痈疽，疔疮，发背，瘰疬，恶疮，癥瘕癖积，臌胀，小儿疳积，破伤风，慢咳喘。

用法用量：内服煎汤1只，或入丸、散1~3克。外用研末调敷。

蟹（大闸蟹）

药性：咸，寒。

功效：清热，散瘀，消肿解毒，散瘀血，续筋接骨。

主治：湿热黄疸，产后瘀滞，腹痛，筋骨损伤，痈肿疔毒，漆疮，烫伤。

用法用量：内服烧存性，研末，或入丸剂5~10克。外用捣敷。接骨方法：活蟹捣烂，热酒拌入，饮酒一碗，其渣敷在患处，半日内，听到骨内汩汩有声，即已接好骨折。（《唐瑶经验方》）

注意：脾胃虚寒者慎用。

二十画以上

鳖甲（鳖壳）

药性：咸，微寒。归肝、肾经。

功效：滋阴清热，潜阳熄风，软坚散结。

主治：阴虚发热，劳热骨蒸，热病伤阴，虚风内动，小儿惊痫，久疟，经闭。

用法用量：内服煎汤10~30克（须先煎20分钟）。外用烧存性研末调敷。

注意：滋阴潜阳宜生用；软坚散结宜醋炙用。

鳝鱼血

药性：咸、甘，平。

功效：祛风通络，活血壮阳，解毒明目。

主治：口眼㖞斜，跌打损伤，阳痿，耳痛，癣疮，痔瘘，目翳。

用法用量：外用涂敷，滴耳、鼻。

案例：口眼倾斜：取大鳝鱼1条，针刺鱼头，取血，左脸斜，血涂右脸，右斜涂左脸，手推正。平正以后，即可洗去鳝鱼血。

糯米（江米、元米）

药性：甘，温。归脾、胃、肺经。

功效：补中益气，健脾止泻，缩尿，敛汗，解毒。

主治：脾胃虚寒泄泻，霍乱吐逆，消渴尿多，自汗，痘疮，痔疮。

用法用量：内服煎汤30~60克，或煮粥。外用研末调敷。

糯稻根

药性：甘，平。归肺、肾经。

功效：养阴除热，止汗。

主治：阴虚发热，自汗盗汗，口渴咽干，肝炎，丝虫病。

用法用量：内服煎汤15~30克，大剂量60~120克。

露蜂房

药性：微甘，平，小毒。归肝、胃、肾经。

功效：祛风止痛，攻毒消肿，杀虫止痒。

主治：风湿痹痛，风虫牙痛，痈疽恶疮，瘰疬，喉舌肿痛，痔漏，风疹瘙痒，皮肿顽癣。

用法用量：内服煎汤5~10克，研末吞服2~5克。外用煎水洗或调敷。

麝香（脐香、当门子）

药性：辛，温。归心、肝、脾经。

功效：开窍醒目，活血散结，消肿止痛。

主治：热病神昏，中风痰厥，气郁暴厥，中恶昏迷，血瘀经闭，癥瘕积聚，心腹急痛，跌打损伤，痹痛麻木，痈疽恶疮，喉痹，口疮，牙疳，脓耳。

用法用量：内服入丸、散吞服0.03~0.1克，不煎服。

注意：孕妇禁用。

后记

这第二本书《中医特效处方集2》至此告笔。本书内容不多，但亦得到许多人的大力帮助，首先是我师兄吕江禹呈要我住上海他家安静写书，还有王国栋、罗雅孺亦要我住他们家，派两名大学生帮助我写书，杭州小和山和喜堂慈莲汤燕珍要我住她家写书和接待病人。我怕给他们添麻烦，都委婉谢绝了。

在写书过程中，还得到奚晓华以及她找来的三位大学生的全力协助，他们是金志强、胡怿萱、汪晟婷，亦得到包晓红和小冯的大力帮助，才得以顺利完成文字录入和编辑校对工作。在编写“附录：常用中药功效”时得到浙江省中医院潘琦医师的帮助。亦要感谢杭州上天竺法喜讲寺释普隆法师为我师父法相题字。

更要感谢北京中医古籍出版社领导和责任编辑赵东升先生，又要麻烦你们帮我修改和完善出版此书。上天会记住你们的功德，广大民众也会感谢你们的贡献。

我感谢所有帮助过我们的人，祝你们健康快乐，万事如意，心想事成。

王宝林于杭州西子湖畔

2018年6月14日